卫生健康职业教育校企合作创新教材

U0746017

眼科疾病

（供眼视光技术、临床医学等专业用）

主　编　张伟星　钟景贤　冷云霞

副主编　陈玉萍　唐　聪　陈　千

编　者　（以姓氏笔画为序）

王训刚（江门市五邑中医院）

甘洁文（深圳市第二人民医院）

卢晓婷（广东江门中医药职业学院）

任国梁（广州市第一人民医院）

劳　苇（江门市中心医院）

冷云霞（广州市第一人民医院）

张伟星（广东江门中医药职业学院）

陈　千（广州卫生职业技术学院）

陈玉萍（广东江门中医药职业学院）

陈建新（广东江门中医药职业学院）

郝传虎（江门市五邑中医院）

钟景贤（江门五邑爱尔新希望眼科医院）

莫惠珍（阳江市中医医院）

唐　聪（江门五邑爱尔新希望眼科医院）

容子洲（广州卫生职业技术学院）

黄文志（广州市第一人民医院）

中国健康传媒集团

中国医药科技出版社

内容提要

本教材是"卫生健康职业教育校企合作创新教材"之一，为满足眼视光技术专业以及临床各相关专业高素质和高技能人才的培养需求，并适应全国高等职业院校的教学特点，结合眼视光技术专业人才培养方案中的国家标准，对标临床视光师技术职称以及眼镜验光师国家职业技能等级（一级~五级）资格证书的考试大纲，编写了此套教材。

本教材涵盖了眼科常用检查、治疗与护理；眼科常见及多发疾病；眼与全身病三大部分。按眼的解剖结构由眼表疾病到眼内疾病以及眼与全身疾病的关系，由浅入深对眼科疾病进行叙述，并做到图文并茂。本教材为书网融合教材，即纸质教材有机融合数字资源，使教学资源更立体。

本教材主要供全国高等职业院校眼视光技术、临床医学等专业教学使用，也可以作为临床视光师、眼镜验光师的工具书，还可作为基层眼科医师以及全科医师等的参考用书。

图书在版编目（CIP）数据

眼科疾病 / 张伟星，钟景贤，冷云霞主编. --北京：
中国医药科技出版社，2024.7. --（卫生健康职业教育
校企合作创新教材）. --ISBN 978-7-5214-4723-1

I. R77

中国国家版本馆 CIP 数据核字第 20243SK889 号

美术编辑　陈君杞
版式设计　南博文化

出版　**中国健康传媒集团** | 中国医药科技出版社
地址　北京市海淀区文慧园北路甲 22 号
邮编　100082
电话　发行：010-62227427　邮购：010-62236938
网址　www.cmstp.com
规格　787 × 1092mm $\frac{1}{16}$
印张　21.75
字数　460 千字
版次　2024 年 7 月第 1 版
印次　2024 年 7 月第 1 次印刷
印刷　北京盛通印刷股份有限公司
经销　全国各地新华书店
书号　ISBN 978-7-5214-4723-1
定价　**109.00 元**

获取新书信息、投稿、为图书纠错，请扫码联系我们。

数字化教材编委会

主　编　张伟星　钟景贤　冷云霞
副主编　陈玉萍　唐　聪　陈　千
编　者　（以姓氏笔画为序）
　　　　王训刚（江门市五邑中医院）
　　　　甘洁文（深圳市第二人民医院）
　　　　卢晓婷（广东江门中医药职业学院）
　　　　任国梁（广州市第一人民医院）
　　　　劳　苇（江门市中心医院）
　　　　冷云霞（广州市第一人民医院）
　　　　张伟星（广东江门中医药职业学院）
　　　　陈　千（广州卫生职业技术学院）
　　　　陈玉萍（广东江门中医药职业学院）
　　　　陈建新（广东江门中医药职业学院）
　　　　陈颖琦（广东江门中医药职业学院）
　　　　赵存元（广东江门中医药职业学院）
　　　　郝传虎（江门市五邑中医院）
　　　　钟景贤（江门五邑爱尔新希望眼科医院）
　　　　莫惠珍（阳江市中医医院）
　　　　唐　聪（江门五邑爱尔新希望眼科医院）
　　　　容子洲（广州卫生职业技术学院）
　　　　黄文志（广州市第一人民医院）

前言

全国高等职业院校医学教育是职业教育的重要组成部分，是培养高素质技能型医疗卫生技术人才的基础工程。

"眼科疾病"课程主要学习临床眼科的问诊与眼部检查、特殊检查及各系统常见病的病因、发病机制、临床表现、有关检查项目、诊断、防治等。通过学习让学生了解临床眼科的基础知识，熟悉常见眼科疾病的诊断、预防，熟悉视觉器官常见疾病的发病、治疗，为指导视觉器官常见疾病的预防和咨询技能的形成打下基础。

现代眼科学发展变化很大，尤其在公共卫生层面上，致盲性沙眼和白内障的治疗取得了很大的成效。眼科学的发展，离不开大数据应用与眼病预防结合，离不开人工智能在近视防控、眼病筛查、辅助诊疗和监测随访，甚至是手术机器人上的应用，离不开高端仪器设备和生物医用材料的研发和制造，离不开干细胞技术的发展对组织器官功能再生的突破性进展。更重要的是，眼科学这门高度依赖技术发展的专业学科，要求学生以马不离鞍、缰不松手的定力，以反复学、反复练的韧劲，以钉钉子的精神打牢知识根基，才有能力为社会缔造更加美好、永恒和光明的未来。

为更好适应全国高等职业院校的职业教育理念和医学专业的教学特点，配合本专业其他课程的教学，《眼科疾病》教材由表及里、由浅入深、层层递进，按眼的解剖结构由眼表疾病到眼内疾病，再延伸到眼与全身疾病的关系进行叙述，并力求做到图文并茂。本教材包含了眼科学中眼科常用检查、治疗与护理；眼科常见及多发疾病；眼与全身病等三大范畴。本书不仅是眼科学教材，也可作为眼科临床参考用书，希望在本课程的学习中让学生耳濡目染，成就更多"医学造福患者"的精彩故事。

本教材编写团队由具有学术基础和教学经验的医学院校眼视光专业教师、加上具备临床实践和科研经验的医院眼科专家组成，是一本面向眼视光技术专业以及临床各相关专业的眼科学专业理论教材。为了编写这本有特色的、教师好用、学生易学的精品教材，担任编者的各位专家坚持以科学精神、严谨态度、专业观点进行编撰，大家在实践经验基础上经过多轮探讨、分析、总结、归纳和整理，以学生必须掌握的"三基"（基本理论、基本知识和基本技能）作为教材的主体内容，并体现教材的"五性"（思想性、科学性、先进性、启发性和适用性），做到集思广益、扬长补短、查漏补缺，为此共同付出了辛勤的劳动。

　　本教材的主要章节和编写分工：绪论由冷云霞编写，第一章由莫惠珍、卢晓婷编写，第二章由陈建新编写，第三章由陈千编写，第四章由陈玉萍编写，第五章由郝传虎编写，第六章由郝传虎编写，第七章由唐聪编写，第八章由陈千编写，第九章由钟景贤编写，第十章由张伟星编写，第十一章由黄文志编写，第十二章由冷云霞、任国梁编写，第十三章由黄文志编写，第十四章由王训刚编写，第十五章由王训刚编写，第十六章由容子洲编写，第十七章由劳苇编写，附篇由陈玉萍、甘洁文编写。每章设置有"学习目标""情境导入""目标检测"等模块。同时，本教材为书网融合教材，即纸质教材有机融合电子教材、线上教学配套资源。

　　在编写此教材的过程中，得到相关单位大力支持，以及眼科专家和专业教师提供资料并予以专业指导，在此表示衷心的感谢！当今人民群众对眼健康需求不断提升，医学科学与眼科临床发展日新月异，眼科疾病的相关理论、诊断方法和治疗技术也日趋完善，教材的编写同样是一项与时俱进的工作，受编者水平所限，书中难免会有疏漏之处，恳请广大读者不吝赐教！

编　者

2024年1月

目录

绪　论

PPT

一、眼科学概述及其在医疗保健中的地位

人们一生中从外界接收大量的信息，其中80%~90%是通过视觉器官（眼）获得的。眼作为视觉器官，是人体最重要的感觉器官。眼科学（ophthalmology）是医学范畴中研究人体视觉器官病变的产生、发展和转归，以及其诊断、治疗、防护与康复的一门学科，是临床医学中的主要学科之一。人类视觉器官的解剖构造和生理功能具有特殊性和复杂性，眼科的疾病，其检查方法、诊疗与处理手段又不同于其他医疗专科，从而促进了眼科学这一临床医学的重要部分发展成为一个单独的医学课程和临床学科。

众所周知，视觉质量的高低和我们的日常生活、学习与工作息息相关。随着人类文明的进步，经济社会的发展，现代科技的进步，生活条件的不断提高，人们对视觉健康的需求愈来愈大，视觉质量逐步成为改变人们生活品质的关键要素之一。人类眼睛是构造极为精细的光学器官，细小的病变或损害，就有可能导致视觉功能的下降，甚至完全丧失，给自身、家人和社会带来无法估量的伤害。近视作为一种最常见的屈光不正，在我国乃至全世界有着极高的发病率，已影响到全球50%以上的人，因此世界卫生组织（WHO）已把屈光不正列入亟待解决的致盲性眼病之一。

进入互联网与信息时代，电子产品被广泛应用，如何改善生活品质已经成为人类的一个重要研究课题，眼病预防与眼保健也成为了提升人类生活品质的重要因素，这正是目前眼科学研究所重视的主要内容与对象。盲和低视力问题已成为了全球范围内的重大公共卫生、社会与经济问题。目前，预计全球视觉受损的人口已达1.61亿人，当中约3700万人为全盲，约1.24亿人为低视力者。所以，全社会做好眼病预防与眼保健的工作，对控制低视力及盲的发生具有非常重大的作用。WHO主张"人人享有看见的权利"，这也就是眼科学所关心的话题和努力的方向：要维护人们的视觉器官，提高人们的视觉功能，让人们拥有一双健康明亮的眼睛，并拥有看到的权利。

由于社会科技的进步、健康理念的改变和生活方式的变化，传统单一的生物医学模式已逐步被新兴的"生物—心理—社会—医学—信息"多元化医学模式所替代。视觉器官的损伤与疾病，视功能的衰退或下降，将首要影响人类对社会信息的摄入，影响心理及其他

1

神经系统的正常功能，从而引发多种心因性、病理性疾患，以至威胁到正常生活质量，给家庭和社会带来沉重的负担。眼科学与医学学科各个领域是彼此渗透和联系的，视觉器官是人体整体结构的重要组成部分之一。因而视觉器官的病变和人体的各个系统疾病之间存在着十分紧密的关系，并相互影响、相互作用。随着现代光学与物理学的发展，医疗技术也有着很大的进步，裂隙灯显微镜、检眼镜、眼底照相机以及眼底荧光血管造影术、白内障超声乳化仪、玻璃体切割机等眼科专科检查和手术设备趋于成熟，并广泛应用于眼科临床，为眼科疾病的诊疗带来极大的便利。眼睛是人体的重要器官，除具有特征性的光学特性外，还有人体器官的共同特征，具有血管、神经、肌肉等组织结构。因此高血压、糖尿病、神经病变、免疫系统疾病等多种全身性疾病，都会在眼部有特征性的病变表现与症状。眼睛作为光学器官，是我们人体唯一可直接观察到血管病变的器官，多种全身性疾病的进展均可通过对眼部的观察得到早期的发现。所以，在对眼科病变的检查中，我们必须树立整体观念，并重视身体病变与眼科以及其他临床学科之间的相互关系，全方位地进行考虑才能作出正确的诊断。

眼科学的进展也与现代科技，特别是现代医学的科研进展紧密相关。由于现代生物医药的发展，分子生物学、细胞生物学、免疫学、发育基因组遗传学、解剖学、生理学、生物分析化学、医学影像学、遗传工程与蛋白质组学等学科的研究成就揭示了多种眼病的发生机制，从而大大提高了现代眼疾的检测与预防技术水平。从眼科学领域的研究进展中所获得的新成果，也充实了这些学科的科学内涵。随着眼科学和其他学科之间的交叉渗透与互补，现代眼科学中产生了不少边缘学科与相互交叉的学科，如眼遗传学、眼病理学、神经眼科学、眼免疫学、视光学、激光眼科学、眼视觉光学传感技术和视觉科学等，进而推动了眼科学与其他学科之间的共同发展。

二、眼科学与视光学、眼视光学的关系

眼视光技术是一个医疗领域中以维护人眼视觉卫生健康为主要内涵的专业，即以研究眼科学与视觉光学技术为首要任务，并融合视器生理光学、物理光学、几何光学、眼镜光学理论和现代医药、生物医药工程技术等专业知识，而形成的一个专业性强、涵盖面宽的交叉专业。视光学的研究与应用是眼科学的起点，同时又是眼科学研究的终极目标，它通过研究利用光学仪器、药物和手术等矫治方法来解决眼的屈光、调节等视光问题，实现改进和提高眼睛视物清晰舒适的目的，从而获得更理想的视功能，以保障双眼看得清晰、看得舒服和看得持久。

视光学早已作为康复领域视觉健康研究方面的主要组成部分，但欧美等国家的视光学教育和研究多设在理工科院校。视光学在中国发展虽晚，但我国视光学教育和研究在起步阶段即设立在医学院校，故能更科学地把视光学与医学领域的眼科学有机地结合起来，形

成了一门新的学科——眼视光学。眼视光学研究是生物医学领域和理工科领域之间的连接纽带，将眼科学与视觉光学技术有机地交叉融合，从而形成了一个具有中国特色的眼视光学体系。

因此，眼视光学是研究光学与视觉功能之间相互关系的学科，是涉及医学、光学、心理物理学、生物工程学等领域的跨门类、多系统的边缘学科。眼视光学既关注眼科病变的诊疗和护理，又注重视力问题的矫治与康复，其使命是配合眼科临床医师为眼病患者提供全程、整体的眼部诊疗、矫治、护理与康复，让患者恢复清晰、舒适、持久的视觉体验，从而能正常地学习、工作和生活，即回归社会。所以，学好眼科学（特别是眼科疾病）的基础理论、基本知识和基本技能对进一步学习和掌握眼视光学具有非常重要的意义。

三、现代眼科学对眼科疾病研究的概况与现状

眼科学是人们在与眼科疾病的长期抗争中逐渐诞生，并随着现代医学发展而不断地成长起来的一个医学领域。现代眼科技术以及眼科疾病研究的进展：17世纪认知了人类眼睛的屈光图像；18世纪有了白内障摘除术。19世纪Helmholtz开发了检眼镜，实现了眼科学划时代意义的进展，眼科学也开始真正从外科学领域独立出来。20世纪，由于新诊断装置以及大量生命科学与基础医学研究成果的应用，眼科学也取得了巨大的进展。20世纪初期开发出了眼压计、裂隙灯显微镜等眼科检查技术，同时开展了视网膜剥离复位术、人体角膜移植术等眼部手术治疗。20世纪50年代人工晶状体植入术进入临床应用，使得白内障患者术后视力的恢复得到前所未有的良好效果。20世纪60年代，荧光素眼底血管造影术和电生理诊断问世，并开始使用超声检测技术开展眼活体检查和眼病的治疗，这一时期激光技术及眼科专用手术显微镜开始被用于眼科临床诊断和治疗各种眼病，眼科手术进入了显微手术时代。20世纪70年代，玻璃体切割术和人体角膜屈光手术开创性地应用于眼科疾病的治疗，这一时期，计算机辅助操作的自动视野计也开始应用于眼部疾病的检测。20世纪90年代影像分析方法、超声活体显微镜等技术开始应用于眼科临床。近年来，角膜共焦生物显微镜、OCT（光学相干断层成像术）、视网膜视神经系统解析方法等最新的科技新方法广泛运用于眼科，使得眼病诊疗技术水平有了大幅度的提升。

现代眼科学在我国取得长足发展，不仅体现在眼科医生的数量上（从百余名眼科医师发展到现在的3万多名），而且在人员构成和素质上也发生了质的飞跃。目前，全国二级及以上医疗机构均设有眼科专科，各省市还设有专业的眼科医院、眼视光中心、眼库等眼病预防、诊疗和科研单位。通过数十年的努力，在一代代眼科专家学者与广大眼科医护人员的通力合作下，我国眼科学科在医疗、教育、研究等领域中展现出了巨大的影响，有关眼科的论著和教材逐渐增多，海内外眼科专业研究与科技交流能力逐渐增强，在国内举办的全国性及国际性眼科学学术会议影响也愈来愈大。眼底病、白内障、眼整形、眼外伤、眼

眶病、视网膜病、青光眼、眼部遗传学、斜视与小儿眼科、眼屈光学、眼遗传与免疫学、眼科影像学等专业学组相继被创办。近二十年间，由于免疫学、细胞生物学、基因分子病学、基因组工程技术与蛋白质组学、组织工程学等专业的快速发展和深入，我国在眼科学基础科研、眼科专科临床科研，以及防盲治盲工作等各个领域均获得了很大的发展，我国眼科学未来发展前景广阔。

四、眼视光技术专业学习《眼科疾病》的重要性

眼视光技术专业主要培养眼视光行业中的高级技术人才，即具有专业的视光学、眼科学基础理论知识，并掌握眼睛检测、验光配镜、屈光不正矫正和视觉训练技术的眼视光医疗技术人员。本专业的人才培养目标：培养理想信念坚定，德、智、体、美、劳全面发展，具有一定的科学文化水平，良好的人文素养、职业道德和创新意识，精益求精的工匠精神，较强的就业能力和可持续发展的能力，掌握本专业知识和技术技能，面向眼镜验配与零售行业、医疗保健卫生行业和社会其他工作行业的眼镜验光员、眼视光技术人员等职业群，能够从事初级眼保健、眼屈光检查与矫正、视功能检查分析与处理、接触镜验配、眼镜产品加工整形与质量检测、眼视光仪器设备维护保养、眼镜销售、低视力验配与康复指导等工作的高素质技术技能人才。眼视光技术专业的学生学习《眼科疾病》这门课程是非常有必要的。

在本专业人才培养方案多项知识和能力要求"掌握眼科、光学、眼屈光检查的基础理论和基本知识""掌握眼位检查的相关知识，调节与聚散的相关知识，视功能检查分析方法及典型案例的处理"。本专业的就业方向：在各级医疗卫生机构、视光中心或眼镜门店从事关于初级眼保健、眼屈光检查与矫正、视功能检查分析与处理、眼镜与接触镜验配、眼镜产品加工整形与质量检测、眼视光仪器设备维护保养、眼镜销售、低视力验配与康复指导等工作。

视觉器官和身体其他系统的器官和组织关系密切，并相互影响。很多身体病变会导致特有的眼部症状，引起视觉功能下降，有些眼病造成的视觉功能减退是无法通过验光配镜来解决的。同时，由于临床上有些全身病患者的初始表现发生在眼睛，因此通过眼部的症状和体征能够对临床其他专科的疾病进行诊治与预后评价。因此，要求眼视光技术专业的学生必须学好眼科疾病的基本知识，提升对眼科疾病的检查、鉴别、诊治水平和预防意识以及眼视光保健技术水平。在今后的工作中，能够通过细心了解和仔细检查发现顾客可能存在的眼病，进行整体分析、综合评估，提出合理的治疗方案和处理意见，及时为患者推荐眼科或其他专科医生，从而为自己的服务对象提供力所能及的优质服务。学好《眼科疾病》这门课程，本专业的学生也可为以后考取眼镜验光师国家职业技能等级资格、临床视光师各级职称等奠定坚实的基础。

　　按照《眼科疾病》的教学要求，本课程主要学习临床眼科的问诊与眼部检查，特殊检查及各系统常见病的病因、发病机制、临床表现、诊断、有关检查项目、防治等。眼视光技术专业的学生通过学习本门课程，了解临床眼视光基础知识，熟悉常见眼科疾病的诊断、预防和视觉器官常见疾病的发生、治疗，向顾客提供咨询和指导视觉器官常见疾病预防。

（冷云霞）

第一章 眼科检查

PPT

学习目标

通过本章内容学习，学生能够：

1.重点掌握眼科常见的症状、体征及其相关概念，视力的检查与记录、眼前节检查；熟悉视力、视野、色觉、暗适应等的概念，指测法测眼压；了解眼附属器检查、眼后节检查。

2.学会病史采集；眼压计测量法；视野检查；常用的眼科特殊检查；了解视觉电生理检查等技能。

3.在对眼科患者进行检查过程中，有良好的沟通能力、坚强的心理素质、稳定的工作情绪和默契的医技合作精神。

情境导入

情境描述 患者，女，15岁，双眼视力下降1年余。双眼无充血、红肿疼痛和畏光流泪，无视物变形等；无头痛、恶心呕吐等全身不适。

讨论 1.该患者应做哪些病史采集？

2.该患者应做哪些眼科检查？

第一节 概 述

眼科检查是眼病诊断和病情评估的基础，是检查者对眼病表现的认知手段。通过一系列的检查，检查者可以评价眼的解剖生理结构和视觉功能是否正常，是获取疾病诊治的重要依据。

为获得真实、全面、准确的疾病信息，眼科检查应在详细了解患者病史的情况下进行。检查时，检查者必须做到客观、系统、规范地完成各项检查操作并会正确判断结果。

为此，检查者在进行合适的眼科检查前应熟悉常见的眼科疾病症状和体征，掌握各种眼科检查方法的原理、适应证等。

第二节 病史采集

病史采集是检查者以问诊的形式获得患者疾病的发生、发展、诊治过程及其全身健康相关信息的过程。

一、病史采集概述

眼部症状的变化表明眼病的发生、发展过程，详细询问病史才能掌握。掌握病史对疾病的诊断、治疗和预后推断起重要指导作用。

眼作为人体重要的感觉器官，绝不是一个孤立的器官，在胚胎发育上，它是中枢神经系统的延伸；在解剖上，它与耳鼻咽喉、口腔等器官以及颅脑等组织紧密相连。许多内科、儿科、神经科及妇产科疾病都在眼部有特征性表现，如糖尿病、高血压、甲状腺功能亢进、早产儿视网膜病变、多发性硬化、妊娠高血压综合征等。因此，在病史采集时，必须耐心而详细地询问，注意患者的全身状况。只有掌握患者的全身健康状况，对眼病的诊治才能获得满意的效果。

二、病史采集内容

病史应按主诉、现病史、既往史、个人史、家族史等顺序对患者进行系统询问和记录。门诊病史应简明扼要，住院病史应系统详尽。

病史采集主要内容包括：

1.一般资料 包括姓名、性别、年龄、婚姻、职业、民族、籍贯、通信地址、手机号码、入院日期、住院号等。

2.主诉 患者本次就诊的最主要的原因，包含主要症状、体征及持续时间，应注明眼别，当两眼均异常时，应先着重最近发病的眼，然后另一眼，并注意两眼之间症状的联系。

3.现病史 包括发病诱因与时间、眼部症状的变化、有无伴随症状、缓解和加重的因素、诊治经过及疗效、与全身相关疾病的联系等。主诉和现病史有个体差异，表现在发病急缓、症状轻重、病程长短、发病频率、部位局限或弥散、单侧或双侧等方面。

采集现病史或进行记录时应两眼分别进行，先右后左，以免混淆。注意应当首先透彻了解现在发病眼的情况。

4.既往史 包括既往有无类似病史；既往眼病史及其与全身疾病的关系；全身病史及

其用药史，外伤史、手术史、传染病史；食物或药物过敏史、戴镜史等。了解这些情况有利于眼病的诊断及治疗。

5.个人史 了解并记录可能与眼病有关的特殊嗜好、生活习惯及周围环境。如烟酒嗜好可能引起烟酒中毒性视神经病变；食生猪肉史有助于对猪囊虫感染的诊断。

6.家族史 了解患者家族成员的健康状况及患病情况，了解家族成员中有无类似患者，有无遗传性疾病、肿瘤、传染病等，父母是否近亲结婚。若有与患者患同样疾病者要详细询问并记录。这些情况有助于眼部遗传性疾病和先天性疾病的诊断。

第三节 眼科常见症状和体征

症状（symptom）是指患者能够主观感受到的不适感、异常感觉或病态改变。体征（sign）是指医师检查或他人所发现的异常改变。

症状作为患者的主诉，可以为疾病的诊断和鉴别诊断提供重要线索和依据。但由于症状是人的主观体验，不可避免地带有主观局限性。例如患者主诉视力丧失，检查时可能仅有轻度下降。因此，临床常通过客观检查体征，来验证患者的主观症状，从而客观、准确掌握疾病信息。下面介绍眼科常见症状和体征。

一、视功能障碍

视功能障碍包括视力、视野、色觉、立体视觉、明适应与暗适应、对比敏感度等功能的异常。

（一）视力下降

视力（vision acuity）是指视功能的敏锐程度，通常用视力表检测。视力主要包括近视力和远视力。正常视力依赖于正常的眼球结构和聚焦功能以及完好的视路。视觉系统的任何病变均可引起视力下降。直接或间接影响视觉系统的全身性疾病或精神疾病也可能导致视力下降。

视力下降是眼科最主要的症状，可表现为近视力和（或）远视力下降；突然或缓慢双眼或单眼、同时或先后下降；一过性或持续性下降等。根据视力下降的急缓对视力下降分类如下。

1.急性视力下降 是常见的眼科症状之一，缺血是最常见原因。

（1）一过性视力突然下降 又称暂时性视力下降，包括一过性黑矇。视力下降持续数秒至数分钟，一般可在24小时内（通常在1小时内）自行恢复。

循环障碍导致的眼部血供一过性减少是其常见原因。临床多见于以下情况。①眼部疾病，如视网膜中央动脉痉挛、视盘水肿等；②引起短暂脑缺血的疾病，如直立性低血压、特发性低血压、高血压、心脏病、短暂性脑缺血发作、急性大量排尿等；③精神神经性反应，如癔症、神经衰弱、精神刺激性晕厥等；④其他，如偏头痛、过度疲劳、饥饿、营养不良、潜水病等。

（2）持久性视力突然下降　是指视力突然明显下降，并且维持较长一段时间。包括单眼持久性视力突然下降和双眼持久性视力突然下降，其中单眼比双眼多见。

单眼持久性视力突然下降常见于：①视网膜血液循环障碍，如视网膜动、静脉阻塞，多伴有视野受损；②各种原因的视网膜出血与玻璃体积血，如糖尿病性视网膜病变、视网膜静脉阻塞等，视力下降程度取决于出血量和出血部位，黄斑部即使少量出血亦可造成视力明显下降；③视网膜脱离累及黄斑，伴有相应的视野改变；④黄斑病变，如黄斑裂孔、中心性浆液性脉络膜视网膜病变等；⑤视神经病变，如缺血性视神经病变、视神经炎等；⑥眼部炎症，如急性葡萄膜炎及眼内炎等；⑦急性闭角型青光眼发作期，常伴有眼胀痛、头痛、恶心、呕吐；⑧其他，如眼外伤、颅脑外伤等。

大部分引起单眼持久性视力突然下降的因素均可先后累及双眼，但除外伤和中毒外，一般很少同时累及双眼。部分患者未察觉单眼视力下降，直至对侧眼受累时才发现，就诊时会主诉双眼视力同时下降，检查发现双眼视力障碍多不一致。引起双眼持久性视力突然下降的常见因素：①视神经病变，特别是遗传性疾病如Leber视神经病变、脱髓鞘性疾病等；②中毒性弱视，如甲醇、奎宁、铅中毒等；③全身性疾病，如尿毒症性黑矇、急性大出血等；④双眼外伤、颅脑外伤；⑤癔症、伪盲等。

2.进行性视力下降　视力逐渐下降，患者一般说不出视力开始下降的具体时间。可表现为单眼和双眼视力的逐渐下降，常见原因如下。

（1）屈光不正　包括近视、远视、散光以及屈光参差。视力下降加小孔镜后可有改善，可验光配镜矫正。处于视觉发育期内的屈光参差，可能导致屈光不正较重的患眼被抑制而形成弱视。①近视：表现为远视力低下，近视力正常，是青少年视力下降的最常见原因。②远视：视力与远视程度有关，轻度远视，可无明显的视力下降；中度远视，可表现为单纯近视力下降；重度远视，远近视力均下降。③散光：表现为视物模糊，看远看近均不清楚，可伴有视疲劳。④屈光参差：表现为视物模糊，可产生视疲劳、复视、交替视等症状。

（2）器质性眼病　任何能影响屈光间质的眼病以及视交叉之前视路的疾病都能引起进行性视力下降。

1）结膜病　沙眼、翼状胬肉等侵犯角膜时，可导致角膜透光性降低或散光。

2）角膜病　①角膜炎，各类角膜炎均可影响视力，视力下降程度随病情轻重而变化，同时伴有眼红、眼痛、畏光、流泪、眼睑痉挛等；②免疫性角膜病，如蚕蚀性角膜溃疡，一般伴有眼剧痛；③角膜白斑；④遗传性疾病，如圆锥角膜、角膜变性和营养不良等，可双眼同时或先后发病；⑤角膜外伤、异物等。

3）巩膜炎　病程久者，多引起视力下降，特别是并发虹膜睫状体炎或硬化性角膜炎者以及后巩膜炎患者。

4）晶状体疾病　①白内障可引起渐进性、无痛性视力下降；②晶状体核硬化、球形晶状体可引起近视；③晶状体半脱位引起不可矫正的散光；④晶状体后脱位、无晶状体眼导致高度远视。

5）葡萄膜疾病　葡萄膜炎症和肿瘤，可引起房水和玻璃体混浊或侵犯视网膜，影响视力。

6）青光眼　除原发性闭角型青光眼急性发作外，一般表现为视力的逐渐下降和特征性视野缺损。

7）玻璃体病变　玻璃体混浊和积血等。

8）视网膜病变　①血管性病变，如糖尿病性视网膜病变、高血压性视网膜病变等；②黄斑病变，如年龄相关性黄斑变性、黄斑水肿、黄斑前膜等，同时可伴有视物变形、视野中心暗点等；③视网膜脱离，如累及黄斑可有明显的视力下降，并伴有视野缺损；④肿瘤，如视网膜母细胞瘤、视网膜血管瘤等。

9）视神经病变　①视神经炎；②肿瘤，如视神经胶质瘤、视神经脑膜瘤等；③各种原因引起的视盘水肿和视神经萎缩。

10）其他　慢性眼内炎、全眼球炎以及眼外病变（眼眶内炎症与肿瘤、颅内炎症与肿瘤、颅脑外伤）等。

（3）慢性中毒性弱视　烟、酒、铅、乙胺丁醇等中毒，一般引起双眼性视力下降。

3.静止性视力下降　是指病变相对静止或已经发展到终末期，视力低下处于稳定状态，无大的波动或变化。在特定条件下，也可能改善或进一步下降。

（1）眼先天发育异常　眼球畸形、角膜畸形、晶状体畸形、虹膜与瞳孔异常、白化病等。患者多自幼视力不好，因幼儿多不能自述，常由家长发现。

（2）眼病与外伤的后遗症　角膜白斑、视网膜脉络膜萎缩、视神经萎缩、眼球萎缩等。

（二）视野缺损

在临床中，视野分为30°范围内的中心视野和30°以外的周边视野，而5°~25°的范围习惯上称为旁中心区或Bjerrum区。

视野缺损（defect of visual field）常见于主诉眼前黑影、幕样或云状遮挡，或阅读时看不到部分字句，行走时看不到楼梯或驾驶困难等的患者。多提示为青光眼、视网膜或视路疾患，视野缺损的形态对病变定位有着重要的意义。其表现形式如下。

1.暗点

（1）中心暗点（central scotoma）　表现为位于中央注视区的相对性或绝对性暗点，同时伴有中心视力的减退。常见于黄斑变性或裂孔等黄斑部病变及视神经炎等患者。多由黄斑区受损或是盘斑束神经纤维受损所致。

中心暗点分为阳性暗点和阴性暗点，阳性暗点为自觉暗点，常由黄斑变性、出血、瘢痕等引起。阴性暗点仅在视野检查时发现，见于视神经炎、球后视神经炎、视束病变等。

（2）旁中心暗点（paracentral scotoma）　位于中心视野5°~25°的Bjerrum区内，向生理盲点上、下方延伸的相对性或绝对性暗点。常见于青光眼早期。

（3）弓形暗点（bjerrum scotoma）　位于注视点上或下，与生理盲点相连，并向周边呈弧形扩展，可由旁中心暗点发展而来。是青光眼视野损害的典型特征，也见于前部缺血性视神经病变。

（4）环形暗点（ring scotoma）　为环绕上下Bjerrum区在中心视力与周边视力之间的暗区。常见于青光眼、视网膜色素变性等疾病，无晶状体眼配戴高度凸透镜后可出现假性环形暗点。

（5）鼻侧阶梯（nasal step）　表现为鼻侧水平径线上下方的缺损错位或缺损深度不一致。是青光眼早期典型表现，对青光眼的早期诊断意义重大。

2.向心性视野缩小　视野周边部呈均一缩小，严重者缩小至10°以内，呈管状视野。多见于青光眼晚期、视网膜色素变性、中毒性视网膜病变、视神经萎缩、球后视神经炎、癔症等。

3.偏盲（hemianopsia）　是指一侧或双侧眼睛在正常视野中出现一半缺损，缺损边界整齐（图1-1）。可表现为双眼同侧偏盲、双眼颞侧或鼻侧偏盲、水平性偏盲以及象限性偏盲等，常见于视神经到视皮质的视路病变。

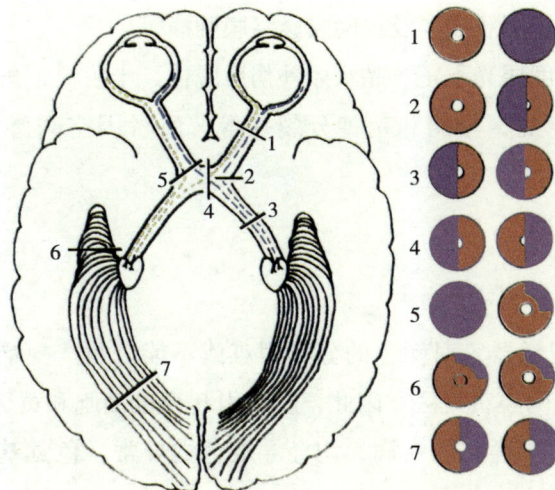

图1-1　视路不同部位损伤的视野表现

注：1.右眼视神经　2.视交叉右侧　3.右眼视束　4.视交叉
5.左眼视神经及视交叉左侧　6.左眼外侧膝状体　7.左眼视放射

4.生理盲点扩大 视神经乳头（视盘）无视细胞，故无视觉，在视野中形成生理盲点。生理盲点扩大表现为生理盲点的纵径大于9.5°，横径大于7.5°。常见于视神经受损的疾病和高眼压，如青光眼、视盘水肿、高度近视、视盘缺损、视盘血管炎、视盘有髓纤维、视盘黑色素瘤等。

5.偏中心性视野缺损 又称不规则性视野缺损，常见于以下几种。

（1）视网膜脱离 导致相应区域视野缺损。

（2）视网膜循环障碍 如视网膜分支动脉阻塞，表现为与缺血区相对应的视野缺损；视网膜分支静脉阻塞，表现为与出血区相对应的视野缺损。

（3）屈光性暗点 ①屈光异常如高度近视、高度远视、无晶状体眼配戴高度凸透镜等可出现不定型的暗点或暗区；②屈光间质混浊如角膜白斑、严重白内障、致密的玻璃体混浊或玻璃体积血等也可能引起相应的视野损害。

（三）视物变形

视物变形是指所见的外界物象形态发生改变，出现形态扭曲、变大或变小。视物增大称为大视症，可由视网膜收缩或瘢痕形成等原因引起视网膜感光细胞堆集导致，或调节痉挛伴瞳孔缩小引起。相反，视物变小称为小视症，可由各种原因导致的视网膜感光细胞稀疏引起，或调节麻痹、屈光参差引起。视物变形可见于以下情况。

1.黄斑部病变 如中心性浆液性脉络膜视网膜病变、中心性渗出性脉络膜视网膜病变、年龄相关性黄斑变性、黄斑前膜等。先天性黄斑病变及一些遗传性黄斑变性因自幼逐步形成，中心视力逐渐下降至大幅度降低，患者一般不出现视物变形现象。

2.视网膜疾病 如视网膜脱离及视网膜脉络膜肿瘤等。

3.屈光因素 如高度屈光不正、晶状体外伤后脱位、半脱位，角膜不规则散光等。

4.精神疾病 如癔症、癫痫和精神分裂症等，患者因空间感知综合障碍而诉视物变形。

5.偏头痛发作的前兆。

（四）色觉异常

色觉异常主要指视觉器官对颜色的分辨困难或不能分辨。视锥细胞是色觉的主要感光细胞，主要分布于视网膜黄斑区。因此，所有引起视锥细胞和黄斑病变的疾病，以及影响色觉光化学反应及传导通路的疾病，均会导致色觉异常。色觉基因缺陷是其最常见的病因。

1.根据患者的颜色分辨力分类

（1）色盲（color blindness） 指不能分辨自然光谱中的各种颜色或某种颜色，分为全色盲和部分色盲。①全色盲：指色觉完全缺陷，又称一色视。该类患者视物只有明暗之分，而无颜色差别，常觉红色发暗，蓝色发亮。全色盲临床少见。②部分色盲：指对色彩不能正确分辨。患者有色彩感，但所感受到的颜色与正常人不同。可分为红色盲、绿色盲和蓝黄色盲。

（2）色弱（color weakness） 指对颜色的辨别能力差。患者能够分辨色调鲜明、饱和度高、亮度高的颜色，对色调暗、低饱和度、低照度的颜色则分辨困难。分为红色弱、绿色弱、蓝黄色弱以及红绿色弱等，其中红绿色弱最常见。

2.根据发病时间分类

（1）先天性色觉异常 通常为遗传性疾病：①X染色体连锁遗传最常见，多见于男性，表现为红绿色盲或色弱，类型和程度终身不变，一般不伴视力异常；②先天性视锥细胞营养不良可表现为全色盲，可伴低视力、昼盲、畏光、中心暗点、眼球震颤等。

（2）后天性色觉异常 又称获得性色觉异常，其程度常随病程进展而变化。可见以下情况：①白内障影响光谱中近蓝光端的光线通过，引起蓝色视障碍；②黄斑病变一般表现为蓝、黄色障碍；③视神经病变一般表现为红、绿色障碍；④癔症。

3.其他色觉异常

（1）色视 即对不应有色泽的物质看成各种颜色，仿佛戴着有色眼镜。常见于屈光间质改变引起的光学变化或药物等物质的化学性毒副作用。如白内障摘除术后的蓝视症；重度前房积血、大量玻璃体积血导致红视症；洋地黄中毒引起黄视症等。

（2）色视力疲劳 指色觉正常，但在15秒内不能正确分辨出颜色。

（五）光适应异常

人眼感受到外界环境是不断变化的，我们的视觉系统必须适应不同强度的光照，才能获得必需的视觉，这种对不同强弱光的适应性称为光适应（light adaptation），可分为明适应（light adaptation）与暗适应（dark adaptation）。主要的光适应异常表现为夜盲和昼盲。

1.夜盲 表现为晚间视力下降或暗适应的下降，患者在光照不足下视物模糊或困难。视杆细胞病变是其根本原因，可见于以下情况：①视网膜病变，以视网膜色素变性最常见，表现为进行性夜盲伴视野缩小；②脉络膜病变导致视网膜色素上皮和视杆细胞的继发性改变，如无脉络膜症、脉络膜缺血萎缩等；③维生素A缺乏或某些酶或微量元素锌等代谢障碍，可由肝脏疾患、营养不良等引起；④其他如视神经炎、先天性的暗适应不良、周边屈光间质的混浊等。

2.昼盲 表现为亮环境视力下降，暗环境视力相对正常。根本病因是视锥细胞病变，如先天性视网膜视锥细胞营养不良、各类黄斑变性、黄斑发育不良等。

（六）闪光感

闪光感是指在缺乏外界相应光刺激下，视野中出现"光点""光斑""闪电样"或"闪烁样"等光影，常在闭目或暗光下转动眼球时出现，患者多可指出其在视野中的位置，可反复、频繁发生。因玻璃体对视网膜牵拉的机械刺激，产生神经冲动传入大脑所致。常见于玻璃体液化和后脱离、孔源性视网膜脱离的早期、眼球钝挫伤、颅脑外伤等。

（七）视疲劳

视疲劳通常是指过度用眼后眼睛出现疲劳的状态，同时伴有眼球干涩、烧灼感、异物感等眼部不适，眼球、眼周的酸痛、酸胀，可向头部放射，严重时出现恶心、呕吐，常在闭目休息后缓解。视疲劳的常见原因有屈光不正、斜视、调节或集合异常、干眼症、精神因素、环境因素。长期视疲劳可引起慢性结膜炎、睑缘炎、反复发作的睑腺炎等。

（八）飞蚊症

飞蚊症是一种常见症状，患者看到眼前有点状、线状、蛛丝状或环状等形态各异的漂浮物，数量不等，尤其是看白色明亮的背景时更明显，常随眼球运动而飘动。由玻璃体内漂浮的混浊物在一定的光线照射下，投影到视网膜上形成阴影所致。常见于玻璃体混浊、玻璃体后脱离、玻璃体积血、视网膜裂孔、玻璃体邻近组织炎症和高度近视眼等。

（九）虹视

虹视是因屈光间质异常引起光散射，导致白光分解为其组成色光，蓝光在中间，红光在周围，产生光晕效应，因此患者看灯光周围出现彩虹样光圈。常见于引起角膜上皮或上皮下水肿的各种疾病、角膜表面有分泌物、角膜内皮营养不良、晶状体水隙形成或核性白内障等。

（十）复视

复视指注视一物体时看到两个物像，且两物像不重叠。生理性复视的两个物像清晰度和色彩一致，病理性复视一像清晰，一像模糊。病理性复视可为双眼复视或单眼复视。

1.生理性复视 任何具有正常双眼视觉的人都可以发生生理性复视现象。例如，在头部正前方阅读距离放一支铅笔，然后选择一个醒目的物体置于铅笔远方。当注视远方物体时，就会看到两支铅笔。闭上一只眼，对侧铅笔的影像会消失。这是因为注视远处物体时，近处物体的影像分别投射在两眼黄斑中心凹颞侧视网膜上（非正常视网膜对应点），产生了复视。

2.双眼复视 指双眼注视一物体时出现两个物像，遮盖一眼后复视消失。常见于非共同性斜视、枕叶外伤、肿瘤、炎症等能引起视觉中枢融合功能破坏的疾病。另外，屈光矫正眼镜的光学中心与瞳距不符会产生三棱镜效应，引起复视。

3.单眼复视 指一眼注视一物体时出现两个物像。常见于严重的角膜不规则散光引起多焦效应、双瞳症、晶状体半脱位、早期白内障晶状体水隙形成等。

（十一）立体视觉障碍

立体视觉障碍表现为不能精确判断物体的深浅、高低和远近。任何破坏双眼单视和视差的疾病均可能引起立体视觉障碍，如斜视、弱视、单眼抑制等。

二、眼部分泌物

眼部分泌物常见于感染性结膜炎、角膜炎，以及理化刺激、过敏反应、营养缺乏等情况。分泌物的性质常有助于临床疾病的诊断，比如水样或浆液性分泌物，多见于病毒感染，常伴有耳前淋巴结肿大；黏稠线状或丝状的分泌物，多见于过敏反应，如春季卡他性结膜炎；大量脓性分泌物则提示细菌性结膜炎，典型的如淋球菌感染，又称"脓漏眼"；白色泡沫状分泌物可能是干燥杆菌引起，也可能是睑板腺功能障碍；而角膜缘的三角形泡沫状物则多为维生素A缺乏症引起的上皮角化斑（Bitot斑）。

三、眼红与眼部充血

眼红多为眼部炎症的表现。眼睑和眼周皮肤的发红主要见于睑缘炎、睑腺炎、眼睑或眼眶蜂窝织炎及皮肤过敏性炎症等。眼球发红则可能为眼表或眼前节的充血、出血或者新生血管形成（图1-2）。

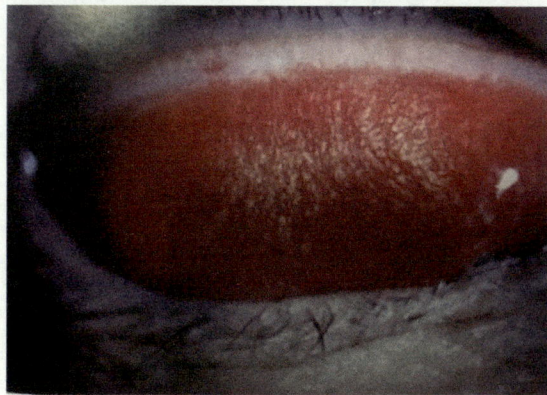

图1-2 上睑结膜血管充血

眼球充血一般分为结膜充血（图1-3）、睫状充血（图1-4）、混合充血（图1-5）和巩膜充血（图1-6）。四者的鉴别见表1-1。

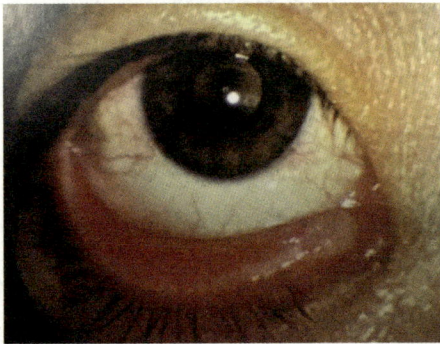

图1-3　结膜充血

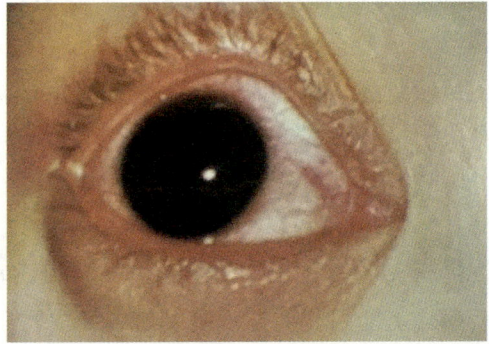

图1-4　睫状充血

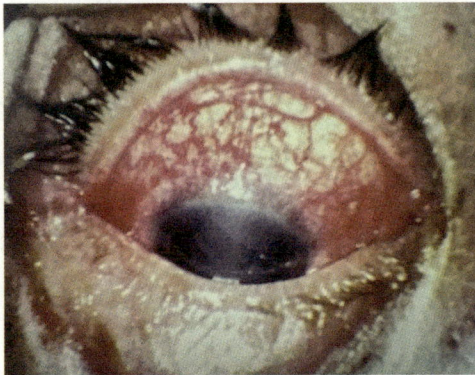

图1-5　混合充血

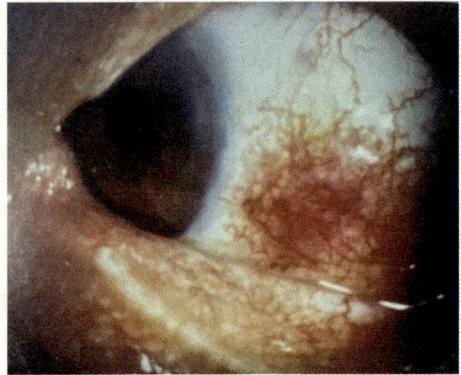

图1-6　巩膜充血

表1-1　结膜充血、睫状充血、混合充血与巩膜充血的鉴别

	结膜充血	睫状充血	混合充血	巩膜充血
颜色	鲜红	暗红	鲜红	暗红或紫红
部位	近穹窿部明显，至角膜缘变淡	近角膜缘明显，至穹窿部变淡	近穹窿部、近角膜缘均明显	巩膜的局部或弥漫，多靠近角膜缘
血管形态	清晰、粗大，树枝状弯曲	不清晰、微细，直行或毛刷状	前两者均有	浅层血管怒张、迂曲，深层模糊不清
血管来源	结膜血管	角膜缘深层血管网	前两者均有	巩膜血管
血管移动性	随结膜移动	不随结膜移动	浅层血管随结膜移动，深层不移动	不随结膜移动
视力	一般不影响	多有减退	多有减退	早期不影响，严重时视力下降
压痛	无	可有睫状压痛	可有睫状压痛	可有巩膜压痛
分泌物	有	一般无	一般无	一般无
常见原因	结膜炎症	角膜病、虹膜睫状体炎、青光眼	角膜病、虹膜睫状体炎、青光眼	巩膜炎

四、疼痛

因刺激的性质、程度、部位以及个体痛觉敏感度等的差异，患者有关疼痛的主诉复杂多样。一般包括以下几个方面。

（一）异物感

异物感多由浅表组织的轻度病变及眼表异物引起。常见于眼睑或角膜异物、结膜结石、倒睫、睑内翻、结膜与角膜的炎症、干眼症等。

（二）烧灼感、刺痛

烧灼感、刺痛与异物感类似，是一种眼表受轻度刺激的表现。常见于睑缘炎、结膜炎、浅层角膜炎等眼表炎症，化妆品等引起的过敏反应，滴眼液、烟雾、粉尘、刺激性气体等引起的化学性角结膜炎，干眼症，视疲劳以及发热、困倦、烟酒过度等。

（三）眼痛

眼痛一般可提示眼及其邻近器官组织的器质性病变。常见于以下几类情况。

1.眼球的病变　通过刺激三叉神经末梢或眼内压升高的机械性压迫引起眼球疼痛，眼痛可伴有眼红及不同程度的视力下降，剧烈的疼痛可向头部、额面部放射，并引起恶心、呕吐。常见于角膜炎、角膜溃疡、虹膜睫状体炎、深层巩膜炎、眼内炎、青光眼、眼内肿瘤等。

2.眼附属器的病变　①眼睑、泪器和结膜的病变常表现为定位较明确的浅表疼痛，病变处常有压痛，多为炎症或外伤所致，可有明显的外观异常，一般无视力下降；②眼外肌和眼眶的病变常表现为球后疼痛，眼外肌病变可引起眼球转动时疼痛加剧，眶内容积增大往往引起胀痛，眼眶炎症如蜂窝织炎等可引起剧烈的眼球深部搏动性疼痛。

3.视神经病变　因视神经本身并不含感觉神经纤维，所以视神经萎缩、水肿以及缺血多不出现疼痛感；视神经的炎性病变可通过刺激视神经鞘膜的感觉神经纤维末梢，出现球后疼痛，眼球运动时加重，常伴有视功能的损害。

4.眼邻近器官组织或全身性疾病　通过炎症的直接蔓延、眼部循环和感觉神经受累等引起眼痛。如鼻窦炎、颞动脉炎、三叉神经痛、偏头痛、颅内高压等。

5.癔症性疼痛。

五、畏光

畏光是指眼睛不耐受光线的刺激，患者表现出对光线敏感，光照射下不适感。正常眼在强光照射下表现的畏光，属于一种生理状态。畏光常见于以下情况。

1.各种导致进入眼内光线过多的眼部改变 ①各种原因的瞳孔散大，如阿托品等药物性散瞳、动眼神经损伤等；②先天性或外伤性虹膜缺损或无虹膜；③虹膜色素过少，如白化病。

2.各种激惹眼前节，使眼对光线的敏感性增加的眼病 ①眼前部炎症，如结膜炎、角膜炎、虹膜睫状体炎等；②眼前节损伤，如电光性眼炎、角结膜异物和外伤等；③青光眼等。

3.其他 视疲劳，偏头痛，三叉神经痛，脑神经病变，奎宁、砷剂、碘剂等中毒，麻疹、流感等传染病，长期暗环境下作业等。

六、流泪与溢泪

（一）流泪

流泪指泪液分泌过多来不及经泪道排出，而流出结膜囊之外。任何影响泪液分泌神经反射弧的理化因素、情感因素或病变均可引起流泪。

流泪多见于：①情感因素或理化因素刺激，如喜、怒、哀、乐、冷风、强光、烟尘、刺激性化学物质等；②眼前节炎症或异物刺激，如结膜炎、角膜炎、结膜结石、角结膜缝线等；③干眼症时泪膜不稳定可引起反射性流泪；④泪腺炎症或肿瘤；⑤全身应用强副交感神经兴奋剂，如胆碱类药物、新斯的明等；⑥全身疾病，如麻疹、百日咳、面神经痛、三叉神经痛、支气管哮喘、甲状腺功能亢进等。

（二）溢泪

溢泪指泪液无法正常通过泪道排出而导致泪液溢出结膜囊之外的现象。任何影响泪液正常引流结构和（或）功能的因素均可导致溢泪。

溢泪常见于：①泪点的缺如或闭塞；②泪点位置和（或）虹吸功能异常，如睑外翻；③泪道管腔的狭窄、阻塞或者闭锁；④泪道瘘管。

七、干眼

干眼（dry eye）是指由于泪液的量或质的异常引起的泪膜不稳定和眼表面的损害，从而导致眼不适的一类疾病。患者常主诉为眼睛的干涩感、异物感、烧灼感、痒感、视疲劳、难以名状的不适等。常见于各种原因引起的泪液质、量异常或泪液动力学改变导致的泪膜不稳定（详见第五章"眼表疾病"）。

八、白瞳症

白瞳症（leucocoria）表现为瞳孔区呈现白色或黄白色反光（"猫眼样反光"），常伴有严重的视力障碍和斜视。常见于白内障、视网膜母细胞瘤、早产儿视网膜病变、永存原始玻璃体增生症、视网膜毛细血管扩张症（Coats病，图1-7）、眼内炎、眼内寄生虫、视网膜全脱离等。

九、眼球位置异常

正常情况下，人在平视正前方时，双眼视轴平行，眼球突出外侧眶缘12~14毫米，两眼间差值不超过2毫米。但是，由于存在种族、家族以及屈光状态等因素的影响，眼球突出度存在着个体差异。眼球位置异常表现为以下几种情况。

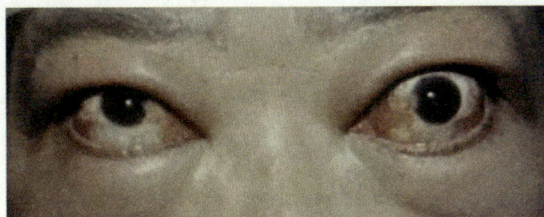

图1-7 Coats病

注：视网膜下可见大片黄白色渗出，有发亮的胆固醇结晶。

（一）斜视

斜视（strabismus）为平视正前方时，双眼视轴不能维持平行而发生偏斜（图1-8）。任何遗传、发育或后天性因素引起眼球运动系统和融合功能异常的疾病均可能出现眼位的偏斜（详见第十六章）。

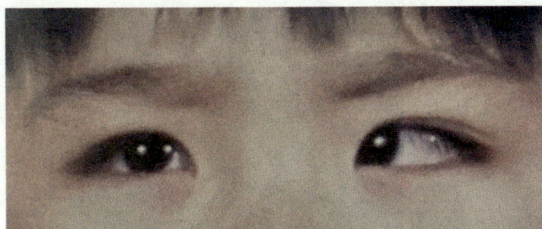

图1-8 内斜视

（二）眼球突出

通常将眼球突出度大于14毫米，或两眼间差值大于2毫米视为病理性眼球突出，常见于各种原因引起的眶内容积增大，甲状腺相关性眼病是引起成人单眼和双眼眼球突出最常见的原因（图1-9）。此外，眼眶或邻近组织的炎症、肿瘤、血管畸形以及外伤等也可引起眼球突出。高度近视、先天性青光眼、眼睑退缩等由于眼球或眼眶的解剖异常而表现出的眼球突出，临床上称为假性眼球突出。

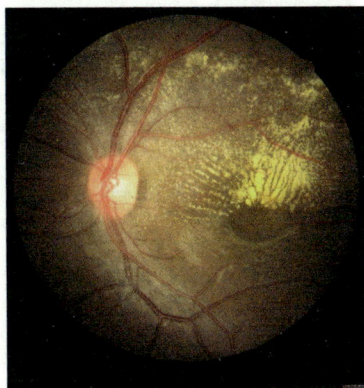

图1-9 眼球突出（甲状腺相关性眼病）

（三）眼球内陷

眼球内陷指一眼或双眼向眶内凹陷，常见于眼外伤、先天性发育异常、各种陈旧性眼病导致的眼球萎缩、老年性眶脂肪萎缩或脱水状态等引起的眶容积减小等。

十、眼球运动异常

（一）眼球震颤

眼球震颤（nystagmus）以眼球不受控制地自动往返摆动为特征，常伴有视力低下。多表现为节律性、不自主的眼球往返运动，可呈水平性、垂直性、斜向性、旋转性或混合性。根据眼球震颤的形式可以分为摆动型和跳动型。

1.摆动型眼球震颤　眼球呈钟摆式往返运动，速度不变。

（1）知觉缺陷性眼球震颤　眼注视功能未发育形成的弱视性眼球震颤，在患者试图注视时眼球震颤更加明显。见于先天性白内障、早产儿视网膜病变、高度屈光不正等。

（2）职业性眼球震颤　长期低照度下工作，视锥细胞长时间抑制后中心视力减退出现的眼球震颤，常见于矿工、排字工等。

2.跳动型眼球震颤　眼球呈明显速度不同的往返运动，即先缓慢地转向某一方向（慢相），达到一定程度后，突然以急跳式运动返回（快相）。

（1）视动性眼球震颤　双眼注视向同一方向移动的物体时出现的眼球震颤，是一种生理性现象。

（2）迷路性眼球震颤　常由迷路的刺激或功能障碍引起，常伴眩晕。

（3）中枢性眼球震颤　常由小脑、前庭、内侧纵束等的病变引起，常伴中枢神经系统损害症状。

（二）眼球运动障碍

眼球运动障碍，表现为双眼不能同向运动、瞳孔大小异常、复视等症状。常见于神经源性疾病如动眼神经麻痹；肌源性疾病如先天性眼外肌发育异常、眼外肌外伤、炎症、纤维化、重症肌无力；机械性限制如眶壁骨折使眼外肌嵌顿、眶内肿瘤压迫、眼科手术如视网膜脱离手术外加压等造成眼外肌活动受限。

十一、角膜混浊

角膜混浊表现为角膜的透明性消失或减弱。常见于角膜水肿、炎症浸润、溃疡、新生血管、外伤、角膜变性及营养不良、角膜瘢痕、角膜葡萄肿等（图1-10）。

十二、瞳孔变形

瞳孔变形表现为瞳孔的形态异常，或两侧瞳孔的反应异常。常见于青光眼、虹膜睫状体炎、虹膜前或后粘连（图1-11）、外伤性虹膜根部离断、先天性虹膜缺损、先天性永存瞳孔膜、瞳孔异位、多瞳症等。

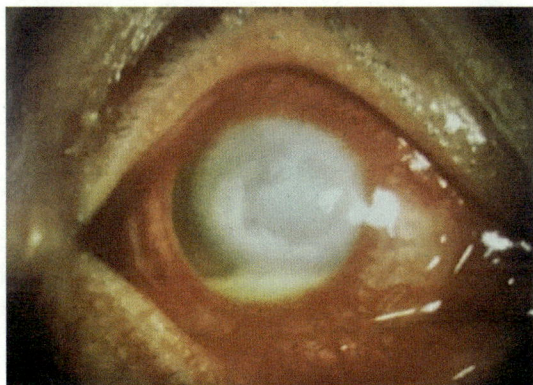

图1-10 角膜溃疡混浊合并前房积脓

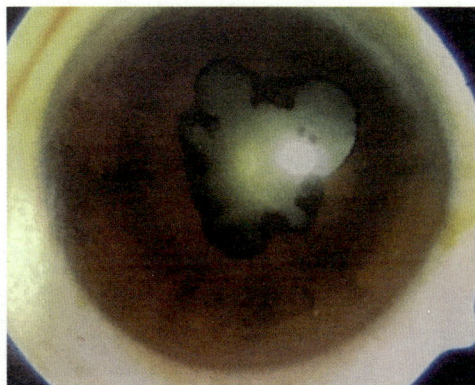

图1-11 虹膜后粘连

第四节 眼科检查

一、视功能检查

视功能检查是评估被检者主观上对事物认知和分辨能力的常用方法。包括视力、视野、色觉、明适应与暗适应、对比敏感度、立体视觉等视觉心理物理学检查以及视觉电生理检查。

（一）视力

视力主要反映黄斑区视功能，分为远视力和近视力。检查视力是测量人眼分辨二维物体形状和位置的能力，即测定能够认识其形状的最小的视网膜上的成像。外界物体两个端点与眼的结点连线在眼前所形成的夹角为视角（图1-12）。被兴奋的两个视锥细胞间必须至少隔开一个未被兴奋的视锥细胞，才能分辨两个点，否则不能区别两点，这时需要的视角大约等于1'视角，所以将正常的最小视角定为1'视角。

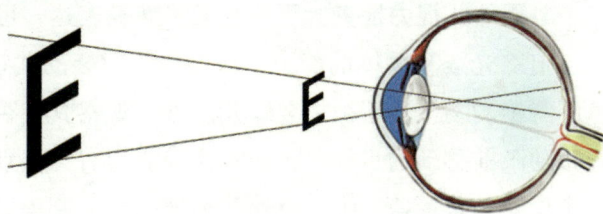

图1-12 视角

根据视角原理可以用各种视标、数字及图制成各种形式的视力表。如标准视力表视标1.0行的E字符号，在5米处看其整个字符在视网膜上形成5'角，其每一笔画的宽度和每一笔画间空隙的宽度各形成1'角。临床常用视力表有国际标准视力表、标准对数视力表、ETDRS（early treatment diabetic retinopathy）视力表、近视力表、儿童视力表等。

临床把5米或5米以外的视力称远视力；阅读（25~40cm）时的视力称近视力。正常远视力≥1.0（小数记录法，下同），世界卫生组织（WHO）规定一个人较好眼的最佳矫正视力<0.3但≥0.05时为低视力（low vision）；<0.05时为盲（blindness）。

1.远视力检查 应将视力表悬挂在光线适宜处，避免阳光直射，悬挂高度以1.0行视标与被检眼等高为宜，检查距离为5米（图1-13）。

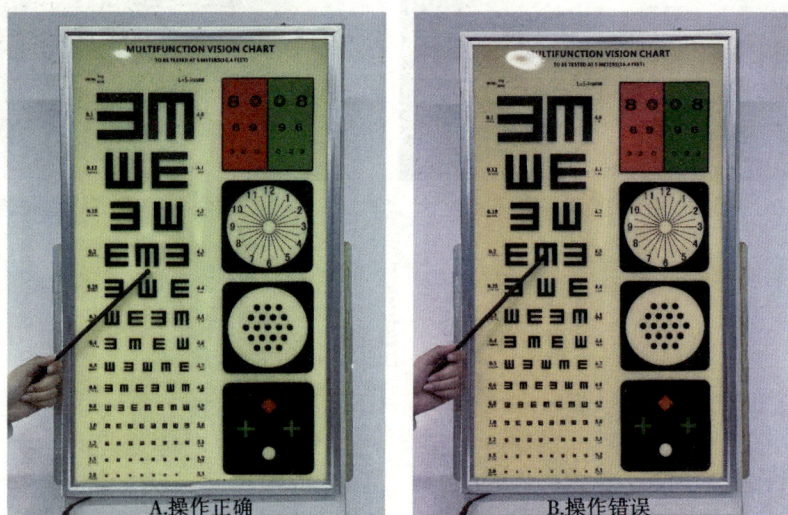

A.操作正确　　　　　　　　　　　B.操作错误

图1-13　远用视力表灯箱

2.近视力检查 临床常用标准近视力表或耶格（Jaeger）近视力表。

3.视力记录方法 我国采用小数记录法和五分记录法两种方式，远视力检查距离为5m，近视力检查距离分别为25cm、30cm或40cm（按近视力表上的要求而定）；记录为0.1~1.0、1.2、1.5（小数记录）或4.0~5.0、5.1、5.2（五分记录）等；数据分析时应该将小数记录视力转换为五分记录视力。西方国家多采用分数制，检查距离常为6米（m）或20英尺（ft），在此不作赘述。

4.婴幼儿视力检查 婴幼儿无法准确表达，可以通过下述方法了解：①婴幼儿注视能力、追踪光线和物体的能力，可大致了解婴幼儿视力情况。常采用手电筒光或大小不同、色泽鲜艳的物体置于被检婴幼儿前方，观察其能否注视灯光或物体，观察其头部或眼球能否跟随眼前移动的目标。②两眼注视能力有无差别，了解双眼视力差异。可采用交替遮盖法来检查，若遮盖一眼，婴幼儿表现如常，遮盖另眼时表现躁动不安并试图拒绝或避开遮盖物，提示拒绝遮盖侧视力优于对侧眼。

定量检查可以使用选择性注视法，其检查用具是一系列成对的图片，一片为黑白相间、宽窄相等的条栅图片，另一片为平均灰度与条栅相同的均匀灰色图片。检查时，同时出示一对图片，观察婴幼儿是否注视条栅图片。如被检者注视条栅图片表示具有相应的视力，如视力较差，则只对宽条栅有反应，对较细的条栅图片反应与对应的灰色图片无明显区别。

5.主视眼 人的双眼在视物时并不平衡，其中有一眼在向大脑传递物像信息时是起主导作用的，称为主视眼，也叫优势眼。主视眼形成与屈光不正程度、视觉发育过程中不同信息调控、用眼习惯等有关。可以使用主视眼测试卡进行检查。

（二）色觉

色觉（color vision）是指人眼感知和辨别各种不同颜色的能力，是人眼视网膜视锥细胞的一种重要功能。色觉障碍包括色盲及色弱，色盲最常见者为红绿色盲。

色觉检查是就业、入学、服兵役及从事交通运输、美术等工作前体检的必需项目，亦用于一些获得性色觉障碍疾病的诊断和鉴别诊断。

色觉检查应该在明亮的自然光线下进行，有以下几种常用方法。

1.假同色图 又称色盲本（图1-14），在同一幅色彩图中既有相同亮度、不同颜色的斑点组成的图形或数字，也有不同亮度、相同颜色的斑点组成的图形或数字。正常人根据颜色来辨认，而色盲者仅能以明暗来判断。

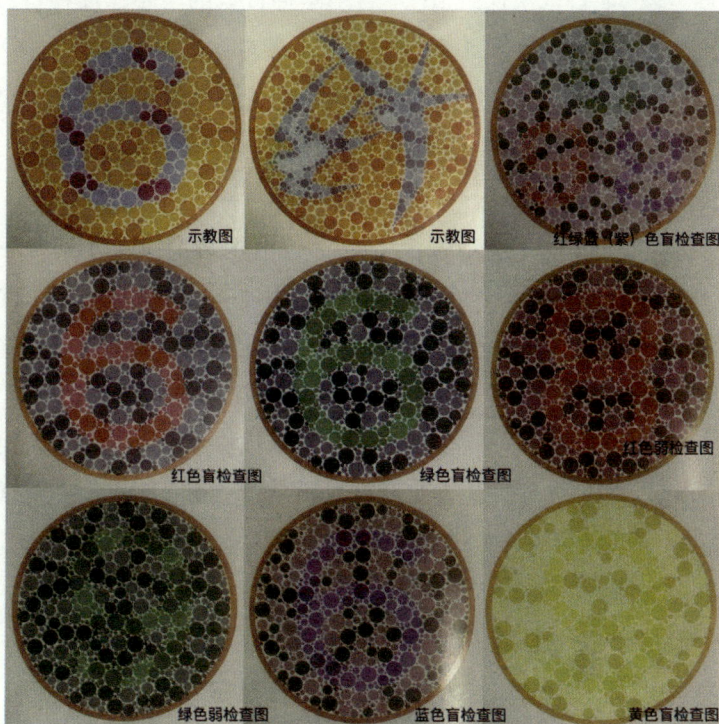

图1-14 色觉检查图（假同色图）

2.色相排列法 常采用FM-100色彩试验及D-15色盘试验。此法为在固定照明条件下，令被检者将许多形状与大小一致但颜色不同的色相子按色调依次排列，根据其排列顺序是否正常来判断有无色觉障碍及其程度和类型。

3.色觉镜 是检查色觉异常的一种较准确方法。利用红光与绿光适当混合后可形成黄光的原理，观察被检者调配红光和绿光的比例，来判断有无色觉障碍及其程度和类型，NageⅠ色觉镜被认为是诊断先天性红绿色觉异常的金标准，NageⅡ色觉镜可用于检测蓝色觉异常。

（三）视野

视野是指眼向正前方固视不动时，所见的空间范围。反映的是黄斑中心凹以外视网膜感光细胞的功能，又称周边视力。距注视点30°以内范围的视野称中心视野；30°以外为周边视野。

当视野狭小时，从事交通工具驾驶或本身及周围物体有较大范围活动的工作时，会有障碍，甚至走路也有困难。因此，世界卫生组织规定无论中心视力好坏，视野半径小于10°者为盲。

1.正常视野 同一被检眼采用不同大小、不同颜色的视标检查，所得视野范围不同。用3mm直径白色视标检查，正常人单眼动态视野的范围：上方56°，下方74°，鼻侧65°，颞侧90°。蓝、红、绿色视野依次递减10°左右。生理盲点的中心在注视点颞侧15.5°，水平中线下1.5°处，其垂直径为7.5°，水平径为5.5°。生理盲点的上下缘可有狭窄的视盘附近大血管的投影暗点。正常视野还包括视野范围内各部分光敏度正常。视野检查结果通常还会受到被检者精神状况、鼻梁高低、瞳孔大小、上眼睑位置等的影响。

2.视野检查的种类

（1）动态视野检查 以同一刺激强度的视标，由视野周边部不可见区向中心可见区匀速移动，以探测不可见区与可见区的分界点，称为动态视野检查。该检查主要是用于测量等视线和检测暗点的范围。其优点是检查速度快，适用于周边视野的检查；缺点是对小的、旁中心相对暗点发现率低。

（2）静态视野检查 在视野的某点上由弱至强呈现一系列不同刺激强度的视标，被检查者刚能感受到的刺激强度即为该点的视网膜光敏感度或光阈值。该检查是一种精确的视野定量检测，目的在于量化每一个检测位点的光敏感度。

3.常用的视野检查方法

（1）对比法 属于动态视野检查法。通过比较检查者的正常视野和被检者的视野，来粗略估计被检者的视野是否正常。该方法不需仪器、操作简便，但不精确，不能供以后做对比（图1-15）。

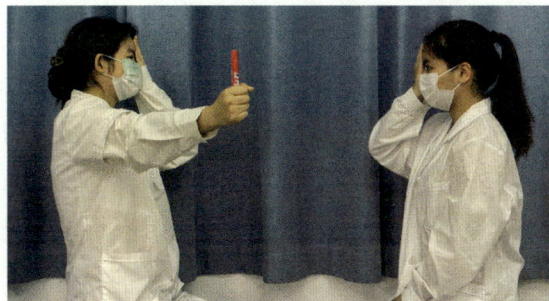

图 1-15　对比法检查视野

（2）Goldmann 视野计　为投射式半球形视野计。半球屏半径33cm，其视标大小及亮度能精确调控，半球形背景照度均匀且可矫正，因此，检查的量化性、准确性、可重复性及敏感性明显增加。可用于检测周边视野和中心视野。该视野计为现代视野检查技术奠定了基础。

（3）自动化静态定量视野计　临床常用 Humphrey 视野分析仪和 Octopus 视野计。自动化静态定量视野计拥有针对青光眼、黄斑疾病、神经系统疾病的特殊检查程序，能自动监控被检者的固视情况，克服了检查者的主观人为因素，提高了检查结果的可重复性、可信性、可比性，可对多次随诊的视野进行分析，提示视野缺损是改善或恶化。检查前需要检查者选择检测试验位点的数量和位置等，设计被检测的视野模式。

（4）Amsler 方格　主要用于中心注视区约10°范围的视野检查。Amsler 方格表是一块10cm²的黑纸板，被白线条等分5mm等宽的小格子，线条均匀笔直，方格大小相等，板中央的白色小圆点为注视目标（图1-16）。该方法简单易行，结果迅速准确，主要用于测定中心暗点、旁中心暗点，特别是对黄斑疾病的检查具有重要意义。

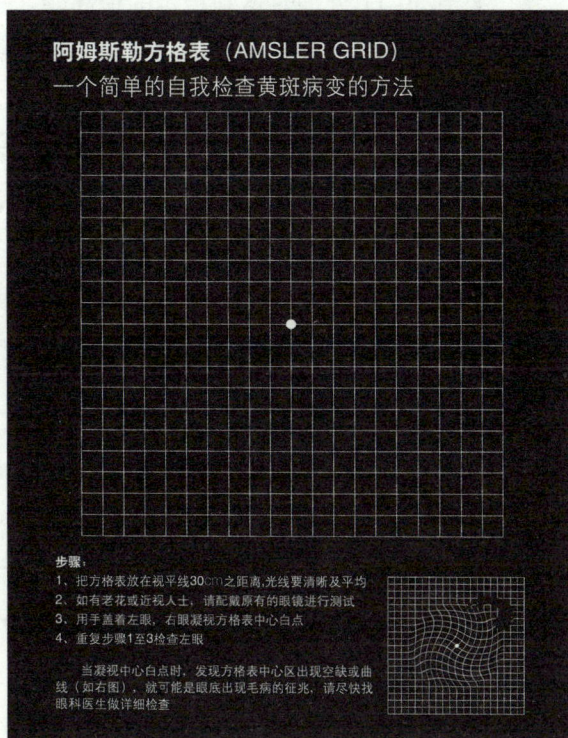

图 1-16　Amsler 方格

值得一提的是，用于检查周边视野的弧形视野计和检查中心视野的平面视野计，长期以来曾经是眼科临床很常用的仪器设备，自从全自动视野计普及以后，现在临床已基本上不再使用了。

（四）对比敏感度

对比敏感度（contrast sensitivity，CS）是指在不同明暗背景下，人眼对不同空间频率的条栅视标的识别能力。空间频率是指1'视角所含条栅的数目（即周数），用周/度（c/d）表示。对比敏感度由黑色条栅与白色间隔的亮度决定。把人眼所能识别的最小对比度称为对比敏感度阈值。阈值越低视觉系统越敏感。因此，对比敏感度有助于早期发现及监测某些与视觉有关的眼病，如青光眼、黄斑疾病、糖尿病性视网膜病变等视网膜、视神经疾病以及屈光间质混浊疾病。临床以不同视角对应的不同空间频率作横坐标，条栅与空白之间亮度的对比度作纵坐标，来绘制对比敏感度曲线。正常人该曲线似倒"U"形。

（五）暗适应

暗适应是眼的光觉功能，是人眼进入暗处时，从起初一无所见，随后逐渐能看清暗处的物体，这种对光的敏感度逐渐增加并最终达到最佳状态的过程称为暗适应。暗适应是视网膜感光细胞特别是视杆细胞的重要功能，可反映人眼光觉敏感度是否正常，可对夜盲症状进行量化评价。

正常人最初5分钟暗适应提高很快，随后减慢，8~15分钟时再次加快，15分钟后又减慢，直到50~60分钟时达到稳定的最高峰。在5~8分钟时暗适应曲线有一转折点（α曲，kohlrausch曲），代表视锥细胞的暗适应过程结束，其后完全是视杆细胞的暗适应过程。常用检查方法如下。

1.对比法 暗适应正常的检查者与被检者同时进入暗室，在同等条件下，比较两人在暗室内可辨别出相同物体的时间。该法简单易行，可粗略地判断受检者的暗适应功能。

2.暗适应仪检查 常用的有Goldmann-Weeker暗适应计、Hartinger暗适应计等，其内部均有可调光强度的照明和记录装置，并绘制被检者暗适应曲线。

（六）立体视觉

立体视觉（stereoscopic vision）又称深度觉，是人感知各种物体立体形状、相互间空间位置关系的能力，是大脑高级中枢对双眼物像综合分析的结果，为高级心理、生理反射。以双眼单视、双眼视差为其基础。单眼视力下降较双眼视力对称性下降更能引起立体视觉障碍。临床可采用同视机法、立体视觉检查图片或计算机立体视觉检查系统等进行立体视觉检查。

（七）视网膜潜视力

视网膜潜视力，即视网膜的视觉能力。普通视力检查是眼科临床上最基本的检查项目，它反映的是整个视觉系统的视力，而对于一些术前看不清眼底的白内障患者或其他一些屈光介质病变的患者而言，临床上常常对患眼进行视网膜潜视力评价，可为白内障手术的视力预后评估提供参考。常用的潜视力检查法有干涉法视力检查，这是一种用空间光栅产生干涉条纹以测定潜视力的方法。

（八）视觉电生理检查

外界物体成像于视网膜后，需转化为生物电，经神经冲动传至视皮质形成视觉。视觉电生理检查就是通过检测视觉系统的这些生物电活动来了解视功能。该检查属于无创、客观的检查方法，特别适用于检查不合作的幼儿、智力低下者及伪盲者。

临床常用的视觉电生理检查，包括眼电图（electro-oculogram，EOG）、视网膜电图（electroretinogram，ERG）和视觉诱发电位（visual evoked potential，VEP）。近年来，随着多焦视觉电生理技术的发展和应用，除了传统视网膜电图和视觉诱发电位以外，又有了多焦视网膜电图（multifocal ERG，mfERG）和多焦视觉诱发电位（multifocal VEP，mfVEP），见表1-2。

1.眼电图　EOG是不加额外光刺激时眼球的静息电位。其产生的前提是感光细胞与视网膜色素上皮的接触和离子交换。因此，主要反映视网膜色素上皮和光感受器复合体的功能，其异常表现常见于视网膜色素上皮、光感受器细胞病变以及中毒性视网膜疾病等。也可用于检测眼球位置和眼球运动的变化。

2.视网膜电图　ERG是视网膜受光刺激时，从角膜电极记录到的视网膜视杆系统和视锥系统电反应总和。依据刺激条件分为闪光ERG（flash-ERG）、图形ERG（pattern-ERG）、局部ERG（local-ERG）、多焦ERG（multifocal-ERG）等。闪光ERG是视网膜受到闪光刺激后从角膜面记录到的生物电反应，主要反映视网膜第一、第二级神经元的功能；图形ERG是用光栅或棋盘格图形翻转刺激视网膜从角膜面记录到的生物电反应，主要反映视网膜第三级神经元的功能；两者联合应用，则可反映全视网膜的功能。局部ERG是给黄斑以局部光刺激，从角膜面记录到的生物电反应，主要反映黄斑部视网膜的功能。

表1-2　视网膜组织结构与相应的电生理检查

视网膜组织结构	电生理检查
色素上皮	EOG
光感受器	ERG的a波
双极细胞、Müller细胞	ERG的b波
无长突细胞等	ERG的Ops波
神经节细胞	图形ERG
视神经及视路	VEP和图形ERG

3.视觉诱发电位 VEP是视网膜受闪光或图形刺激后，经过视路传递至枕叶视皮质所诱发出的电活动，实际上是一种视皮质受信号刺激产生的脑电图。视路的任何病变包括视网膜病，均可以引起VEP异常。图形VEP适用于屈光间质透明且合作的被检者，主要反映黄斑中心凹功能。闪光VEP常用于婴幼儿、屈光间质混浊和不合作者，以及视力损伤严重、不能作图形VEP检查者。

二、眼部检查

一般在良好的自然光线或人工照明下，先右眼后左眼，由外至内，从前到后，按解剖部位系统、有序地进行。

检查时注意：①双眼对比，利于发现异常；②传染性眼病时，先健眼后患眼，以免交叉感染；③不合作患儿，可在麻醉下进行，或让家长将其手足及头部固定，使用开睑钩开睑，而不用手强行掰开，以免眼球受挤压，引起患眼眼球穿孔或破裂；④眼痛及刺激症状重者，可在0.5%丁卡因表面麻醉后检查；⑤检查角膜溃疡、角膜软化及眼球穿通伤患者，应动作轻柔，勿挤压患眼，以防眼内容物脱出；⑥遇有化学性烧伤时，立即用大量生理盐水或清洁自来水冲洗，同时清除结膜囊内异物，然后再进行病史采集、系统检查。

（一）裂隙灯显微镜检查技术

裂隙灯显微镜检查技术是一项非常重要的眼科基本检查技术。常用的检查法有弥散光照明法、直接焦点照明法、后部反光照明法、镜面反光照明法、间接照明法、角膜缘散射照明法等，用于检查眼前段，包括眼睑、结膜、泪膜、角膜、巩膜、前房、虹膜、瞳孔、晶状体和前段玻璃体（图1-17、图1-18、图1-19、图1-20、图1-21、图1-22、图1-23、图1-24、图1-25、图1-26）。

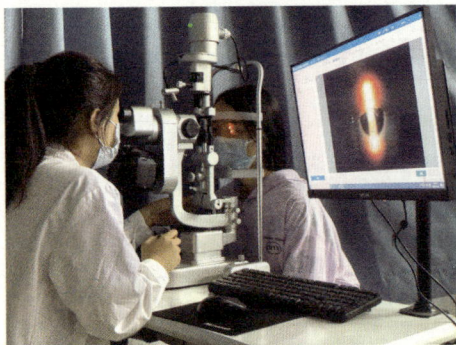

图1-17 数字化图像处理系统裂隙灯显微镜

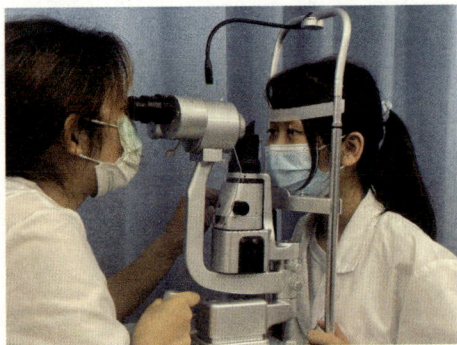

图1-18 裂隙灯显微镜检查

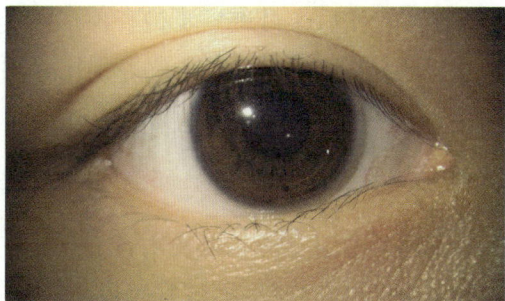

图 1-19　裂隙灯显微镜检查外眼

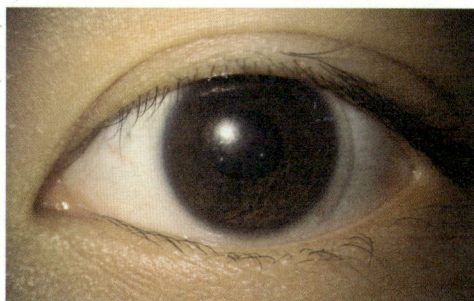

图 1-20　裂隙灯显微镜检查角膜

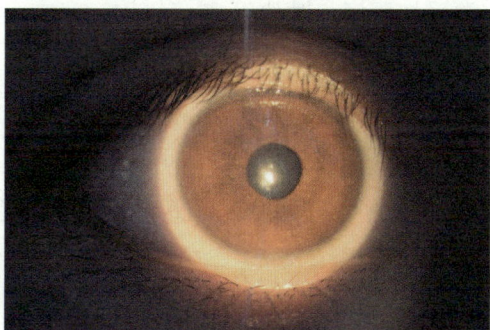

图 1-21　裂隙灯显微镜检查眼前段

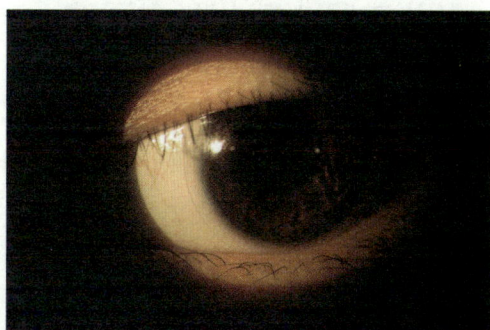

图 1-22　裂隙灯显微镜检查角巩膜缘

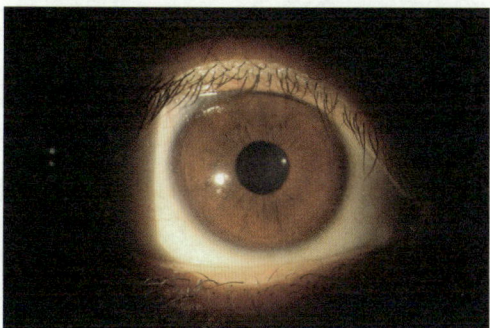

图 1-23　裂隙灯显微镜检查虹膜

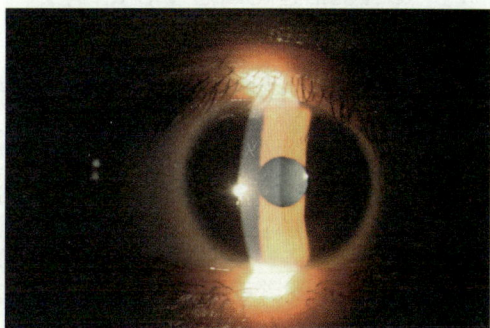

图 1-24　裂隙灯显微镜检查瞳孔

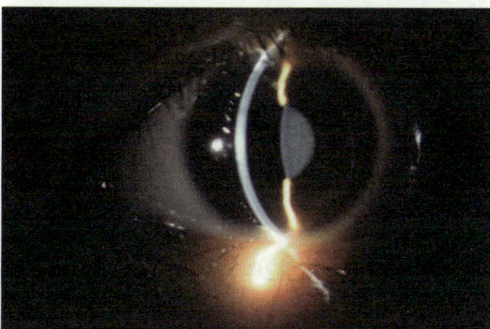

图 1-25　裂隙灯显微镜检查前房

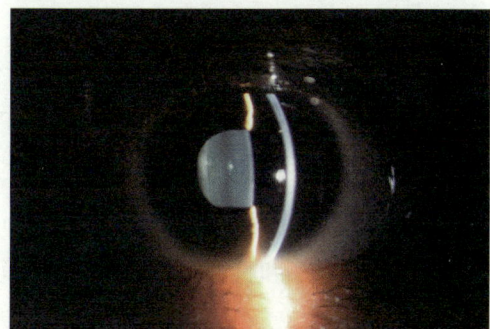

图 1-26　裂隙灯显微镜检查晶状体

裂隙灯显微镜附加前房角镜、前置镜、三面镜等附件后，可进一步检查前房角、玻璃体和眼底（参见本章眼底检查部分）。若附加眼压计、照相机、激光仪等则用途更为广泛。

（二）眼附属器检查

1. 眼睑检查　一般在自然光线下用望诊和触诊检查，对比观察双眼睑有无异常，正常情况上下睑缘紧贴眼球表面，上睑缘位10点~2点上方角膜缘处，遮盖上方角膜1~2mm。观察眼睑位置、形态，睑裂大小及睫毛有无异常。观察上下睑缘有无异常，若存在上睑下垂，则需检查提上睑肌力量。触诊双眼睑有无异常，如压痛、肿块等。

2. 泪器检查

（1）泪腺和泪囊　观察泪腺及泪囊前皮肤有无红肿、瘘管，触诊有无压痛及肿块。如有肿块，应判断其质地、硬度、移动度，是否伴有眼球突出或移位。

（2）泪小点　暴露上下泪小点，观察其大小是否正常，有无外翻、闭塞，压迫泪囊区时有无分泌物自泪小点溢出（注：泪囊区红肿时不可压迫）。

（3）泪道

1）荧光素钠试验　将1%~2%荧光素钠滴入结膜囊内1滴，2分钟后擤鼻，如涕中带有绿黄色，即表明泪道可以通过泪液。

2）泪道冲洗　表面麻醉后，用钝圆针头自下泪小点注入生理盐水，根据冲洗时阻力及液体流向判断。①冲洗无阻力，液体顺利进入鼻咽部，表明泪道通畅；②冲洗有阻力，部分自泪小点反流，部分进入鼻咽，提示鼻泪管狭窄；③冲洗有阻力，液体完全从原路返回，表明泪小管阻塞；④冲洗液自下泪点注入，由上泪点反流，提示泪总管或鼻泪管阻塞，若同时有黏液脓性分泌物则提示鼻泪管阻塞合并慢性泪囊炎。

3）X线碘油造影或超声检查　可显示泪道阻塞部位及泪囊大小，为手术提供参考依据。

4）泪道探通术　诊断性泪道探通术有助于证实泪道阻塞的部位。

（4）泪液功能检查

1）泪液分泌试验（Schirmer试验）　分为Schirmer 1和Schirmer 2试验。前者主要评价泪腺功能，短于10mm为异常；后者主要评价副泪腺功能，表面麻醉后进行，短于5mm为异常。

2）泪膜破裂时间（tear breaking-up time，T-BUT）　需在裂隙灯钴蓝光下进行观察，出现第一个破裂斑的时候就是泪膜破裂时间。受检眼结膜囊内滴2%荧光素钠1滴，瞬目数次，使泪膜均匀着色，进行检查。正常人为10~45秒，若短于10秒则提示泪膜不稳定。当瞬目后泪膜不能重新完整遮盖角膜时T-BUT为0秒。

3.结膜检查

（1）球结膜 检查有无充血、出血、水肿、染色、睑裂斑、翼状胬肉，以及有无异物、结节和分泌物等。

（2）睑结膜及穹窿结膜 注意观察其有无充血、水肿、乳头、滤泡、瘢痕、结石和睑球粘连以及有无异物及分泌物潴留等异常。

4.眼球位置、运动及突出度检查

（1）眼球位置 嘱被检者头正位，正视前方，观察其双眼是否对称，角膜位置有无偏斜，有无眼球震颤，有无突出或凹陷（图1-27）。眼位检查可使用角膜映光法，粗略估计眼球偏斜方向及斜视度，采用点光源检查，观察反光点偏离瞳孔中心的位置（图1-28）。

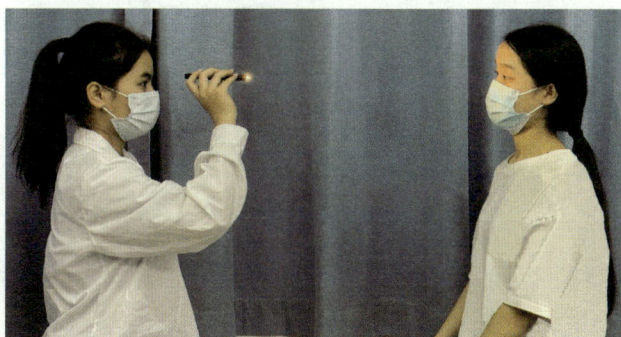

图 1-27 眼球位置及运动检查

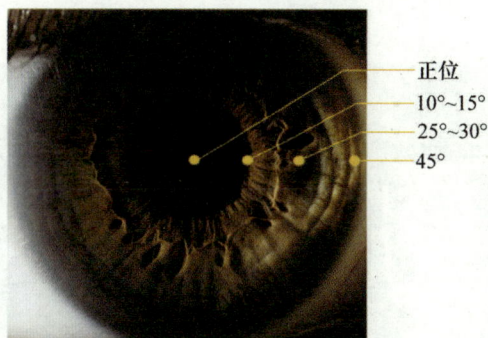

正位
10°~15°
25°~30°
45°

图 1-28 角膜映光法示意图

（2）眼球运动 嘱患者向左、右、上、下，及右上、右下、左上、左下各方向注视，了解眼位和眼球运动情况。该法常与角膜映光法联合应用。

（3）眼球突出度 我国人眼球的突出度在12~14mm（平均为13.6mm），两眼差值不超过2mm。高于或低于此数时，可考虑为眼球突出或内陷。可用Hertel突眼计进行测量。

5.眼眶检查 观察双侧眼眶是否对称，触诊眶缘有无缺损、肿块、压痛、搏动等。

（三）眼前节检查

眼前节指位于晶状体及晶状体以前的部分，包括角膜、巩膜、前房、虹膜、瞳孔和晶状体（图1-29）。

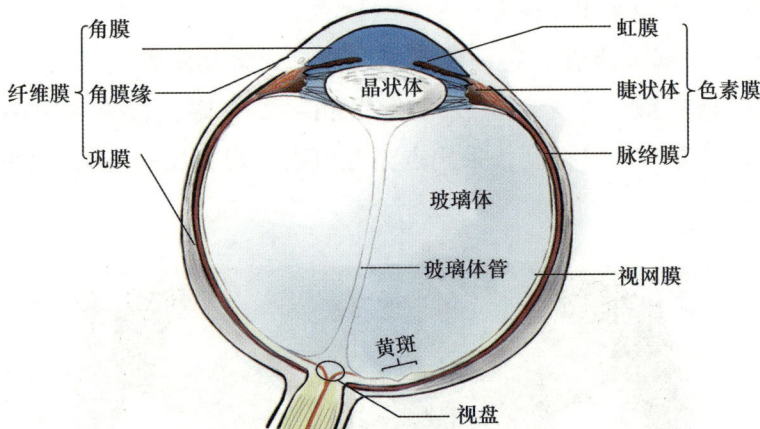

图1-29 眼球剖面图

1.角膜检查 观察角膜形状、大小、曲度、透明度、角膜后有无沉着物，检查泪膜、有无上皮缺损、异物、新生血管及混浊，检查角膜知觉及角膜内皮情况等。

（1）角膜大小 可用直尺或电脑验光仪测量，若横径大于13毫米称为大角膜，小于10毫米称为小角膜（图1-30、图1-31）。

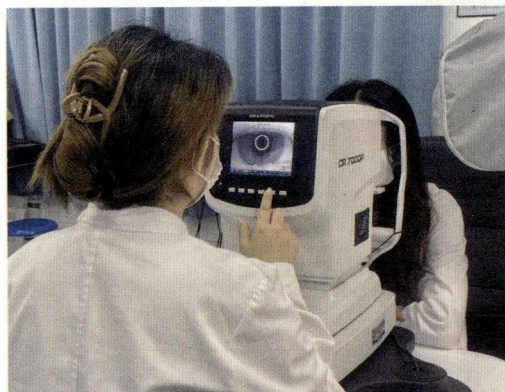

图1-30 电脑验光仪测量角膜直径

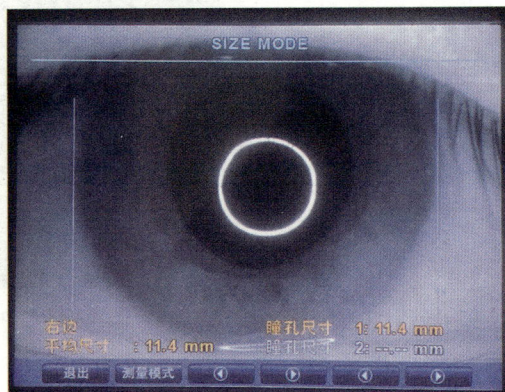

图1-31 角膜直径测量

（2）角膜透明度 角膜上任何不透明现象均为角膜透明度异常。常见的原因有角膜炎症、溃疡、瘢痕、新生血管、变性等。

（3）角膜厚度 裂隙灯下任何厚度不均匀的现象都提示异常，应该进一步检查。具体厚度可以用超声或光学仪器测量。

（4）角膜上皮　疑有角膜上皮缺损时，可用荧光素钠染色，以1%~2%荧光素钠滴入结膜囊内，1~2分钟后观察，缺损区染色呈淡绿色。角膜异物、疑有角膜伤口渗漏时，亦可使用角膜荧光素钠染色法清晰显示部位及范围。

（5）角膜曲度　粗略而简单易行的方法是Placido映照法。观察Placido板在角膜上的映像：正圆形为正常，椭圆形为规则散光，扭曲形为不规则散光。精确测定可用角膜曲率计或角膜地形图检查。

（6）角膜知觉　嘱被检者正视前方，用一无菌细棉纤维条，自其侧面移近，用末端轻触角膜，注意勿使其看到棉条，知觉正常者出现瞬目反射。同法检查另一眼，双眼进行比较若瞬目反射迟钝，表示知觉迟钝；瞬目反射消失，表示知觉麻痹。以前也有用Cochet-Bonnet触觉测量器定量检查，但现已少用，故在此不作详述。

（7）角膜内皮　一般采用角膜内皮显微镜检查角膜内皮细胞的数量、密度、形态等，临床常用于白内障、青光眼等手术的术前评估以及对角膜内皮病变的诊断和鉴别。

2.巩膜检查　在自然光线或人工照明下观察巩膜有无黄染、充血、色素沉着及结节等，触诊有无压痛。

3.前房检查　主要检查前房的深浅和房水的透明性。浅前房有潜在发生闭角型青光眼的危险；房水混浊、积脓、积血等可提示眼部炎症、外伤或肿瘤等。

（1）前房深浅检查　①简易方法：用手电光在受检眼外眦处平行虹膜照向内眦，若鼻侧虹膜被完全照亮为深前房；反之可能为浅前房。②裂隙灯检查（图1-32）：可将窄裂隙光聚焦在颞侧缘部角膜做一个细窄的角膜光学切面，同时照亮周边虹膜，角膜和虹膜之间的暗区就是周边前房深度，比对前房深度和角膜厚度的比例，通常这个比例在1/3以上，若小于1/4则表示房角窄，提示有发生闭角型青光眼的可能，应作进一步检查。该法仅间接反映房角的宽度，不能代替前房角镜检查。

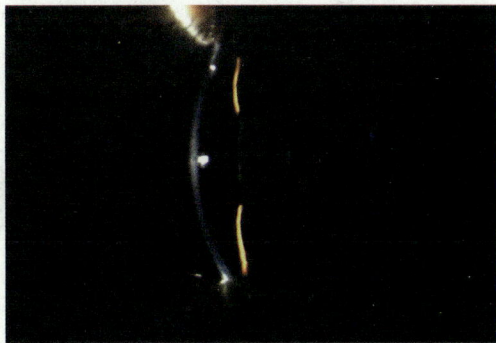

图1-32　裂隙灯检查周边前房深度

（2）前房角检查　前房角镜检查：通常使用间接前房角镜（图1-33），通过光线折射或反射观察前房角各结构，判断房角的宽窄和开闭。前房角由前壁、后壁及两壁所夹的隐窝三部分组成。在前房角镜下，正常房角结构由前至后依次为：①Schwalbe线。又称前界线，为一白色、有光泽、略突起的细线，是角膜后弹力层终止处。②小梁网。为半透明、浅棕灰色小带，是多孔的网状结构，为房水的排出通路，Schlemm管位于其内，巩膜静脉窦位于其外侧，其滤过的功能部分位于后2/3。③巩膜突。为紧接于小梁网之后的一灰白色或淡黄色细线，是房角前壁的终点。④睫状体带。为一棕黑色带，组成房角隐窝。⑤虹膜根部：为虹膜的最周边部，组成房角后壁，是房角隐窝的起点。

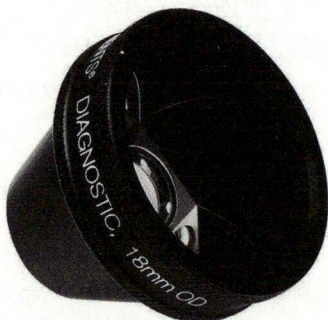

图1-33　前房角镜

临床根据前房角镜下所见，对前房角做出分级。常用的是Scheie分级法（图1-34）：分为宽角、窄角Ⅰ~窄角Ⅳ，共5级。即静态下：①全部前房角结构可见者为宽角；②只能看到部分睫状体带者为窄Ⅰ；③只能看到巩膜突者为窄Ⅱ；④只能看到前部小梁者为窄Ⅲ；⑤只能见到前界线者为窄Ⅳ。

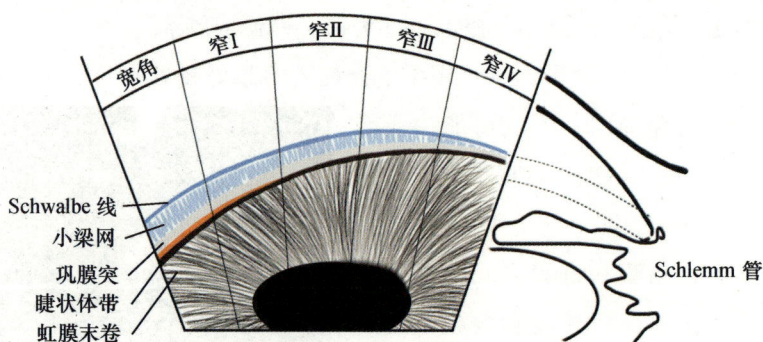

图1-34　Scheie 前房角分级

（3）房水透明度检查　可用房水闪辉（Tyndall征）来判断有无房水混浊。即房水混浊时，用圆锥光束照射前房，可在房水的光学空间内看到灰色闪辉光带。

4.虹膜检查　观察其色泽、纹理，有无新生血管、粘连、结节、异物、萎缩，有无虹膜震颤、缺损或离断等。

5.瞳孔检查　对比观察双侧瞳孔形状，大小、位置等，检查瞳孔反射。正常成年人双眼瞳孔等大等圆，在自然光线下，直径为2.5~4mm，儿童及老年人稍小。小于2mm时称为瞳孔缩小，大于5mm时称为瞳孔散大，双侧瞳孔相差1mm时称为瞳孔不等（图1-35、图1-36）。

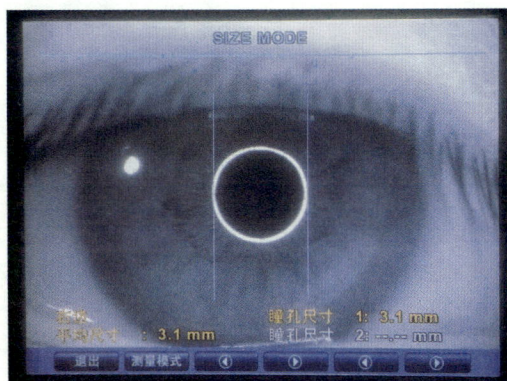

图 1-35　电脑验光仪测量瞳孔直径（正常大小）

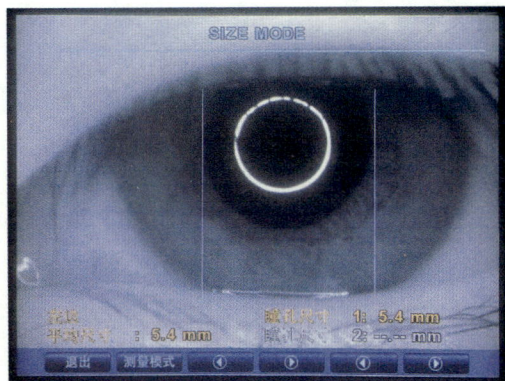

图 1-36　电脑验光仪测量瞳孔直径（弱光）

检查瞳孔的各种反射对于眼睛疾病及全身疾病的诊断都有重要意义，常用的检查如下。

（1）直接对光反射　在暗光照明环境中用手电筒直接照射一眼瞳孔，该眼瞳孔迅速缩小。正常人双眼瞳孔的缩小与扩大反应是相等的（图1-37）。

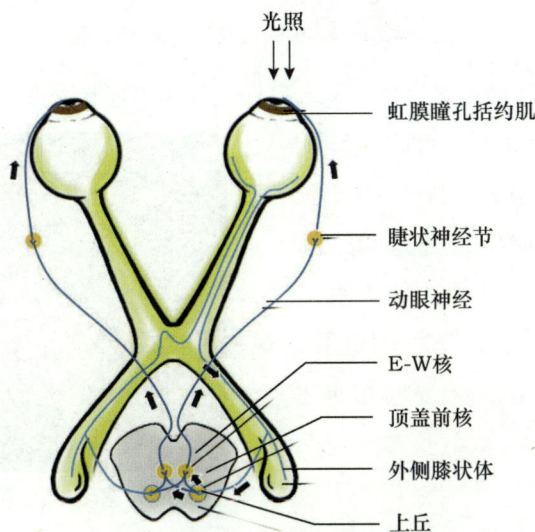

图 1-37　瞳孔对光反射通路示意图

（2）间接对光反射　在暗光照明环境中，用手半遮盖右眼（或左眼）使该眼既不受手电筒照射，被检查者又能观察到瞳孔运动，手电筒直接照射左眼（或右眼）瞳孔时，右眼（或左眼）瞳孔迅速缩小。

（3）Marcus-Gunn瞳孔　也称相对性传入性瞳孔障碍（relative afferent papillary defect，RAPD），是在双眼直接、间接对光反射均存在但两侧强弱不一致的情况下表现的一种医学征象。手电筒分别照射双眼，检查到双侧瞳孔均缩小，然而缩小程度不一致。然后快速交替照射，当明亮的光线从未受影响的眼睛快速移动到相对传入障碍的眼睛时，相对传入障碍的眼睛仍能感受到光线，然而瞳孔收缩力度不够而表现出扩大的征象（图1-38）。

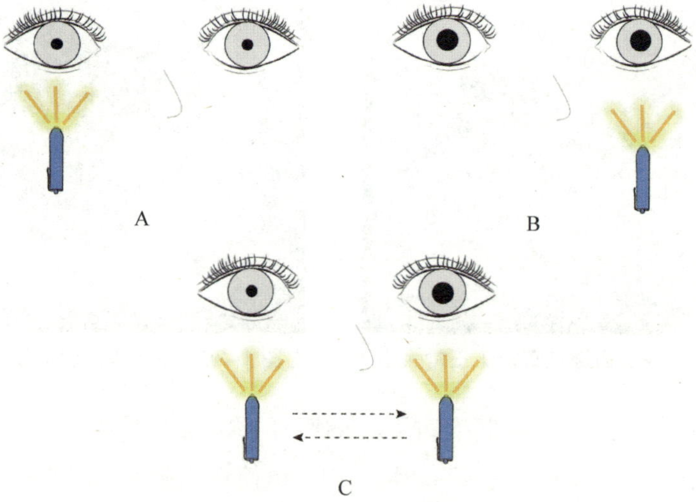

图1-38　相对性传入性瞳孔障碍的检查（左眼为患眼）

注：A.光照右眼，双眼瞳孔缩小；B.光照左眼，双眼瞳孔不缩小或缩小较弱；
C.快速交替照射，右眼瞳孔缩小，左眼瞳孔散大。

（4）集合反射　先令被检者注视一远方目标，然后再嘱其立即注视距离被检者眼前15cm处目标，观察瞳孔情况。正常人两眼瞳孔缩小。

（5）Argyll-Robertson瞳孔　特点是瞳孔小，直接对光反射消失而集合反射存在，见于神经梅毒。

6.晶状体检查　观察晶状体的透明程度，如有混浊应注明其部位、形态、颜色等；观察晶状体形态、位置等。必要时散瞳检查（图1-39）。

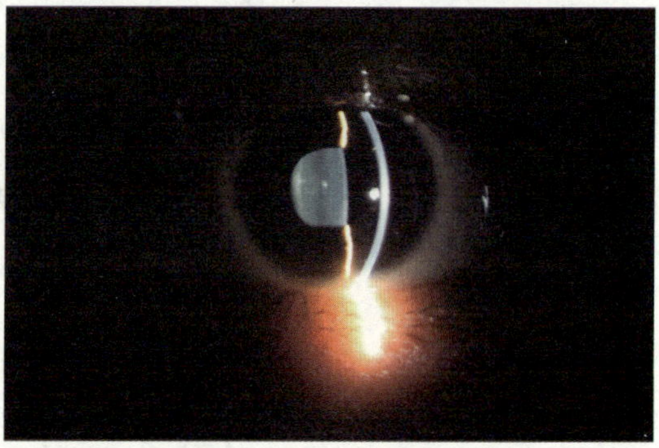

（四）眼后节检查

图1-39　裂隙灯检查晶状体

眼后节指位于晶状体后表面以后的部分，包括玻璃体、视网膜、脉络膜和视盘（视乳头）。检查应在暗室内进行，可散大瞳孔详细观察，散瞳前需了解病史，注意浅前房者不宜散瞳，以免诱发急性闭角型青光眼。

1.检查顺序　一般遵循先观察玻璃体有无异常，如混浊、积血、机化、闪辉等；后检查视盘，观察色泽、形态、大小、边界、杯盘比、有无隆起、充血等；再沿视网膜血管走向检查视网膜，依次检查颞上、颞下、鼻上、鼻下象限。视网膜主要观察：①血管形态、管径粗细、有无血管搏动、动静脉交叉压迹、异常血管等；②各象限视网膜色泽、透明度，有无出血、渗出、水肿、色素改变，有无变性、裂孔、脱离等；③黄斑区有无异常。

2.目前常用方法　有直接检眼镜检查、双目间接检眼镜检查、裂隙灯显微镜联合特殊透镜（前置镜、三面镜等）检查。

（1）直接检眼镜检查法　直接检眼镜（图1-40、图1-41）所见为眼底正立像（图1-42），放大倍率约16倍，适于观察后极部微小病变，如微血管瘤、细小渗出、色素改变等。缺点是视野范围小且无立体感，难以观察屈光间质混浊的眼底。

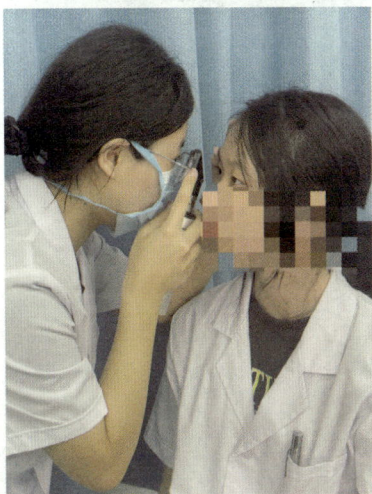

图 1-40　直接检眼镜检查眼底

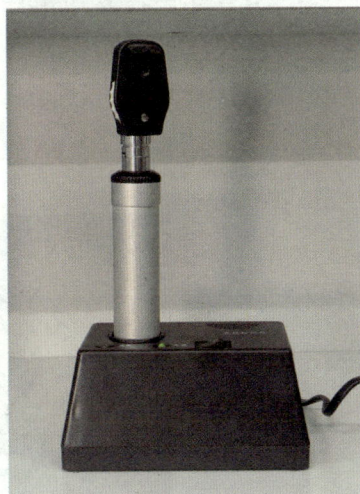

图 1-41　直接检眼镜

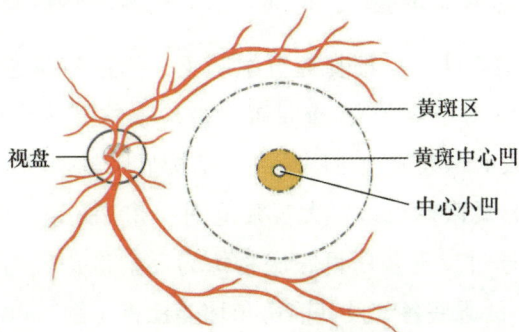

图 1-42　眼底后极部（黄斑和视盘）示意图

（2）双目间接检眼镜检查法　双目间接检眼镜（图1-43）构造由照明系统、目镜、物镜（集光镜）及附件组成。间接检眼镜像是通过放置在检查者和被检者之间的+15D~+30D范围（常用+20D）的透镜而产生的。该透镜具有两种功能，包括：①它将照明系统的出瞳和观察系统的入瞳成像在被检者瞳孔处；②它将被检者的眼底成像在检眼透镜和检查者之间。

双目间接检眼镜目前临床常用，与直接检眼镜相比，其特点：①双眼同时观察，立体感好；②可视范围大，可检查到赤道部之前的周边部视网膜；辅以巩膜压迫器，可观察到锯齿缘，利于寻找视网膜周边部病变；③照明光线强弱可调。缺点是所见眼底像为倒立的放大4倍的虚像，即左右、上下颠倒，检查者需要一段时间学习适应。

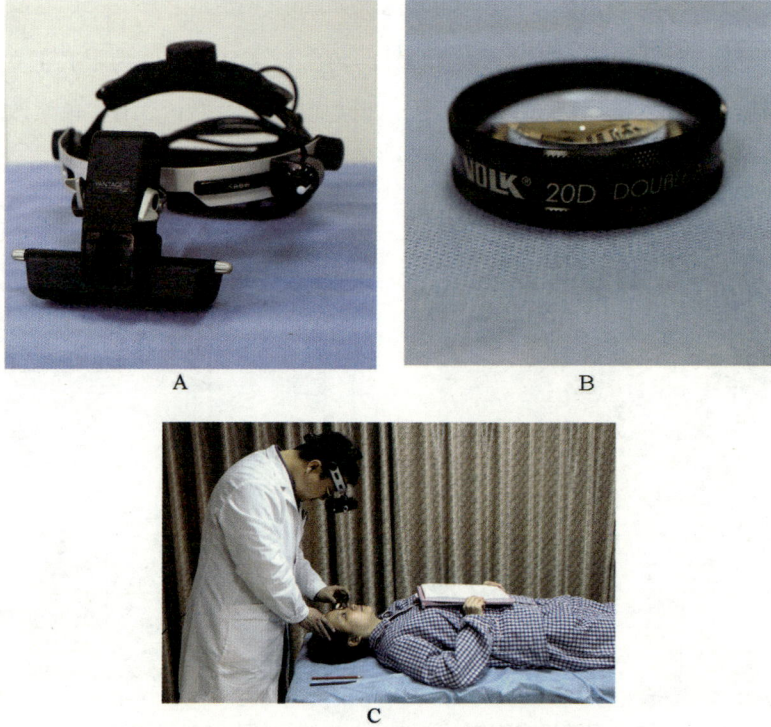

图 1-43　双目间接检眼镜检查

注：A.双目间接检眼镜；B.20D透镜；C.双目间接检眼镜检查。

（3）裂隙灯显微镜检查法　一般在充分散瞳下，借助特殊透镜进行检查。①前置镜（图1-44，从+50D到+120D不等），检查时置于被检眼角膜前约10mm处，可见赤道以后范围眼底的立体倒像，数值越大放大比例越高，结构显示越清晰，观察范围越小，散瞳状态下令被检者向各方向转动眼球可以扩大观察范围。②三面镜（图1-45），表面麻醉后置于角膜表面进行检查，通过反射镜所见眼底物像为反射像；其内有倾斜角度分别为75°、67°、59°的三个反射镜，故眼底各部及其前房角均能检查（图1-46）。

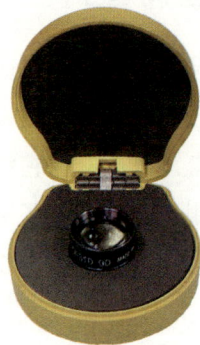

图 1-44　90D 前置镜

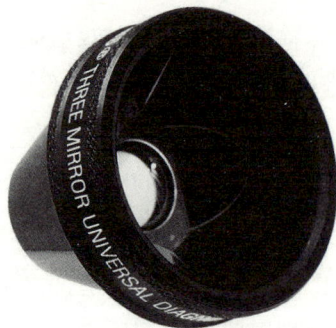

图 1-45　三面镜

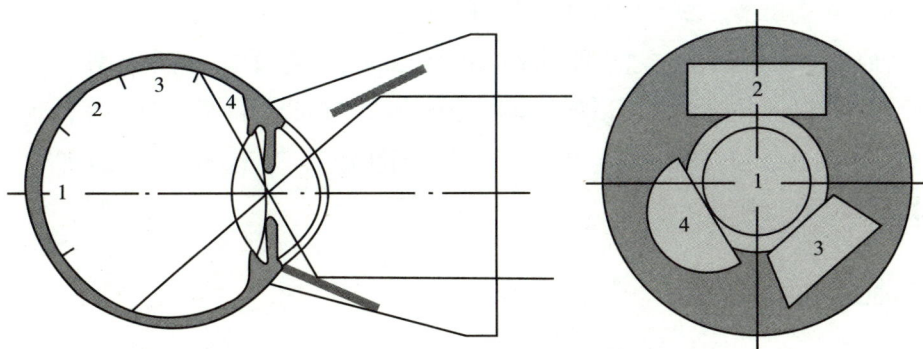

图 1-46　三面镜光学图解及检查范围

（五）眼压测量

眼压即眼内压（intraocular pressure，IOP），指眼内容物对于眼球壁产生的压力。正常人眼压在10~21mmHg，且双眼眼压差异小于或等于5mmHg，24小时眼压波动小于或等于8mmHg。眼压测量方法有指测法及眼压计测量法。

1.指测法　是用手指的感觉判断眼压的一种简单、易行方法，属于定性估计，其准确度依赖于检查者的经验。T_n表示正常眼压，T_{+1}、T_{+2}、T_{+3}表示眼压轻、中、重度增高，T_{-1}、T_{-2}、T_{-3}表示眼压稍低、较低、极低。

2.眼压计测量法　临床常用的眼压计分为压陷式和压平式两类。

（1）压陷式眼压计测量　以Schiötz眼压计为代表（图1-47），设计原理是眼球表面受压而发生凹陷的程度，与眼内压的高低有关；压陷越深，眼压越低。

（2）压平式眼压计测量　目前常用的有Goldmann压平眼压计和非接触式压平眼压计。

1）Goldmann压平眼压计　装在裂隙灯显微镜上使用。其原理为可变的重量压平恒定面积的角膜，所需重量越大，眼压越高。其测量值基本不受眼球壁硬度和角膜弯曲度的影响，是目前较准确、可靠的眼压计。

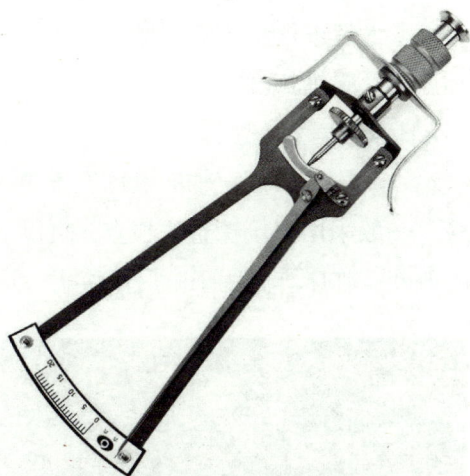

图 1-47　Schiötz 眼压计

2）非接触式压平眼压计　其原理是利用一种可控制的、其压力具有线性增加特性的空气脉冲，将角膜中央部恒定的面积压平，通过监测系统获得角膜表面反射的光线和角膜压平到该程度的时间，换算出眼压值。该眼压计最大优点是彻底避免接触式眼压计的潜在性交叉感染，不需麻醉。缺点是测量数值可能偏低。

3）其他压平眼压测量方法　如Tonopen、Accupen等笔式压平眼压计等，是一种接触性眼压计，尖端通过传感装置可以测量其所受压力，与Goldmann眼压计关联性较好，用于测量儿童、水肿和受损伤的角膜，缺点是测量准确性较低。Perkins手持式压平眼压计，主要用于测量床旁和麻醉患者眼压。

三、眼科特殊检查

（一）眼部超声检查

超声检查（ultrasonography）是利用超声波的声能反射，形成波形或图像，从而反映机体结构和病理变化的物理诊断技术。眼及眼眶位于人体的前部表层，结构规则，声衰减较少，是适于超声检查的部位之一。包括A型超声、B型超声、超声生物显微镜和彩色多普勒血流成像。

1. A型超声　A型超声（图1-48）是以波峰形式显示探测组织每一声学界面的回声，并按其返回探头时间的先后依次排列于基线上，形成与探测方向一致的一维图像。波峰高度表示回声强度。A型超声最常用检查方法是直接接触测量法。该检查法操作时要注意探头压迫或者接触不全造成结果不准确。随着现代眼科生物学测量的发展很多情况下采用光学测量，然而，在严重白内障光学测量不能实现或条件有限没有购置光学测量仪器的单位，需要A超进行生物学测量。目前临床常用于生物学测量，如角膜厚度、前房深度、晶状体厚度及眼轴长度的测量。

2. B型超声　B型超声（图1-49）是将界面反射的回声以亮度不同、大小不等的光点形式显示，构成与声束轴向及探测方向一致的声像图，光点亮度表示回声强度，属于二维图像。一般采用直接探查法检查，可以形象、准确地显示被探查组织结构，并能实时扫描动态改变。临床广泛用于眼后段疾病、眼眶及眶周病变、眼外伤等的检查与诊断。

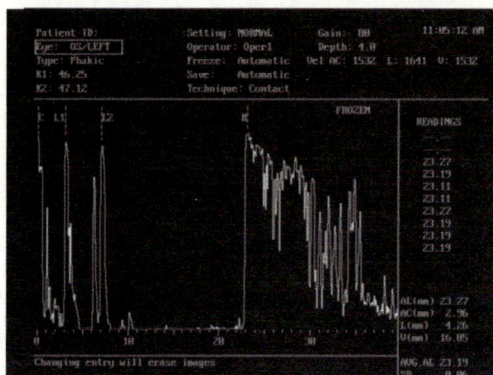

图1-48　A型超声

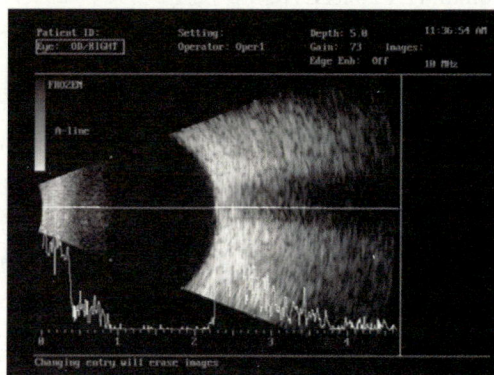

图1-49　B型超声

3.**超声生物显微镜（UBM）**　一种超高频率B型超声，超声的频率为50MHz（MHz为兆赫，下同）或100MHz，探测深度50MHz为5mm左右，100MHz为2.5mm左右，分辨率高，约为B型超声的10倍。因此，可像生物显微镜一样对眼前段组织结构进行检查。该法是目前唯一能在活体状态下显示后房与睫状体的检查方法。临床常用于检查前房角及前后房、睫状体、晶状体位置等，可辅助诊断前部脉络膜脱离及房角后退、眼前段异物以及角巩膜疾病等（图1-50）。

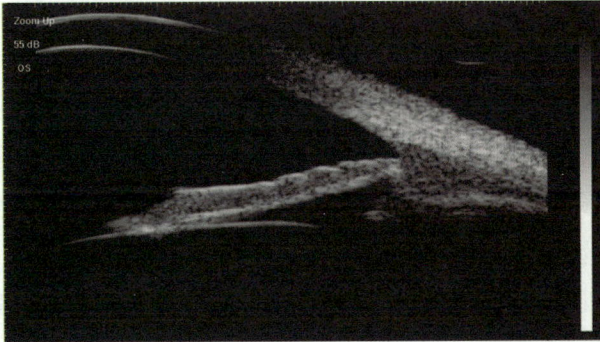

图 1-50　UBM 显示前房角、虹膜、睫状体

4.**彩色多普勒血流成像（color doppler flow imaging，CDFI）**　当超声探头与血流中的红细胞之间有相对运动时，回声频率会发生改变（即频移）：红细胞向探头运动，回声频率增加；背离探头运动，回声频率降低。此现象称为多普勒效应。CDFI就是利用该原理，将眼部血流特征以彩色形式叠加在B型超声图上显示。通常将流向探头的血流定为红色（常为动脉），背离探头的为蓝色（常为静脉）；血流速度越快，颜色越明亮（图1-51）。临床常用于检查眼底血管性疾病、眼内肿瘤、眶内肿瘤等。

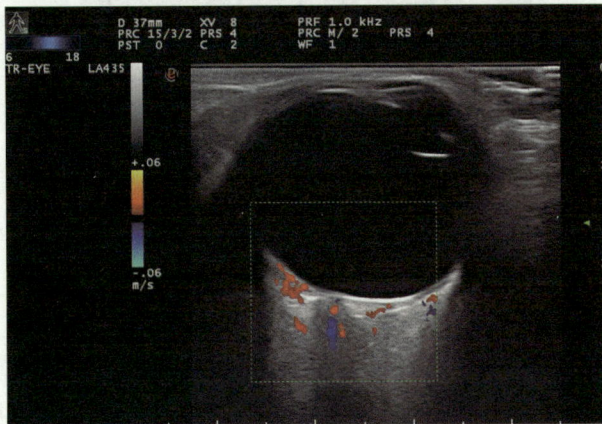

图 1-51　彩色多普勒血流成像检查，彩色表示球后血流

（二）眼部照相

临床上，眼前段疾病比如角膜感染性疾病，眼后段疾病比如糖尿病性视网膜病变等常需要进行眼部照相，照相目的是保存好图片以便治疗过程中随访对照。另外，一些典型的特征性病例、少见病、罕见病等都需要以图片的形式保存下来。科学研究时也需要定期拍照以备对照。

1.眼前段照相　在裂隙灯上进行，通常采取直接照明法和后部反光照明法进行拍摄（图1-19至图1-25、图1-26、图1-32、图1-39）。

2.眼底照相　分为普通彩色眼底照相、免散瞳眼底照相、欧堡200全景眼底照相等。

（1）普通彩色眼底照相　需散瞳后进行拍摄，获得后极部眼底成像（图1-52）。

（2）免散瞳眼底照相　采用红外光作为照明，不会引起反射性缩瞳。在3mm瞳孔下即可获得眼底后极部照片。

（3）无赤光眼底照相　滤过红光，蓝绿光曝光眼底，可看到视网膜表层对蓝绿光的反射光。

（4）欧堡200全景眼底照相　可在免散瞳状态下快速拍摄200°视野的眼底。

（5）Retcam眼底照相　可为不能配合的小儿进行眼底照相检查。

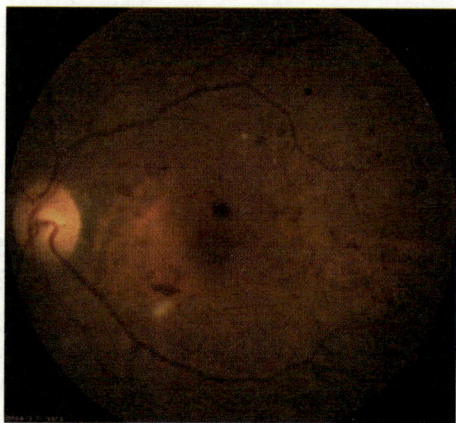

图1-52　眼底彩色照相（糖尿病性视网膜病变）

（三）共焦激光扫描检查

1.角膜共焦生物显微镜　是利用共焦激光对活体角膜进行不同层面的扫描、清晰显示角膜各层次超微结构的一种无创伤的活体生物显微镜检查技术。因其具有较高的放大倍率、高图像对比和高分辨率，临床常用于角膜病变的诊断与鉴别诊断，尤其在诊断丝状真菌、棘阿米巴性角膜炎时可以辅助检查诊断。

2.共焦激光眼底断层扫描 共焦激光眼底断层扫描，用于获取和分析眼后段三维地形图，并能够随时间的变化对视盘进行动态三维定量描述及分析。临床主要用来观察视神经的损伤及青光眼的进展。

3.共焦扫描激光检眼镜（confocal scanning laser ophthalmoscope，CSLO） 采用弱激光束扫描眼底，在光路上设置一可变共焦装置，从而获得不同层面的反射光线信息，经计算机处理，构建出眼底地形图。该检查是以三维图像形式展现眼底状况。可以动态观察视网膜形态、判断视盘生理凹陷深度、测量杯盘比值或视盘边缘面积等。适用于视盘、视网膜特别是黄斑部疾病检查。

（四）光学相干断层成像术

光学相干断层成像（optical coherence tomography，OCT）是基于相干光干涉的光学成像技术，该检查能显示组织的显微形态结构，类似于组织病理学观察的作用。在医学上被称为"光学活检"，具有非侵入性、非接触性、高分辨率、快速等特点。

1.眼前段OCT检查 OCT用于眼前节成像中，使用更长波长的光源，减少眼底视网膜成像信号的干扰，目前临床常用的眼前节OCT光源波长为1310nm，可以完整地获得整个前房的结构。可用于圆锥角膜的诊断、角膜移植术前术后的随访、前房参数的测量、干眼的诊断等。

2.眼后段OCT检查 OCT检查在低倍镜下的视野范围是30°，检查者可通过眼底摄像机观察到眼底图像。扫描同时，检查者可看到视网膜扫描图案，这样就可获取指定部位的眼底断层扫描图。主要用于检查黄斑部疾病和视盘及神经纤维层的扫描，经计算机处理，图像以红色表示高反射率，黄色和蓝绿色表示中等的反射率，黑色表示最低反射率。

3.OCT-血流成像（Angio-OCT，也称OCTA，共聚焦激光眼底血流成像） OCTA是一种新型高清成像技术，是利用血管内血液流动作为对比介质而无须注射造影剂的共聚焦激光眼底血流成像技术，用于分析视网膜和脉络膜血液循环，能分层观察、定量分析，且不同于注射造影剂的血管造影，没有时间依赖性，具有无创、快速、三维成像等优势。在检测黄斑区脉络膜新生血管方面有广泛的临床应用。局限性是目前的技术只能检查后极部3mm×3mm或6mm×6mm的眼底。

（五）角膜形态检查

1.角膜曲率计（keratometer） 是利用角膜的放射性质来测量角膜前表面的曲率半径、屈光力和散光轴的仪器（图1-53至图1-57）。分析时以K表示曲率，一般角膜正常K值为43.00D~44.00D。由于该检查仅能测量角膜中央区域，对角膜旁中央、周边区以及角膜后表面无法测量，因此，在评估病变的角膜及角膜屈光手术前、后复杂的曲率分布状况时，角膜曲率计不能说明整体角膜的弧度变化情况，亦不能将其作为主要的检查手段。临床上主要有Javal-Schiötz型（图1-53）和Bausch-Lomb型（图1-54）角膜曲率计。Javal-Schiötz型双像系统是固定而改变光标大小的二位角膜曲率计（固定双像法），Bausch-Lomb型双像系统是可变的一位角膜曲率计（可变双像法）。

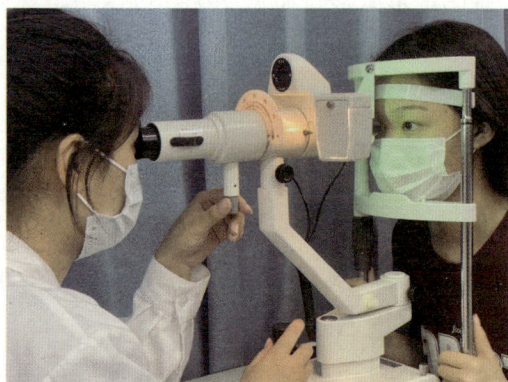

图1-53　手动角膜曲率计（1）

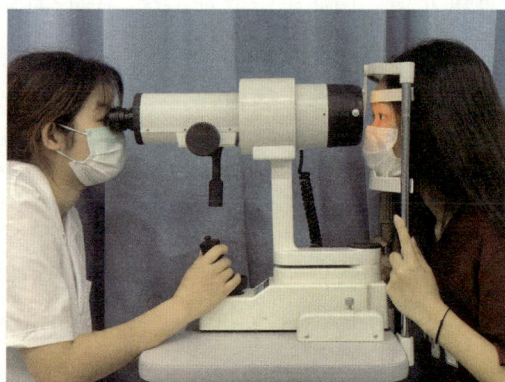

图1-54　手动角膜曲率计（2）

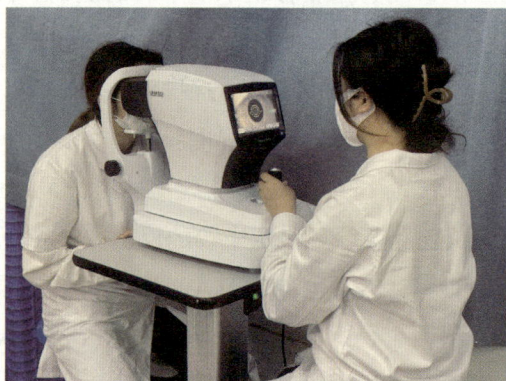

图1-55　电脑验光仪测量角膜曲率

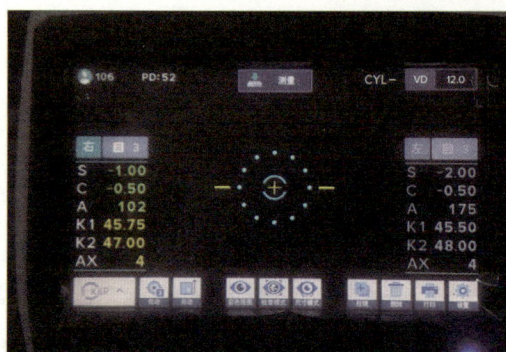

图1-56　电脑验光仪测量角膜曲率结果

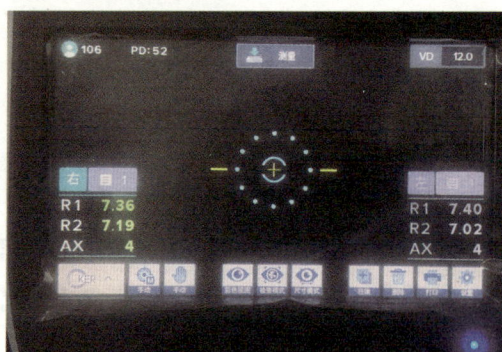

图1-57　电脑验光仪测量角膜曲率半径

2.**角膜地形图（corneal topography）**　是了解角膜形态的检查，由Placido盘衍变而来。组成包括Placido盘投射系统、实时图像监测系统、计算机图像处理系统。该检查可对角膜约10mm范围内的区域进行测量，图像处理系统可将捕捉到的圆环影像数字化，然后再用彩色编码绘制出角膜地形图。优点是检查快速、结果直观，然而仅限于对角膜前表面进行分析。近几年有基于Scheimpflug摄像扫描原理的Pentacam全景眼前节扫描分析系统及Sirius三维角膜地形图，可以检查角膜前后表面高度及形态，真正了解角膜全貌。

临床常用于：①角膜屈光手术前、后的检查，以便于手术方案的制订、术后疗效的评价以及术后角膜曲率变化的了解；②对异常角膜的诊断，如圆锥角膜等；③指导硬性角膜接触镜的验配和镜片设计；④了解各种眼内手术角膜切口缝线对角膜屈光度的影响等。

（六）波前像差测量

波前像差测量仪是应用光线追踪原理对人眼像差进行测量、分析的一种检查仪器。该仪器可以较精确地测量出包括角膜、晶状体在内的球差、彗差等各类或各阶像差值，精确反映出球镜、柱镜值（可精确到0.01D），确定不规则散光的量和轴向。常用于①指导屈光手术的个体化治疗；②帮助鉴别难以识别的角膜疾病，如早期圆锥角膜与高度散光；③解释一些临床现象，如单眼复视、眩光等。

（七）角膜内皮细胞检查

检查角膜内皮细胞的大小、形态及数量的变化对临床上诊断许多眼病及内眼手术术前角膜功能判断具有重要的参考价值。利用计算机程序化的角膜内皮细胞分析系统，可定性分析角膜内皮细胞形态，定量分析内皮细胞密度及面积等。

（八）眼科生物学测量

主要是对眼部的眼眶病变以及眼球病变和眼部结构做准确的测量，是通过超声波原理做眼球测量。如角膜屈光手术前需要角膜形态检查、直径和厚度测量，以及眼轴长度测量。人工晶状体植入术前，需要角膜直径、前房深度、睫状沟直径以及眼轴长度测量。白内障术前需要角膜曲率、角膜直径，前房深度、晶状体厚度、眼轴长度等测量，这些参数主要通过光学或超声的方法获得，近年来临床应用日渐广泛的扫频OCT，可以实现上述全部参数的测量。

（九）眼底血管造影

1.**眼底荧光血管造影**　眼底荧光血管造影（fundus fluorescein angiography，FFA）不同于常规的眼底检查，常规眼底检查一般只能观察到出血、黄白渗出、色素、灰白水肿等疾病的表现，而不能深层次的了解病变发生的原因。要在活体眼上深入认识眼底病变的病理生理改变，临床上最常用的方法是施行眼底血管造影检查。

（1）基本原理 利用荧光素钠，通过激发光刺激，使眼内血液循环中的荧光素钠被激发出荧光，再经过屏障滤光片，摒除非荧光素钠发出的眼底反射，使眼内充盈荧光的血管、荧光渗漏及组织染色处显影，得到显影为白色、背景为黑色的图像，然后用高速敏感的摄像系统进行拍摄或录像。因FFA出现脉络膜血管影像的时间仅几秒，故本检查主要反映视网膜血管的情况。

（2）正常FFA表现

1）臂-视网膜循环时间为10~15秒。

2）血管造影分五期 视网膜动脉前期或脉络膜循环期：表现为脉络膜地图状荧光、视盘淡弱荧光、睫状视网膜动脉充盈，在视网膜中央动脉的充盈前0.5~1.5秒出现。

动脉期：动脉层流→动脉充盈，为视网膜中央动脉的充盈，1~1.5秒（图1-58A）。

动静脉期：动脉充盈→静脉层流，为视网膜毛细血管的充盈，2.5~3秒（图1-58B）。

静脉期：静脉层流→静脉充盈，静脉荧光均匀一致，动脉内荧光强度逐渐变淡或消失（图1-58C）。

晚期：一般指注射荧光素钠5~10分钟后，可见到视盘晕轮和视盘颞侧弧形斑荧光。

3）黄斑暗区 可表现为黄斑区背景荧光暗淡。

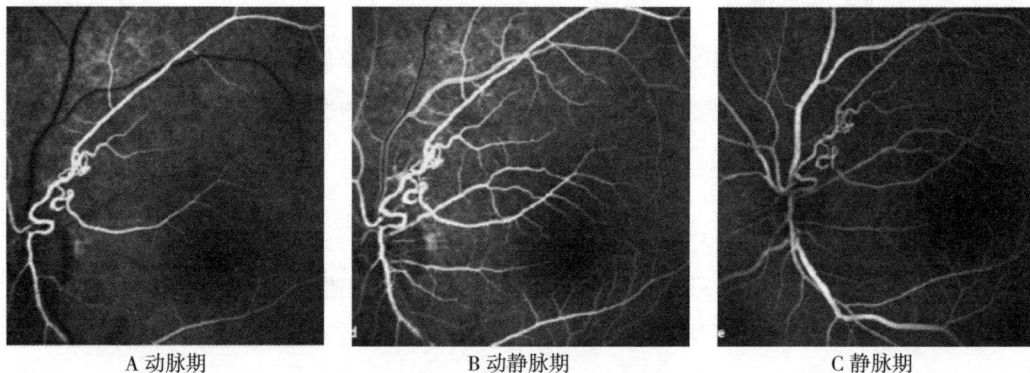

A 动脉期   B 动静脉期   C 静脉期

图1-58 正常FFA表现

（3）异常FFA眼底荧光图像

1）视网膜血液循环改变 表现为视网膜血管充盈迟缓、充盈缺损、充盈倒置与逆行充盈。常见于视网膜动静脉狭窄或阻塞及视网膜侧支血管和动静脉短路。

2）强荧光和荧光渗漏 表现为透见荧光（窗样缺损），常见于视网膜色素上皮萎缩、先天性色素上皮减少等引起的透见荧光；荧光渗漏，常见于微动脉瘤、新生血管、视网膜和脉络膜渗漏引起的强荧光。

3）弱荧光 表现为荧光屏蔽和血管充盈缺损，常见于玻璃体或视网膜前出血、视网膜中央动脉阻塞、糖尿病性视网膜病变、视网膜静脉阻塞患者等。

2.吲哚青绿血管造影 吲哚青绿血管造影（indocyanine green angiography，ICGA）是以吲哚青绿为造影剂，以近红外光作为激发光，进行脉络膜血管造影检查的技术。吲哚青绿可以较好地穿透黑色素、血液、渗出液和浆液性分泌物，清晰地显示脉络膜的血液循环状况。因此，ICGA是FFA的一种重要补充，特别适用于显示隐蔽的脉络膜新生血管和其他脉络膜血管异常。临床主要用于脉络膜疾病、视网膜色素上皮疾病、黄斑下新生血管等疾病的诊断与鉴别诊断。

（十）电子计算机断层扫描

1.应用 电子计算机断层扫描（computed tomography，CT）是将电子计算机与传统X线断层摄影技术相结合的一种检查方式（图1-59）。眼科常用于以下患者的检查：①眼球突出；②白瞳症；③视盘水肿；④眼外伤；⑤不明原因的视力减退；⑥双侧视野缺失；⑦眼眶病变等。

2.正常眼CT表现 ①双侧眼眶对称，眶骨影像密度高；②视神经呈条状中等密度影，与眼外肌、眼动静脉平扫密度相似，普通CT平扫不能显示视神经周围的鞘间隙；③眼部血管在增强CT中明显强化；④眼外肌在水平层面和矢状重建可显示整条肌肉，冠状面扫描各直肌断面呈类圆形点状软组织密度影；⑤球后眶脂体呈低密度区；⑥泪腺为中等密度影；⑦眼球壁呈环形中等密度影（眼环），水平层面可显示出虹膜、角膜，晶状体密度与眼球壁相似，房水与玻璃体呈低密度，与水相似。

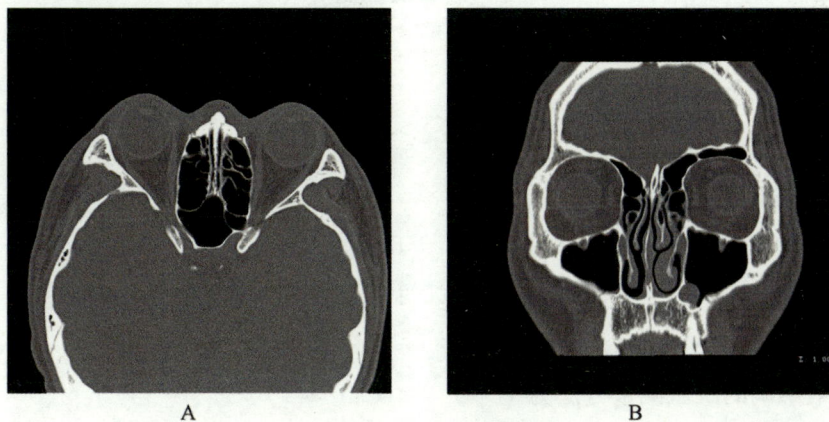

图 1-59 眼部 CT 影像
注：A.水平位；B.冠状位。

（十一）磁共振成像

磁共振成像（magnetic resonance imaging，MRI）是利用人体内产生的磁场进行成像（图

1-60）。人体组织中的氢核在一定频率电磁波的作用下发生共振，吸收能量，电磁波终止后，氢核恢复原态并发射电磁波。该波经MRI系统回收、计算机处理和图像重建，得到人体的断层图像。

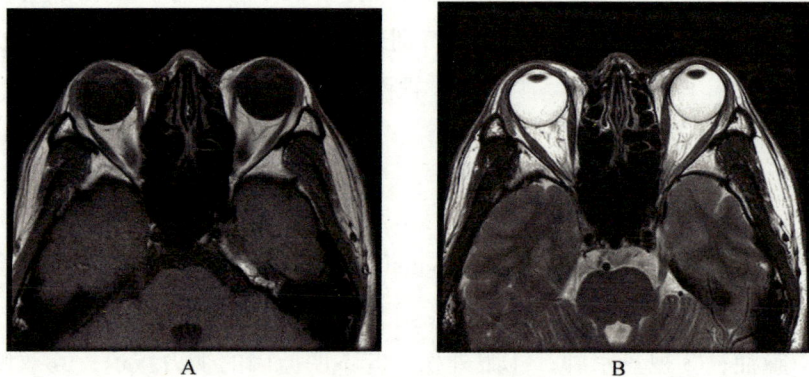

图 1-60　眼部 MRI 影像

注：A.T$_1$WI；B.T$_2$WI。

MRI分辨率高，可多平面成像。检查时无辐射损害，患者无痛苦，因而在眼科具有较广泛的运用。如视觉障碍、眶内肿瘤、眼部炎症等。若体内有磁性金属异物则禁止MRI检查，如眼内异物、心脏起搏器、人工关节、骨钉、内耳金属假体等。

目标检测

答案解析

一、选择题

A型题（最佳选择题）

1.指测眼压正常记为（　　）

A. T$_n$

B. T$_{-1}$

C. T$_{-3}$

D. T$_{+1}$

E. T$_{+3}$

2.目前最准确的眼压测量方法为（　　）

A. Schiötz 眼压计

B. Goldmann 压平眼压计

C.非接触眼压计

D.前房角镜

E.指测法

3.以下视野检查结果，为早期青光眼视野改变的是（　　）

A.颞侧视岛

B.鼻侧阶梯

C.管状视野 D.环形暗点

E.弓形暗点

4.视网膜色素上皮细胞检查应选择（ ）

A.眼电图 B.视网膜电图－a波

C.视网膜电图－b波 D.视网膜电图

E.视觉诱发电位

5.正常人行眼底荧光血管造影检查，臂－视网膜循环时间大约为（ ）

A.10~15秒 B.7~12秒

C.1分 D.5分

E.10分

二、思考题

1.Scheie前房角的分级。

2.眼部检查的顺序及注意事项。

（莫惠珍 卢晓婷）

书网融合……

小结

第二章 眼科治疗与护理

PPT

学习目标

通过本章内容学习，学生能够：

1.重点掌握眼科患者的基本特点和主要护理内容；熟悉眼科疾病常用治疗与护理技术，眼科常用药物的特点；了解清洁、消毒、灭菌的方法及无菌技术。

2.学会眼科门诊、暗室、治疗室和激光室的护理管理；眼科常用给药方式；对眼科患者实施正确的健康教育。

3.在提供治疗和护理过程中，理解眼科患者的症状表现和心理特点，体现人文关怀；具有良好的语言沟通能力、细致的工作作风，充分发挥医技合作精神。

情境导入

情境描述　患者，男，7岁。主诉近半年上课时看不清黑板上的字，放学回家后常感觉头痛、眼胀。家长发现患儿看电视时经常眯眼。学校视力普查：裸眼远视力，右眼0.5，左眼0.6；双眼近视力均为1.0。现来眼科门诊进行进一步的散瞳验光检查。

讨论　1.该患者散瞳验光需要运用哪些眼科治疗护理技术？

2.该患者进行散瞳验光应采用什么药物？该药物的使用注意事项有哪些？

第一节　概　述

眼科治疗与护理工作的主要对象是眼科患者，是以人的健康为中心，以促进患者康复为目的，而实施的治疗与护理内容。治疗与护理着眼点不仅在"病"，更应当强调"人"，从人的身心、社会、文化的需要出发去考虑患者的健康和疾病康复问题。根据眼科患者疾病、治疗和检查的特殊性，要求医护人员既要严格执行诊疗护理原则和规范，又要关注治疗与护理对象的具体情况，运用治疗与护理理论知识和技能为患者提供更精心的诊疗服务。

一、眼科患者的基本特点

（一）症状和体征突出

由于眼的结构精细与功能特殊，一旦发生病变，一般症状、体征都突出。眼科患者常见症状为视功能障碍、感觉异常、外观异常；常见体征包括眼部充血、出血、分泌物、角膜混浊、眼压升高、浅前房等。

1.视功能障碍　视力下降是眼科最主要和突出的症状，还有视野缺损、色觉异常、夜盲与昼盲、视物变形、闪光感与幻视、视疲劳、飞蚊症、虹视、雾视、复视、立体视觉障碍等。

2.感觉异常　包括眼痛、眼痒、畏光、流泪、溢泪、灼热、异物感、干涩感、眼疲劳、眼睑沉重感、睑痉挛等。

3.外观异常　包括眼球位置、大小、运动异常；眼红、畸形；结膜和（或）角膜水肿、乳头、滤泡、瘢痕；眼部分泌物或肿物；角膜或房水混浊；瞳孔变形、白瞳症等。

（二）心理障碍明显

视觉器官无论在功能上还是在美学上均具有极其重要的意义，一旦发生疾病，直接影响学习工作，导致生活能力下降，饮食起居自理困难。患者可出现焦虑、抑郁、恐惧、自卑等多种心理问题，甚至由于视力低下或失明而丧失生活的信心和勇气。同时这些心理障碍又可以加重某些眼部疾病的发展。

（三）与全身疾病密切相关

眼科疾病和全身疾病之间互相影响，密不可分。有些眼科疾病是全身性疾病的眼部表现或并发症，如糖尿病可引起白内障和视网膜病变；高血压动脉硬化可引起眼底出血等。部分眼病可引起全身性反应，如急性闭角型青光眼引起恶心、呕吐等消化道反应；眶蜂窝织炎可引起头痛、高热等全身症状。

（四）诊断、检查和治疗特殊

因眼睛的结构和功能的特殊性，故在疾病的诊疗过程中常需要进行多种特殊的检查和治疗操作。①视功能检查包括视觉生理物理学检查和视觉电生理检查两大类。②特殊检查包括眼压、裂隙灯生物显微镜、前房角镜、三面镜、直接检眼镜和间接检眼镜、眼底血管造影等。③眼部影像检查。④眼科特殊治疗、护理技术操作。

二、眼科清洁、消毒、灭菌及无菌技术

世界卫生组织（WHO）提出，清洁、消毒、灭菌、无菌技术等是有效控制医院感染的关键措施。在眼科诊治和护理过程中，正确掌握清洁、消毒和灭菌方法，严格执行无菌技术和操作规程，是清除感染源、阻断传播途径、控制和预防医院感染的关键问题，对促进眼科疾病康复有着决定性意义。

（一）清洁、消毒和灭菌

1.清洁　清洁是指用清水、洗涤剂等刷洗物品表面及其关节、齿牙，使其光洁，无血渍、污渍、水垢等残留物质和锈斑。常用于医院墙壁、地面、桌椅、病床等的清洁，也是物品消毒灭菌前的必要步骤。甲紫污渍可用乙醇或草酸擦拭；陈旧血渍可用过氧化氢溶液浸泡洗净；高锰酸钾污渍可用维生素C液或0.2%~0.5%过氧化氢溶液浸泡洗净；若物品有碘酊污渍可用乙醇擦拭。

2.消毒和灭菌　消毒是指用物理或化学方法消除或杀灭除细菌芽孢以外的所有病原微生物，使其数量减少到不致病程度的过程。灭菌是指用物理或化学的方法杀灭所有微生物，包括致病和非致病微生物以及细菌芽孢的过程。消毒和灭菌的常用方法包括物理消毒灭菌法、化学消毒灭菌法。

（1）物理消毒灭菌法　①热力法：利用热力使微生物的蛋白质凝固和变质、酶失去活性、细胞膜发生改变而导致死亡的方法，包括干热法（焚烧法、烧灼法、干烤法）和湿热法（煮沸消毒法、流通蒸气消毒法、低温蒸气消毒法、高压蒸气灭菌法）等。②光照法：利用紫外线、臭氧及高能射线，使菌体蛋白发生光解、变性而致微生物死亡，包括日光暴晒法、紫外线消毒法、臭氧灭菌灯法等。③电离辐射灭菌法：利用放射性核素钴-60（^{60}Co）发射的高频γ射线或电子加速器产生的高能电子束穿透物品进行灭菌，此法具有广谱灭菌作用，适用于不耐高温物品的灭菌。④过氧化氢等离子体灭菌法：是一种新型的低温灭菌技术，适用于不耐热、不耐湿的诊疗器械如电子仪器、光学仪器等的灭菌。⑤过滤除菌法：利用生物洁净技术，除掉空气中0.5~5μm尘埃，以达到洁净空气的目的，通常用层流通风和过滤除菌法。⑥微波消毒灭菌法：微波是一种频率高、波长短、穿透力强的电磁波，可杀灭包括芽孢在内的所有微生物，常用于餐具的消毒。

（2）化学消毒灭菌法　是利用液体或气体的化学药物渗透菌体内，使其蛋白质凝固变性或沉淀，或使细胞膜的通透性改变而引起细胞破裂、溶解，引起微生物代谢障碍而死亡。常用的化学消毒剂有环氧乙烷、戊二醛、过氧乙酸、甲醛、二溴海因、含氯剂、碘

酊、碘伏、乙醇、洗必泰、苯扎溴铵等。常用方法包括①浸泡法：将物品洗净擦干浸泡在消毒液中，在标准浓度与时间内达到消毒灭菌目的。②擦拭法：用消毒剂擦拭物品表面，在标准的浓度内达到消毒目的。③喷雾法：用喷雾器均匀喷洒，使消毒剂呈微粒状弥散在空气中，在标准浓度内达到消毒目的。④熏蒸法：将消毒剂加热或加入氧化剂，使消毒剂呈气体，在标准浓度和时间内达到消毒的目的。

（二）无菌技术

无菌技术是医疗和护理过程中防止发生医院感染的一项重要的措施。所有医、护、技人员必须正确熟练地掌握无菌技术，严守操作规程，一丝不苟，时刻保持无菌观念，以确保医疗和护理的安全性。无菌技术是指在医疗、护理操作中，防止一切微生物侵入人体和防止无菌物品、无菌区域被污染的操作技术。无菌物品是指经过灭菌处理后保持无菌状态的物品。无菌区域是指经过灭菌处理后未被污染的区域。

1.无菌技术操作原则

（1）操作前准备　①环境要求：操作区域和操作台要清洁、宽敞、干燥，操作前30分钟通风、停止清扫、减少人员走动，以免尘埃飞扬。②操作者仪表行为要求：操作前着装整洁、修剪指甲、洗手、戴口罩，必要时穿无菌衣、戴无菌手套。

（2）操作中无菌要求　①操作中应面向无菌区域，并与无菌区保持一定的距离，手臂须保持在腰部或操作台面以上，不可跨越无菌区域，不可面对无菌区谈笑、咳嗽、打喷嚏。②用无菌钳（或镊）取放无菌用品，无菌用品一经取出，即使未使用，也不可再放回无菌容器中。③一套无菌物品仅供一人使用，防止交叉感染。④若无菌用品疑有或已被污染，应予更换或重新灭菌。

（3）无菌物品的保管　①无菌和非无菌物品应分别放置，且有明确的标志。②无菌物品必须存放在无菌容器或无菌包内，包外要标明物品名称、灭菌日期，按有效期先后顺序摆放。③注意定期检查无菌物品保存情况，过期或受潮应重新灭菌。

2.无菌技术的基本操作方法　主要包括无菌持物钳使用法、无菌容器使用法、取用无菌溶液法、无菌包的使用法、铺无菌盘法、戴脱无菌手套法等基本操作方法。在完成上述所有操作方法过程中，必须时刻保持无菌观念，认真执行无菌操作原则，正确熟练掌握无菌操作技术，以确保医疗、护理的安全性，杜绝医源性感染发生。

三、眼健康教育

健康教育学是由医学、预防医学、社会学、传播学、心理学、行为学等多学科理论相互融合和发展形成的相对独立的一门新兴交叉学科，属于预防医学范畴，其核心是帮助人们建立健康的行为和生活方式。健康教育是以致力于引导人们养成有益于健康的行为为目的，通过有计划、有组织和有评价的教育过程，使之达到最佳的健康状态。健康教育已成为衡量社会文明和进步的重要标志，世界卫生组织在《阿拉木图宣言》中指出：健康教育是初级卫生保健任务中的首要任务。

在眼健康教育过程中，医、护、技人员利用各种教育方法和传播媒介，通过眼卫生知识的传播和行为干预，改变人们的不健康行为，消除或减轻影响眼健康的危险因素，使人们认识到保护眼睛、预防眼病和保持眼健康的重要性，达到促进眼部健康的目的，最终提高人们的健康水平和生活质量。

（一）眼健康教育的内容

（1）眼的解剖、生理及发育常识。

（2）常见眼科疾病（眼病）的知识，如传染性眼病、遗传性眼病、年龄相关性眼病、青少年眼病、青光眼、角膜病等。

（3）眼外伤与职业性眼病的知识及预防要点。

（4）眼的卫生常识和保健常识，如用眼卫生、环境、营养、代谢与眼病的关系等。

（5）常见全身疾病与眼病之间的关系。

（二）眼健康教育的方式

（1）在眼科患者就诊、治疗和护理的过程中，向患者进行具有针对性的眼健康教育。

（2）在眼科门诊和病房布置有关眼健康保健及眼病预防知识的模型、宣传栏、播放视频录像等。

（3）编写各种眼健康教育的科普知识小册子、文章、卡片、画册等，利用广播、电视、报刊、互联网等线上、线下多种渠道进行广泛的宣传。

（4）加强社区眼科医疗、护理教育，定期举办各种有益的眼科宣传教育活动，向有关重点人群和高危人群（如儿童、学生、老年人、有全身疾病患者、特殊职业者），进行眼保健和眼病预防知识的宣传教育，向全民普及眼医疗保健知识。

（5）建立并健全各级医疗保健机构，争取成立网络管理系统。培训具有一定眼保健能力的医护人员，能及时完成咨询、家庭治疗、家庭保健和护理等工作。

第二节　眼科疾病的常用治疗技术

在眼科疾病的治疗、保健、康复过程中，运用眼局部清洁、眼局部用药、热敷和眼保护等常用的治疗与护理技术操作，对眼科疾病整体治疗效果具有重要作用。在操作中，一定要遵循以下原则：体现以人的健康为中心的医疗、护理模式；保证医疗、护理的有效性和安全性；严格执行无菌技术，避免污染和交叉感染；操作中尽量减轻患者的痛苦，避免二次创伤；做好心理护理，取得患者的配合；培养细心的工作态度，操作时应精、细、巧、轻，关心体贴患者。

一、眼局部清洁

眼局部清洁在眼科局部治疗和护理中具有重要意义。局部清洁能去除眼睑、结膜囊和泪道内的各种微生物、分泌物、异物以及疾病诊断中残余的染色剂，对于预防感染、促进痊愈有极其重要的作用；术前清洁眼睑局部皮肤、结膜囊和泪道，可避免发生医源性感染；术后清除手术切口的分泌物，可观察伤口愈合情况，确定换药和拆线的时间；协助诊断泪道阻塞的部位和原因，可经泪道注入药物治疗。眼局部清洁主要包括结膜囊冲洗法（图2-1）、泪道冲洗法、剪睫毛法和眼局部换药法等。

（一）结膜囊冲洗法

1.操作目的 ①清除结膜囊异物及脓性分泌物；②稀释酸碱化学物质；③手术前清洁结膜囊。

2.用物准备 冲洗用输液瓶或洗眼壶（图2-2）、温度在32~37℃的洗眼液（如生理盐水、3%硼酸、2%碳酸氢钠溶液等）、受水器、治疗巾、消毒棉签或纱布。

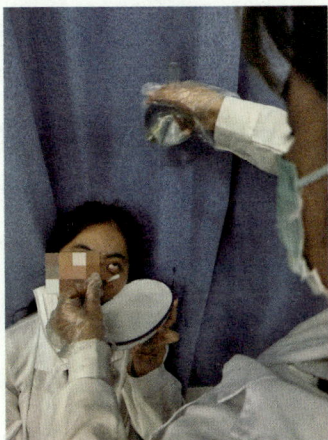

图2-1 结膜囊冲洗

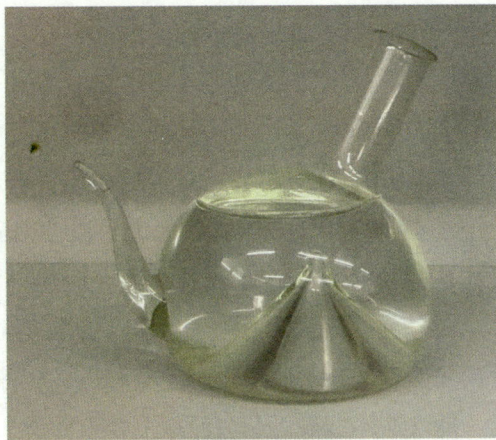

图2-2 洗眼壶

3.操作方法 ①操作前先洗手，做好查对和解释。将治疗巾铺在患者冲洗眼侧的肩膀上。②患者取坐位或仰卧位，头稍后仰，并偏向清洗侧，一手持受水器，凹面紧贴面颊部。③用棉签或纱布擦净患眼分泌物或眼膏。④操作者一手拇、食指轻轻分开上下眼睑，暴露结膜囊，另一手持洗眼壶，距离患眼2~3cm，先以少量冲洗液冲洗眼睑皮肤，再冲洗结膜囊。⑤冲洗过程中嘱患者向上、下、左、右方向转动眼球，同时操作者不断牵动眼睑或翻转上睑，以充分冲洗各部分结膜。⑥洗毕，用消毒棉签擦干眼部皮肤，取下受水器和治疗巾，倒掉污水，受水器洗净后放入消毒液中浸泡备用。⑦根据需要被冲洗眼滴入眼药水或涂入眼膏。

4.操作注意事项　①冲洗时动作要轻，冲洗力不宜太大；冲洗液不可直接冲击角膜；壶嘴不可触及病变部位以防分泌物污染。②对于不能配合的患者，可用开睑器撑开眼睑后再行冲洗。③有眼球穿通伤和深层角膜溃疡者不宜冲洗。④化学烧伤者，宜采用输液瓶内无菌溶液进行大量反复冲洗。⑤如有传染性眼病，患者应取患侧卧位，注意冲洗液不可流入健眼；接触患者的用品应严格消毒。

（二）泪道冲洗法

1.操作目的　①用于泪道疾病的诊断、治疗，检查泪道是否通畅，判断泪道阻塞部位。②对有慢性泪囊炎而局部或全身条件不宜手术者，可做泪道冲洗并注入抗生素。③内眼和泪道手术前的清洁泪道。

2.用物准备　泪道冲洗针头、泪点扩张器、2~5ml注射器、表面麻醉药（如0.5%~1%丁卡因滴眼液）、生理盐水、抗生素滴眼液、受水器、治疗巾、消毒棉签或纱布。

3.操作方法　①操作前先洗手，做好查对和解释。将治疗巾铺在患侧脸颊处。②患者取坐位或仰卧位，头稍后仰，并偏向患侧。患眼内眦处滴表面麻醉药或将含有表面麻醉药的棉片置于患眼上、下泪点之间，闭眼3~5分钟。③嘱患者向上方注视，一手持受水器，凹面紧贴面颊部。操作者用消毒棉签或一手食指拉开下睑内眦部，充分暴露下泪小点，右手持注射器，冲洗针头先垂直进入泪小点1~2mm，然后转至水平方向沿泪小管走行方向行进5~6mm，再轻推注射器注入药物或生理盐水。④观察并记录注入药物或生理盐水是否顺利进入患者鼻咽部，婴幼儿是否有吞咽动作，若无则可能为泪道狭窄或堵塞。若有黏液或脓液自上泪小点或原泪小点流出，考虑为慢性泪囊炎。

4.操作注意事项　①泪小点狭窄者，应先用泪点扩张器扩大泪点，再行冲洗。②针头插入泪小点时动作要轻柔；冲洗时，如果进针遇到阻力，切不可强行推进，避免损伤泪道，形成假道；如发生下睑肿胀，说明发生假道，应停止冲洗，并给予抗感染治疗。③从下泪点进针时，若冲洗液不能进入鼻腔而从上泪点回流，说明泪总管以下有阻塞；若冲洗液从下泪小管本身回流，则阻塞位于此泪小管本身或泪囊处。④若冲洗回流液中有脓液或黏液，表示泪囊有炎症，此时冲洗者可用手指压迫泪囊区，完全冲洗掉泪道的脓液。⑤急性泪囊炎不宜进行泪道冲洗。⑥不要过多反复冲洗，以防造成黏膜损伤形成粘连，引起泪小管阻塞。

（三）剪睫毛法

1.操作目的　眼科内眼手术术前准备，以充分暴露手术野，便于术者操作。

2.用物准备 消毒眼科弯圆剪刀、眼药膏、无菌棉签、棉球和眼垫。

3.操作方法 ①操作前先洗手，做好查对和解释。②患者取坐位或仰卧位，头稍后仰。③剪刀刃上涂适量眼膏，右手持剪刀，嘱患者眼向下看，眼睑放松；操作者左手向上轻拉上睑，沿着睫毛根部轻轻剪去睫毛。④用棉球擦去剪下的睫毛，再次在剪刀刃上涂眼膏，持续操作，直到剪净为止。⑤嘱患者睁眼向上看，眼睑放松；操作者左手向下轻拉下睑，同法剪去下睑睫毛。⑥剪毕，检查有无睫毛进入眼内，如有睫毛进入眼内，用湿棉签拭出，必要时覆盖眼垫。

4.操作注意事项 ①向患者解释剪睫毛的目的及睫毛的再生长能力，减轻心理负担。②剪睫毛时，嘱患者安静，头部固定不动，对儿童、老人、精神紧张者应尽量取得配合。③剪睫毛时，应尽量绷紧眼睑皮肤，动作要轻、准、稳，防止伤及角膜和睑缘皮肤。④剪睫毛要一次性剪到位，禁重复修剪，防止睫毛碎屑落入眼内产生刺激症状。

（四）眼局部换药法

1.操作目的 ①更换眼部敷料，清洁眼部分泌物，预防感染，保护伤口；②观察记录伤口情况及眼部分泌物的性质，及时报告上级医生处理。

2.用物准备 消毒棉签、敷料、眼膏、眼垫、胶布、剪子、镊子、生理盐水、消毒液。

3.操作方法 ①操作者戴好帽子和口罩，洗净双手，严格执行无菌操作；做好查对和解释工作。②患者取坐位或仰卧位，头稍后仰。③轻轻揭下敷料，若敷料太干，宜先用生理盐水浸湿后再轻轻取下。④用生理盐水湿棉签轻轻擦去眼部的分泌物以及残留在眼睑皮肤上的眼膏等。⑤用蘸有消毒液的棉签消毒皮肤创口，检查皮肤和结膜、角膜伤口对合情况，是否有感染等。若有缝线根据情况拆除，一般拆除时间：眼睑缝线术后5~7天，结膜缝线术后5~6天，角膜缝线术后9~14天。⑥拆线和换药后，结膜囊内涂抗生素眼膏，覆盖无菌眼垫包封。另外，向患者交代再次换药或拆线的时间及其注意事项。

4.操作注意事项 ①拆线时动作要轻巧，不要过分提拉，以免造成组织损伤。②观察伤口有无渗血、敷料有无松动等，发现问题及时汇报医生处理。③避免消毒液流入眼内。

二、眼局部用药

由于眼部存在血-眼屏障，大部分眼病药物治疗需采用局部用药。滴眼剂是常用的眼药剂型，是眼科最常用的局部用药方法之一，多用于治疗眼病和常规检查。滴眼剂一般为水溶剂，也有混悬液、油剂。药液可直接接触结膜、角膜病灶，药物有效成分通过角膜进入眼内。

（一）滴眼药水法

1.操作目的 ①治疗睑球结膜、角膜、巩膜、泪器系统的疾病和内眼疾病；②滴用表面麻醉剂或散瞳剂、缩瞳剂等进行眼科诊断治疗；③内眼手术前消毒结膜囊。

2. 用物准备 滴眼液、消毒棉签或棉球。

3. 操作方法 ①操作前先洗手，做好查对和解释。②患者取坐位或仰卧位，头稍后仰，眼向上注视。③用棉签或棉球擦净患眼分泌物，操作者用棉签向下拉开下眼睑，暴露下结膜囊，右手持眼药瓶或滴管距眼2~3cm处将药液滴入结膜下穹窿部1~2滴，轻提上睑使药液充分弥散，然后嘱患者轻轻闭合眼睑3~5分钟。④用干棉球拭去溢出的药液，嘱患者用一手拇指或食指压迫泪囊部，避免药液经鼻黏膜吸收，影响眼局部疗效。

4. 操作注意事项 ①用药前认真核对医嘱，包括药物名称、浓度、制剂、患者姓名、眼别，观察药物有无变色和沉淀；滴用混悬剂前应先充分摇匀。②双眼用药时，先滴健眼后滴患眼。③滴药时动作要轻，切勿压迫眼球，特别是角膜溃疡和有伤口的患者更应注意。④滴药时不要直接滴于角膜上，以免患者因为角膜反射紧闭双睑将药液挤出，或者导致角膜溃疡穿孔。⑤同时滴两种或两种以上的滴眼液时，每种药应间隔5分钟以上；先滴抗生素眼药水，后滴散瞳液。⑥滴用阿托品、毒扁豆碱等散瞳或缩瞳药物时，滴药后应压迫泪囊2~3分钟，以防药液经鼻黏膜吸收发生中毒，尤其儿童应予以注意。胶原或明胶阻塞泪小点也可起到按压泪囊的作用。⑦正常人结膜囊内最多能容纳20μl药液，一般每滴药液为30~50μl，因此，每次给药只需1滴即可。

（二）涂眼膏法

1. 操作目的 ①治疗睑球结膜、角膜、巩膜、泪器系统的疾病和内眼疾病；②预防睑球粘连；③防治干眼症；④某些眼科疾病诊断和治疗手段之一（如散瞳验光、麻痹睫状肌）。

2. 用物准备 眼药膏、消毒玻璃棒、消毒棉签或棉球。

3. 操作方法 ①操作前先洗手，做好查对和解释。②患者取坐位或仰卧位，头稍后仰，向患侧倾斜，眼向上注视。③用棉签或棉球擦净患眼分泌物，操作者用棉签向下拉开下眼睑，暴露下结膜囊，右手持药膏软管，将药膏与眼睑裂平行方向挤入下穹窿部结膜囊内，或用消毒玻璃棒蘸少许眼膏置于下穹窿部结膜囊内。④嘱患者闭眼，然后按摩眼睑使眼膏均匀分布于结膜囊内。⑤用干棉球拭去溢出的药膏，嘱患者闭眼1~2分钟，根据情况包眼。

4. 操作注意事项 ①涂眼膏时，勿伤角膜，勿将睫毛卷入结膜囊内。②眼球穿通伤或角膜溃疡患者，勿加压眼球，禁按摩。③如果采用玻璃棒头涂药膏，涂药前注意玻璃棒头是否光滑完整，避免损伤眼组织。④预防睑球粘连时，眼膏用量宜大。⑤需同时应用眼液和眼膏，先滴眼液后涂眼膏，间隔时间应为10~20分钟。

（三）球结膜下注射法

1.操作目的　使药物不受结膜、角膜上皮屏障的影响，直接经结膜及结膜下血液循环吸收进入眼内，或经角膜缘扩散到角膜基质，提高药物有效浓度，延长药物作用时间，增加疗效；手术时采用的麻醉方法之一。

2.用物准备　1ml或2ml注射器、4号~6号注射针头、注射的药物、0.5%~1%丁卡因滴眼液、抗生素眼药水和眼药膏、消毒棉签、无菌纱布或眼垫、胶布。

3.操作方法　①操作者戴好帽子和口罩，洗净双手，严格执行无菌操作；仔细核对患者姓名、眼别，所注射药品名称、浓度、剂量；做好解释取得患者配合。②患者取仰卧位或坐位，头稍后仰，患眼滴0.5%~1%丁卡因滴眼液2~3次，每次间隔3~5分钟。③操作者用消毒棉签或左手食指分开上下眼睑；注射部位可选在靠近穹窿部的球结膜，选上方注射时，嘱患者眼球向鼻下方固视，在角膜缘5~6mm以外的颞上方球结膜进针；选下方注射时，嘱患者眼球向上方固视，在角膜缘下方近穹窿部的球结膜进针。④操作者右手持注射器，使针头与眼球表面成10°~15°，从无血管球结膜区刺入3~4mm，在看见针尖的情况下缓慢注入药液，使球结膜呈鱼泡样隆起。每次注射量不超过0.5ml。⑤注射完毕，滴抗生素眼液，嘱患者闭目休息片刻，同时观察局部无渗漏、出血等反应后，涂抗生素眼膏，用纱布覆盖患眼1天。

4.操作注意事项　①注射前应询问过敏史，并仔细核对。②注射时动作要轻，嘱患者切勿挤眼，或转动头部，以免误伤眼部其他组织；对于不合作者或眼球震颤的患者，可用开睑器开睑或固定镊固定眼球后再注射。③注射针头不可朝向角膜或距离角膜缘过近，以免发生危险。④多次连续注射，应更换注射部位，以免形成瘢痕，同时避开血管以防出血。⑤结膜有明显感染或出血、眼球有穿通伤未缝合患者禁行球结膜下注射；刺激性强的药物，不宜进行结膜下注射，容易造成局部组织坏死。

三、热敷和眼保护

在疾病发展的过程中，积极采取治疗性和保护性的措施，能有效促进疾病的康复，以下介绍常用的眼部热敷法和包眼法。

（一）眼部热敷法

眼部热敷法常用于炎症的早期，包括干热敷法、湿热敷法、热气熏蒸法三种。

1.操作目的　使局部血管扩张，加速血液循环、促进炎症的吸收、改善局部营养状态、解除肌肉痉挛、降低神经的兴奋性；用药物作热敷，还可以促进药物吸收，增强药物的效果。

2.用物准备

（1）干热敷法　①热水袋；②纱布。

（2）湿热敷法　①手帕或小毛巾、纱布等易吸收水分的布类；②凡士林软膏；③45~50℃热水（也可用热的中药液或治疗液）。

（3）热气熏蒸法　①热水瓶或茶杯；②38~42℃热水（或中药液、治疗液）。

3.操作方法

（1）干热敷法　①操作前洗手，并核对患者的姓名和眼别。②患者取舒适体位，向其做好解释，取得配合。③在患者眼睑和周围皮肤上涂一层凡士林软膏，嘱其闭眼并盖以无菌纱布。④将热水袋装上2/3的热水，温度为40℃左右，以眼部皮肤能忍受为度，外裹小毛巾后放置于患眼睑上。⑤为保证有效温度，要及时更换热水袋中的热水。⑥热敷的时间为15~20分钟，每日2~3次。

（2）湿热敷法　①操作前洗手，并核对患者的姓名和眼别。②患者取舒适体位，向其做好解释，取得配合。③在患者眼睑和周围皮肤上涂一层凡士林软膏，嘱其闭眼并盖以无菌纱布。④小毛巾浸入45~50℃热水（或中药液、治疗液）中，取出拧至不滴水，敷于患眼纱布上，温度以眼部皮肤能忍受为度，为保持有效温度，可外覆棉垫保温。⑤小毛巾可重复加热，每次时间为15~20分钟，每日2~3次。

（3）热气熏蒸法　①操作前洗手，并核对患者的姓名和眼别。②患者取舒适体位，向其做好解释，取得配合。③用茶杯（或热水瓶）内盛热水（或药液），水不宜太满。④杯口或瓶口盖一层无菌纱布。⑤嘱患者将患眼靠近瓶口处，距离以其能忍受的热度为宜，使热气熏到眼睛，并嘱患者不停地睁眼、闭眼。⑥水温降低时应及时更换。⑦每次时间为15~20分钟，每日2~3次。

4.操作注意事项　①严格选择适应证，凡挫伤和出血在48小时内暂不用热敷法。②注意温度和湿度，随时观察局部皮肤颜色，防止发生烫伤。③热敷后暂时不要外出，防止感冒。

（二）包眼法

包眼法是根据眼部疾病不同特点和时期，采取不同类型的包盖材料和方法，加强对眼部组织的保护作用，保护患眼避免外界刺激及预防感染，能帮助痊愈。应用：①如眼外伤、内外眼手术、角膜溃疡、暴露性角膜炎、虹膜炎等，避免强光刺激、机械性伤害、限制眼球活动；②如眼干燥症、眼睑闭合不全、电光性眼炎、复视、视网膜脱离等，可形成有效湿房；③如角巩膜缘破裂、青光眼滤过术后、眼睑血肿和气肿、球后出血、角膜溃疡等加压包扎保护伤口和防止穿孔，以减少后遗症和并发症；④预防和治疗弱视。

1.操作目的　用于某些内眼手术和外眼手术、眼球穿通伤、球后或眶周血肿等，压迫包扎，减少眼球活动，减少和防止继发出血。

2.用物准备　眼垫、胶布、眼罩、窄绷带、眼盾、小孔镜、有色眼镜等。

3. 操作方法

（1）眼垫及眼罩法 ①患者取仰卧位或坐位，清洁和处置患眼后，覆盖眼垫，两条胶布平行地由鼻上斜向颞下固定于眶外缘皮肤上，或再用眼罩固定。②注意急性结膜炎不宜封盖，检查睫毛，防止内倒刺激角膜。③用于弱视治疗时应特别慎重，以免形成形觉剥夺性弱视。

（2）眼盾及湿房法 ①眼盾法：为熟铝压制的多孔铝罩，常用于眼垫外加封，起到固定和保护眼球的作用。②湿房法：为半球形表面玻璃，扣压在眼表面后，用胶布黏附于眼眶皮肤上，形成与外界隔绝的小空间以增加湿度，用于使角膜湿润或隔离健眼。

（3）眼镜法 ①视网膜炎时应戴蓝绿色滤光镜；②视网膜脱离时为减少眼球运动应戴小孔镜；③防尘和防异物应戴无光平片眼镜；④避免强光刺激应戴用灰或茶色镜。

（4）眼绷带包扎法 ①单眼绷带包扎法：患眼盖眼垫后用胶布固定，取一卷窄绷带，先在眉心处留长约20cm的短绷带头，随后由健侧耳上开始，经前额绕后头枕部固定2~3周，然后经枕部绕至患侧耳下斜向上遮盖患眼，经前额向后绕至枕部，再经枕部绕至患侧耳下。如此反复绕眼数周，最后一周绕头后，末端绷带用胶布固定，结扎眉心处的绷带。②双眼绷带包扎法：按单眼绷带法"8字形"缠绕。③加压绷带包扎法：包封后多加几层眼垫，使其略高于眶缘，缠绕时稍加用力。

4. 操作注意事项 ①绷带不宜过紧，以免影响血液循环和引起不适；不宜过松，过松易脱落，起不到加压作用。②勿压迫耳廓或阻塞鼻孔，如有不适及时调整。

第三节 眼科疾病的基本护理

一、眼科患者的主要护理内容

（一）症状和体征的护理

对眼科患者的症状和体征进行观察评估，根据其发生的原因和严重程度制订具体的护理措施：①有双眼视力低下、双眼包盖、视野缩小的患者，应制订生活起居护理计划，协助患者尽快适应生活方式，教会患者自我照顾的方法。②有眼痛、畏光、流泪、异物感的患者，要及时遵医嘱给予正确的护理和治疗措施，帮助患者缓解不适和痛苦。③眼部分泌物较多的患者，要及时清除并注意观察分泌物的性质，发现问题及时向医生汇报，并遵医嘱给予用药治疗，密切观察用药后的效果。④运用眼科护理知识和技能，向患者和家属进行卫生宣教，指导患者安全用药和自我保健，协助医护人员完成治疗。

（二）心理护理

视功能状态对工作、学习和生活影响极大，当视力下降或失明时，患者不能正常工作，甚至失去生活自理能力，因此容易表现心理失衡。医护人员要具备医学心理知识和良好沟通的能力，应及时、准确评估患者的心理状态，发现其心理问题，给予具有针对性的心理疏导和安慰。同时，要尊重患者的人格特点，帮助其调整情绪，解除各种心理压力，树立战胜疾病的信心和勇气，最终使患者达到较好的心理平衡。

（三）全身疾病的护理

由于部分患者具有全身疾病或全身症状，眼科护理、技术人员都应具有较广泛的医学知识，具备密切观察和评估患者全身反应的能力，及时发现问题，报告医生，并能给予相应的治疗和护理。

（四）检查和诊断过程中的护理

眼科诊疗项目较多，过程比较复杂，专业性较强，需要得到患者的理解和积极的配合，以免影响检查与治疗的效果和正确性。具体护理内容：①诊疗前应向患者解释清楚检查的目的，交代注意事项，取得患者的理解和合作。②在诊疗过程中，要体贴关心患者，尽量减少其痛苦和不适，要注意使用安慰性和鼓励性的语言，增强其信心。③熟练掌握检查和治疗护理技术，协助医生完成各项检查和操作，并在实施的过程中密切观察患者的反应，正确评价治疗的效果，并能向患者正确交代注意事项和进行健康教育。

二、门诊护理

眼科门诊护理的重点是做好开诊前准备，预检分诊，协助医生进行检查和治疗，进行健康教育与护理指导等。

（一）做好诊前准备

1.做好诊室卫生清洁　保持诊室清洁、明亮、通风、整齐。开诊前准备好洗手消毒液及擦手巾，条件允许时备免洗手消毒剂及擦手纸。

2.准备诊室物品　备好诊桌上的物品，如聚光手电筒、近视力表、放大镜、0.5%~1%丁卡因滴眼液、荧光素钠滴眼液、抗生素滴眼液、散瞳及缩瞳滴眼液、消毒干棉球及棉签、75%乙醇棉球等。同时备好文具、处方笺、住院证、各种检查化验单及治疗单等办公用品。安装有电脑信息系统的诊室，则需检查电脑设备是否正常运作，打印纸是否备足。

（二）组织患者就诊

1.预检分诊　护士询问病史后，按病情特点、患者需求及挂号先后进行分诊。对危重者和年老体弱患者及婴幼儿可提前就诊。

2.维持诊室秩序　经常巡视诊室，保持环境安静，协助医生做好解释工作。

（三）协助检查、治疗和健康教育

1.协助检查和治疗　协助医生做好视力检查和眼压测量，根据医嘱为患者备好检查前用药。对双眼视力低下和行动障碍者应给予护理照顾，防止患者跌倒。

2.健康教育　通过电视、板报、健康手册等形式，宣传常见眼科疾病的发病原因、治疗及预防知识。根据患者具体情况，给予生活、用药及预防等方面护理指导，需要时登记预约复诊时间。

（四）保养和维护仪器设备

下班前，应把各种检查仪器从工作位恢复到原位，切断电源，加盖防尘罩。仪器按使用规程做好消毒、保养，镜头、镜片等光学仪器配件，可用无水乙醇或擦镜纸等专业用具轻拭污渍。

三、暗室护理

眼部多数精细检查需要在暗室内进行，暗室内有许多精密检查仪器，这是眼科的特殊检查工作环境，应加强暗室护理管理。

（一）暗室常备仪器

（1）裂隙灯显微镜及其附件（前置镜、三面镜、前房角镜、照相机、压平眼压计等）；直接检眼镜和间接检眼镜；视力表灯箱。

（2）视野暗室内备有各种类型的视野检查仪。

（3）若无专业的验光室，则检影镜、电脑验光仪、综合验光仪、镜片箱、试镜架等也放置在暗室中。

（二）暗室护理管理

（1）暗室内保持室内清洁，空气流通及相对干燥，以免损坏室内仪器。地面应防滑，墙壁不反光，窗户应设置遮光窗帘，保证室内黑暗状态，便于检查。

（2）暗室常设仪器应合理安放，无多余障碍物，利于检查操作和患者安全。

（3）制订仪器设备操作规程，设备的使用、保养应严格按规程执行。

（4）下班前，应把暗室内各种检查仪器恢复到原位，切断电源，加盖防尘罩，并将水龙头、门窗关好。

（5）患者对暗室环境感觉陌生，并且部分患者视力低下，护士应给予护理指导和帮助，避免发生意外。

四、治疗室护理

眼科门诊治疗室常为患者进行多种治疗与护理操作，工作环境尤为重要。

（一）常备物品和药品

1.治疗用药 表面麻醉药、局部浸润和神经阻滞麻醉药、散瞳和缩瞳药、抗生素滴眼液和眼膏、染色剂、无菌溶液等。

2.消毒用药 75%乙醇、碘酊、碘伏等。

3.敷料类 消毒棉签和棉球、消毒纱布和眼垫、绷带、眼罩、胶布等。

4.急救用品 急救箱、氧气瓶等。

5.其他 洗眼壶、受水器、无菌注射器和注射针头、无菌包、无菌手套、无菌持物钳、无菌治疗巾、口罩、帽子、血压计、听诊器等。

（二）常备小器械

1.眼科器械 常用眼科器械有眼科小剪、小镊子、小手术刀片、缝合针、睫毛镊、角膜异物针、泪点扩张器、泪道冲洗器、泪道探针等。眼科器械应经高压灭菌后使用，锐利器械回收放置在固定架上或器械盒内，避免损坏。

2.眼科小手术包 常用眼科小手术包有拆线包、小缝合包。

（三）治疗室护理管理

（1）保持室内通风整洁，每天空气消毒一次，并记录。医疗废物随时清理。

（2）物品及药物应由专人负责，分类固定放置，标签清楚。药品应放置在阴凉干燥处，避免日晒，易变色变性的药物应放置在有色瓶中。麻醉精神类药品加锁保管，做好记录，严格交接班。

（3）乙醇、氧气等危化品和易燃物要单独存放并有醒目的标志。

（4）各种药品和物品每天检查，定期消毒、更换，并及时补充。

五、激光室护理

眼科激光治疗在临床中应用广泛。因为激光能量密度很高，对人体皮肤和眼睛容易造成意外伤害，所以激光室的安全很重要。另外，激光器属于贵重的精密仪器，使用不当会缩短其使用寿命。

（一）激光室环境安全要求

（1）门口应贴有警告标志，关好门窗，无关人员不能随意进出。

（2）激光室应安装特殊的玻璃或遮光窗帘，以防激光透出伤人。墙壁不宜使用反光强的涂料，激光操作尽量在暗室内进行，以减少激光的反射，且可保持患者瞳孔散大，便于治疗。

（3）激光器日常应防潮、防尘。光纤不要被折断或重压。

（二）工作人员安全防护

1.加强安全教育　激光对工作人员的眼睛和皮肤容易造成意外伤害，如永久性角膜混浊、白内障、视网膜损伤，造成皮肤红斑、丘疹、水疱等。工作人员应加强安全意识，保护自己。防止非专业人员操作。

2.防护用具　激光治疗时，工作人员应戴专门针对所使用激光波长的有周边防护的防护眼罩，对超过安全阈值的激光，要穿上白色工作服，戴手套，不让激光直射皮肤并防止反射光、散射光照射皮肤。

3.注意防火　激光治疗过程中，不能将激光对准含乙醇的液体、干燥棉花、敷料等易燃物品；手术区不要滴用含乙醇的麻醉药（可局部注射）；不要使用易燃的麻醉气体。激光室必须放置灭火装置。

第四节　眼科用药

一、眼科常用给药方式

眼科常用给药方式分为全身给药和眼局部给药。全身给药常用的药物剂型包括片剂、胶囊和注射液。全身给药途径包括口服、肌内注射、静脉注射及静脉输液。眼局部给药常用的药物剂型包括滴眼液、眼膏、眼用凝胶等。眼局部给药按照给药部位的不同可分为结膜囊给药、眼周注射和眼内注射。

（一）全身给药

眼科和其他临床学科一样，全身给药在疾病的诊治和预防中起着重要作用。眼部组织血流量丰富，许多眼科疾病与全身功能状态密切相关，如虹膜、睫状体、脉络膜、视网膜和眶内软组织等病变。其给药途径包括口服、肌内注射、静脉注射及静脉输液。如青光眼患者口服乙酰唑胺、甘油盐水，静脉快速滴注甘露醇等，以达到快速脱水降低眼压的作用。

（二）眼局部给药

眼局部给药是眼科疾病治疗的主要手段。由于眼部解剖和生理的特殊性，因存在血-眼屏障，一些药物经全身给药后，并不能到达眼部组织发挥作用，如眼前节疾病的治疗。因此，眼科常采用眼局部给药的方式，来充分发挥药物的作用，以减少不良反应。常用方法如下。

1.结膜囊给药　是指将滴眼液滴入或将眼膏、眼用凝胶涂入结膜囊内及使用眼用喷雾等给药方式。（操作方法见本章第二节）

（1）滴眼药法　常用于防治眼病、散瞳或缩瞳以及眼部表面麻醉。因简便易行，最常用。

（2）涂眼膏法　眼膏可增加药物与眼表结构的接触时间，减少用药次数，并可起到润滑和衬垫作用，减缓眼刺激症状。临床常用于睡前给药维持药物疗效，或用于手术后、眼睑闭合不全、绷带加压包扎以及需做睑球分离者。包括软管法和玻璃棒法。

（3）结膜囊冲洗　常用于清除结膜囊内刺激物、异物或分泌物等。常用的眼部冲洗液是0.9%氯化钠溶液，紧急情况时，也可用洁净水作为眼部冲洗液。

2.眼周注射　包括球结膜下注射、球筋膜（Tenon囊）下注射、球周注射和球后注射，四者都避开了角膜上皮对药物吸收的屏障作用，一次用药量较大（常为0.5~1.0ml）时，可在眼局部达到较高药物浓度，尤其适于低脂溶性药物。眼周注射时患者常会有一定程度的疼痛，而且存在造成眶内球外组织结构甚至眼球损伤的危险性。

（1）球结膜下注射　药物直接经结膜及结膜下血液循环吸收进入眼内，或经角膜缘扩散到角膜基质，不受结膜、角膜上皮屏障的影响，提高药物有效浓度，延长药物作用时间，增加疗效，作用于眼前节病变。适用于一些角膜通透性弱的药物。刺激性较强或对局部细胞毒性较高的药物，不宜用此法。此外，球结膜下注射的单剂量体积通常不超过1.0ml。

（2）球筋膜下注射　球筋膜除在距角膜缘3mm之内与巩膜融合外，其他部分与巩膜表面有一潜在的巩膜上间隙。药物即注射入这一间隙内。由于药物紧贴眼球，更易吸收入眼，从而获得更高的眼内浓度。适于虹膜睫状体等部位的病变。

（3）球周注射和球后注射　它们可以使药物在晶状体虹膜隔以后达到有效药物浓度，主要适用于眼后节及视神经疾病。二者的区别主要在于注射时的进针深度，球周注射较球后注射并发症少，安全系数高。一些内眼手术为麻痹睫状神经节，也可采用球后注射法进行麻醉。

3.眼内注射　包括前房内注射、经睫状体平坦部的玻璃体腔内注射及玻璃体切割术时的灌注液内给药。所需药物剂量和浓度小，且疗效较好。注射时要避免损伤晶状体、视网膜等组织，并且要充分考虑眼球内组织对药物的敏感性和耐受性。对一些严重的眼内感染病例，经其他途径治疗皆无效后，为控制病情的发展，常采用此法。

二、眼科常用药物

（一）散瞳与睫状肌麻痹药物

1.散瞳药　常用α–肾上腺素受体激动剂去氧肾上腺素（phenylephrine，新福林），有散瞳但无睫状肌麻痹作用。常用浓度为2.5%、5%、10%，滴用后30分钟生效，持续2~3小时。该药不能用于新生儿、心脏病患者以及正在使用利血平、胍乙啶和三环类抗抑郁药的患者。

2.睫状肌麻痹药　均可散大瞳孔、麻痹调节。临床常用药物如下。

（1）阿托品（atropine）　属抗胆碱药物，是一种作用最充分、持续时间最长的睫状肌麻痹剂。临床常用于虹膜睫状体炎、巩膜炎、矫正内隐斜、假性近视、青少年低度真性近视的治疗，以及幼儿、青少年散瞳验光等。儿童屈光检查时，可采用1%阿托品滴眼液或1%眼膏，每日2~3次，连续3天后再进行检查。如出现脸部潮红、心搏过速、皮肤黏膜干燥、发热、激动或谵妄等全身不良反应，以及眼压增高、局部皮肤过敏等，应立即停用。5岁以下儿童最好选用眼膏制剂。

（2）后马托品（homntropine）　作用与阿托品类似，特点是散瞳和麻痹睫状肌的时间短（约为阿托品的1/10），一般半日至1日即可恢复，且无抑制分泌的副作用。用于眼科散瞳验光及检查眼底，治疗虹膜睫状体炎。常用剂型为2%或5%滴眼液，每10分钟滴1次，连续1小时。

（3）托吡卡胺（tropicamide，托品酰胺）　属抗胆碱药物，是有效的散瞳剂，但睫状肌麻痹作用较弱，主要用于眼底检查时散瞳。常用剂型为0.5%或0.1%滴眼液，滴药后20~25分钟达最大作用，持续15~20分钟，5~6小时完全恢复。本品较安全，适用于高血压、心绞痛或其他心血管疾病患者。

（4）东莨菪碱（scopolamine）　作用及不良反应与阿托品相似，药效持续时间短。因中枢神经系统毒性更为多见，常不作为首选用药。

（二）眼科表面麻醉药物

点眼麻醉，即眼科表面麻醉，是将局部麻醉药直接滴在眼部黏膜表面，使黏膜下的感觉神经末梢麻醉。常用于测量眼压、剔除角结膜异物、房角镜和三面镜检查、拆除角结膜或巩膜缝线、探通泪道等检查前麻醉。常用的表面麻醉代表药：0.5%~1%丁卡因（tetracaine，地卡因）溶液、1%~2%利多卡因（lignocaine）溶液，每3~5分钟滴眼1次，共滴眼3~5次。近年，临床已广泛应用快速表面麻醉滴剂：0.5%盐酸丙美卡因（proparacaine hydrochloride）、0.4%盐酸丁氧普鲁卡因（oxybuprocaine HCl），因麻醉强度约为可卡因的20倍，一般20~30秒显效，作用可维持10分钟左右。

（三）染色剂

用于协助眼科疾病的诊断。常用药物有荧光素钠、吲哚青绿、玫瑰红钠等。

（四）抗感染药物

依据作用微生物的种类不同，抗感染性眼科药物（anti-infective ophthalmic drugs）包括抗细菌药物、抗真菌药物、抗病毒药物、抗寄生虫药物等。了解引起眼部感染的常见病原体和抗感染药物的特点，对临床正确用药十分必要。

1.抗生素（antibiotics） 是眼部感染最常用的药物。全身或局部应用抗生素治疗眼病，其给药途径取决于眼病的部位。一般眼前部的感染性疾病，如结膜炎、角膜炎等以局部用药为主，不必要全身用药；但眼内感染时，除较大剂量的全身用药外，还应局部联合应用抗生素，如用抗生素做球结膜下或眼球筋膜下注射。使用抗生素时应选择敏感有效的药物，注意联合用药，避免发生不良反应、过敏反应、细菌耐药性。

（1）红霉素（erythromycin） 属大环内酯类抗生素，治疗对青霉素过敏的患者，或耐药性金黄色葡萄球菌、溶血性链球菌引起的眼部感染性疾病及败血症，如眼眶蜂窝织炎或眼内感染等。常用剂型为0.5%滴眼液或眼膏。

（2）庆大霉素（gentamycin） 属氨基糖苷类广谱抗生素，广泛应用于严重眼部感染，尤其是革兰阴性菌引起的角膜溃疡。能有效抑制多种革兰阳性葡萄球菌，但对链球菌无效。细菌对其易产生耐药性，但停药一段时间后又可恢复敏感。

（3）妥布霉素（tobramycin） 属氨基糖苷类广谱抗生素，抗菌谱与庆大霉素近似，对铜绿假单胞菌的作用比庆大霉素强2~4倍。与青霉素类、头孢菌素类联合应用有协同作用。常用剂型为0.3%~0.5%滴眼液或眼膏。

（4）多黏菌素B（polymyxin B） 属多肽类抗生素，对革兰阴性菌有效，对铜绿假单胞菌作用显著。常用剂型为0.1%~0.2%滴眼液。

（5）四环素类（tetracyclines） 抗菌谱广，对许多革兰阳性菌和阴性菌、衣原体均有效。近年来病菌对该类药物已产生严重的耐药性而导致疗效降低。近年来人工半合成了强效、长效的新四环素类药物。常用剂型为0.5%四环素和金霉素眼膏。口服四环素类可造成牙齿黄染，影响婴幼儿正常发育，孕妇与哺乳期妇女、8岁以下儿童禁用。

（6）氯霉素（chloramphenicol） 抗菌谱广，对革兰阴性杆菌作用强，对伤寒、副伤寒杆菌作用突出。对阳性菌、立克次体、沙眼衣原体亦有效，是治疗眼表浅层感染和眼科围术期的无菌化治疗的可选药物。常用剂型为0.25%滴眼液。长期应用可出现再生障碍性贫血。早产儿、新生儿可引起循环衰竭，应禁用。肝肾功能不全患者禁用或慎用。

（7）利福平（rifampicin）　对许多革兰阳性和阴性细菌、沙眼衣原体和某些病毒均有较强的抑制作用。用于各种结核性疾患、耐药性金黄色葡萄球菌感染、沙眼以及某些病毒性眼病。常用剂型为0.1%滴眼液。

（8）诺氟沙星（norfloxacin）和氧氟沙星（ofloxacin）　属人工合成喹诺酮类广谱抗生素，对军团菌、布氏杆菌、衣原体、支原体等有良好杀灭作用。氧氟沙星的作用约比诺氟沙星强4~8倍，治疗敏感菌引起的眼部感染，特别是铜绿假单胞菌感染、沙眼和新生儿急性结膜炎等。常用剂型为0.3%滴眼液或眼膏。

（9）磺胺类（sulfonamides）　有效抑制革兰阳性菌和阴性菌，治疗细菌性结膜炎的最常用药物。常用剂型为15%或30%的磺胺醋酰钠滴眼液。

（10）甲硝唑（metronidazole）和替硝唑（tinidazole）　同属硝基咪唑类，均有广谱抗厌氧菌和抗原虫作用，替硝唑的作用约比甲硝唑强8倍。用于预防和治疗厌氧菌引起的眼部感染。常用剂型0.2%滴眼液。

2.抗真菌药物（antifungalagents）　眼部真菌感染属于深部真菌感染，酵母型真菌主要引起内源性真菌性眼内炎，丝状真菌（如曲霉菌属、镰刀菌）主要导致真菌性角膜溃疡。目前，对深部真菌感染有实际治疗意义的药物为数很少，眼科常用抗真菌药物如下。

（1）两性霉素B（amphotericin B）　属抗深部真菌感染药，抗菌谱广。适用于真菌性眼内炎、角膜溃疡、眼眶蜂窝织炎及外眼真菌感染。常用剂型为0.1%~0.5%的滴眼液，因水溶液不稳定，需新鲜配制并保存于冰箱内。

（2）那他霉素（natamycin，匹马霉素）　属多烯族广谱抗真菌药，适于等待鉴别菌株及药物敏感试验过程中的首选药。对曲霉菌、白色念珠菌感染有效。常用剂型为5%滴眼液、1%~5%眼膏；结膜注射5~10mg；前房内注射0.1~0.25mg。

（3）咪康唑（miconazole）　属广谱抗真菌药，常用剂型为1%~2%滴眼液或眼膏。本品对眼有刺激性。

（4）氟康唑（fluconazole，大扶康）　抗菌谱与两性霉素B相仿，作用比咪康唑强而毒性不良反应较小。用于治疗真菌性角膜炎和眼内感染。常用剂型为0.2%的滴眼液；结膜下注射0.5~1.0mg；玻璃体内注射0.1mg；口服每日100~200mg，首剂200~400mg。

3.抗病毒药物（antiviral agents）　可通过阻断病毒繁殖过程中的某一环节来实现抑制病毒生长、繁殖的目的。目前，眼科常用抗病毒药物如下。

（1）碘苷（idoxuridine，疱疹净）　抑制病毒的DNA合成。适用于治疗浅层上皮型单纯疱疹病毒性角膜炎，急性期效果更佳，盘状角膜炎也可应用。常用剂型为0.1%滴眼液和0.5%眼膏。

（2）阿糖腺苷　抑制病毒的DNA合成。适用于浅层单纯疱疹病毒性角膜炎，对牛痘病毒性角膜炎和睑结膜炎的疗效优于碘苷，也适用于碘苷无效或过敏者。常用剂型为3.3%眼膏。

（3）阿昔洛韦（acyclovir，无环鸟苷）　为含嘌呤核的高效低毒抗病毒药。用于治疗树枝状角膜炎。常用剂型为0.1%滴眼液和3%眼膏。

（4）干扰素（interferon）　有干扰同种病毒复制的能力。用于单纯疱疹病毒性角膜炎、痘苗性角膜炎、流行性角结膜炎、衣原体感染和角膜移植术后排斥反应的防治。滴眼液宜高浓度，10^7U。

（5）聚肌胞（polyinosinic–polycytidic acid）　为干扰素诱导剂，有广谱抗病毒、抗肿瘤和免疫增强作用。主要用于单纯疱疹病毒性角膜炎。常用剂型为0.1%滴眼液；结膜下注射0.5mg。

（6）利巴韦林（ribavirin，病毒唑）　为广谱抗病毒药，常用剂型为0.1%滴眼液。

（7）羟苄唑（hydrobenzole）　治疗急性流行性出血性结膜炎（俗称"红眼病"）。常用剂型为0.1%滴眼液或0.5%眼膏。

（五）眼部抗炎药物

1.糖皮质激素（glucocorticoid）　具有抗炎、抗过敏和抑制免疫等作用。眼科常采用0.1%地塞米松滴眼液、0.1%氟米龙滴眼液、0.5%氢化可的松滴眼液、1%醋酸泼尼松混悬液等药物通过局部给药方式抑制眼前节手术后炎症反应、角膜移植排斥反应、青光眼滤过泡的瘢痕化，治疗外伤性、免疫性虹膜炎或葡萄膜炎。眼部炎症严重时，可以结膜下、球后或眼内注射给药，也可全身用药。长期应用可出现眼部感染、眼压升高、晶状体混浊等副作用。

2.非甾体类抗炎药（NSAID）　抗炎效果比较好，且无糖皮质激素的副作用。0.1%双氯芬酸用于治疗白内障术后的炎症反应及角膜屈光术后的镇痛、消炎及防止回退；0.03%氟比洛芬用于预防白内障手术中瞳缩反应；0.5%酮咯酸氨丁三醇治疗术后炎症、镇痛或季节性过敏性结膜炎。

3.其他抗过敏药　通过抑制肥大细胞脱颗粒，阻止组胺、慢反应物质等的释放而发挥作用。常用剂型为2%~4%色甘酸钠滴眼液。

（六）抗青光眼药物

抗青光眼药物治疗作用机制：减少房水生成、增加房水排出以降低眼压和增加视神经保护等措施。常用药物如下。

1.β肾上腺素受体阻滞药 该类药物的作用是抑制房水生成，减少房水量而降低眼压。

（1）噻吗洛尔（timolol，噻吗心安） 是非选择性β受体阻滞剂，用于治疗各型青光眼。常用剂型为0.25%和0.5%滴眼液或眼膏，每日可1~2次。一次滴药作用可维持24小时。全身毒性不良反应有心率变慢、心律不齐、低血压，严重时可发生心衰；中枢神经系统反应、胃肠道反应等；还可诱发支气管哮喘和呼吸困难。眼部不良反应有过敏性结膜炎、浅层点状角膜炎、角膜知觉减退等。

（2）卡普洛尔（carteolol，美开朗） 是与噻吗洛尔相似的非选择性β受体阻滞剂。常用剂型为1%和2%滴眼液，每日1~2次。

（3）倍他洛尔（hetaxolol，贝特舒） 是选择性β受体阻滞剂，对高眼压症及开角型青光眼患者的视野有良好的保护作用。治疗各型青光眼和高眼压症，常用剂型为0.25%~0.5%滴眼液，每日2次。

2.α肾上腺素受体激动药 溴莫尼定（brimonidine，阿法根）和阿可乐定（apraclonidine），二者均为相对选择性α受体激动剂，滴眼后使房水生成减少。前者常用0.2%滴眼液，每日2~3次，副作用是口干、眼红、眼刺痛。后者常用0.5%或1%滴眼液，每日2~3次，短期应用可引起眼睑后退、结膜发白；长期应用会引起眼部过敏反应。

3.拟副交感药物

（1）卡巴胆碱（carbachol，卡米可林） 除直接作用于睫状肌胆碱能神经末梢外，还能抑制胆碱酯酶，间接增强胆碱能神经作用。常用于毛果芸香碱无效时。单剂量滴眼作用持续4~6小时。常用剂型为0.75%滴眼液，每8小时滴眼1次。主要副作用为头痛、调节痉挛、眼部过敏反应。

（2）毛果芸香碱（pilocarpine，匹罗卡品） 为直接作用的拟副交感药物，眼科用于青光眼降眼压。该药作用机制：在原发性开角型青光眼中，通过收缩睫状体前后纵行肌，牵拉巩膜突和小梁网，促进房水外流；在原发性闭角型青光眼中，通过收缩瞳孔括约肌，缩瞳，虹膜拉紧，开放前房角。以最小浓度、最少次数控制好眼压为准。常用剂型为0.5%~4%滴眼液，每日3~4次至每小时1次。1%~2%眼膏，每晚1次。滴药时注意压住泪囊部，否则可以通过泪道吸收引起全身反应，包括流涎、流泪、出汗、恶心、呕吐、腹痛等。眼部反应有调节痉挛、结膜的变态反应等。

4.碳酸酐酶抑制剂 通过抑制睫状体的碳酸酐酶，减少房水生成，降低眼压。常用于局部用药不能控制眼压的患者。口服给药后2小时或静脉注射后20分钟达最大作用，并维持4~6小时。副作用有钾耗竭、胃部不适、腹泻、剥脱性皮炎、肾结石、疲乏、气短、酸中毒、肢体麻木等。

（1）乙酰唑胺（acetazolamide，diamox，醋氮酰胺） 与其他降眼压药合用。口服250mg/次，每日2~4次，日总剂量不超过1g；滴眼10%滴眼液；静脉注射500mg。

（2）多佐胺（dorzolamide）布林佐胺（brinzolamide） 两药是一种眼部滴用的碳酸酐酶抑制剂，滴用后可有足量药物通过角膜，作用于睫状体上皮，抑制房水分泌。常用2%多佐胺滴眼液，0.3%、1%、2%布林佐胺滴眼液，每日2~4次。副作用有眼部刺痛、烧灼感、浅层点状角膜病变、过敏性结膜炎、口中苦味等。

5.高渗剂 通过增加血浆渗透压，使玻璃体容积减少而降低眼压。副作用与所用药物和给药方式有关，常见的有多尿、头痛、腹泻、恶心、呕吐等。常用制剂包括20%甘露醇、50%甘油、45%异山梨醇酯。

6.前列腺素衍生物 拉坦前列腺素（latanoprost）通过增加房水经葡萄膜巩膜通道外流而降低眼压，相对于传统的抗青光眼药物，具有疗效稳定、持久，副作用小的特点，是目前公认的最有效、最安全的抗青光眼药物。代表药物有曲伏前列腺素、拉坦前列腺素、贝美前列腺素、乌诺前列腺素等。副作用是加重眼部充血和炎症反应。此类药物对闭角型青光眼疗效不佳。

7.抗代谢药物 常用5-氟尿嘧啶、丝裂霉素C来抑制结膜下成纤维组织增生，减少瘢痕形成，促进形成巩膜窦道，提高难治性青光眼外滤过术的成功率。

（七）人工泪液和眼用润滑剂

人工泪液（artificial tears）和眼用润滑剂是治疗干眼的主要局部用药。常用的有羟丙基甲基纤维素、羧甲基纤维素、透明质酸、卡波姆等。

（八）血管收缩药和减充血药

血管收缩药和减充血药，可收缩结膜表层血管，减轻或消除眼红。

该类药中常含0.123%麻黄碱、0.12%去氧肾上腺素（新福林）或0.05%~0.15%四氢唑啉。

（九）促进角膜修复药物

用于治疗各种原因引起的角膜上皮缺损，常用药物有重组牛碱性成纤维细胞生长因子、重组人表皮生长因子衍生物、小牛血清中提取物等。本类药物需在2~8℃冰箱保存，开启后1周内用完。

（十）抑制新生血管生成的药物

湿性年龄相关性黄斑变性、糖尿病性黄斑水肿等的治疗主要是抑制新生血管生成，适用抗血管内皮生长因子（VEGF）药物，主要有抗VEGF药物、兰尼单抗（ranibizumab，lucentis）、阿普西柏（aflibercept，VEGF Trap-Eye）等。

答案解析

一、选择题

A型题（最佳选择题）

1.结膜囊冲洗的目的不包括（ ）

  A.稀释刺激性化学药物　　　　　　B.局部用药

  C.内眼手术前清洁结膜囊　　　　　　D.清除结膜囊异物

  E.清除结膜囊脓性分泌物

2.从下泪点进针冲洗泪道，若冲洗液不能进入鼻腔而从上泪点回流，说明（ ）有阻塞

  A.泪小管处　　　　　　　　　　　　B.泪囊处

  C.泪总管以上　　　　　　　　　　　D.泪总管以下

  E.以上都是

3.剪睫毛的注意事项不包括（ ）

  A.可重复修剪

  B.向患者解释剪睫毛的目的及睫毛的再生长能力

  C.动作要轻，防止剪伤睑缘

  D.剪刀尽量避开角膜

  E.嘱患者安静，头部固定不动

4.眼科最常用的局部用药是（ ）

  A.静脉滴注　　　　　　　　　　　　B.口服

  C.结膜注射　　　　　　　　　　　　D.眼膏

  E.滴眼剂

5.滴眼剂应滴入的部位是（ ）

  A.角膜上　　　　　　　　　　　　　B.下穹窿

  C.上穹窿　　　　　　　　　　　　　D.球结膜内任意处

  E.内眦部

6.涂眼膏时，药膏应与眼睑裂（ ）方向挤入下穹窿部

  A.随意　　　　　　　　　　　　　　B.倾斜

  C.平行　　　　　　　　　　　　　　D.垂直

  E.以上都是

7.滴两种或两种以上的滴眼液者，每种药应间隔（　　）分钟以上

A. 3　　　　　　　　　　　　　　B. 5

C. 10　　　　　　　　　　　　　　D. 15

E. 1

8.球结膜下注射，针头刺入的角度是（　　）

A. 5°~10°　　　　　　　　　　　　B. 10°~15°

C. 20°~30°　　　　　　　　　　　　D.无限制

E.以上都不是

二、思考题

1.简述眼科患者的基本特点。

2.儿童屈光检查可采用什么眼药？用药时有哪些注意事项？

（陈建新）

书网融合……

小结

第三章　眼睑病

学习目标

通过本章内容学习，学生能够：

1. 重点掌握睑腺炎、睑板腺囊肿、睑缘炎的临床表现和治疗原则；熟悉眼睑的结构及生理功能；了解其他眼睑疾病的临床表现和治疗原则。

2. 学会应用各种外眼检查方法为眼睑病患者进行检查。

3. 具备严谨、实事求是的学习态度和关爱患者的素质。

情境导入

情境描述　患者，女，33岁。主诉右眼发痒、刺痛1个月。检查：右眼睫毛根部布满脓疱，表面有大量痂皮覆盖，睫毛粘连成束；数十根睫毛脱落，部分睫毛乱生；角膜上皮点状脱落。请根据该患者情况进行初步诊断，并给出治疗方案。

讨论　1.试述睑板腺囊肿的临床表现。

　　　2.试述麦粒肿发生的病因和临床表现。

第一节　概　述

一、眼睑结构与功能特点

眼睑分上睑、下睑两部分，覆盖在眼球前面，起保护眼球的作用。上、下眼睑间的裂隙称睑裂。眼睑的组织结构由外向内分为皮肤、皮下组织、肌肉、睑板、睑结膜五层（图3-1）。眼睑的瞬目运动，既可以清除眼球表面的尘埃或微生物，将泪液均匀地散布于角膜表面，防止角膜干燥；又能避免强光刺激，减少异物或外伤对眼球的伤害。眼睑由睑板支撑，睑板腺分泌的脂质，参与形成泪膜。眼睑睫毛能遮挡灰尘及减弱强烈光线。眼睑的血液循环丰富、皮下组织疏松，创伤后伤口愈合迅速，但在炎症、外伤时肿胀也较明显，组织反应强，易蔓延扩散。

二、眼睑疾病特点

临床上常见的眼睑疾病主要有炎症、眼睑解剖及功能异常（包括先天性异常）、肿瘤等。当眼睑的解剖结构和功能发生异常时，可导致眼睑疾病发生，如睑内翻、睑外翻、上睑下垂等。另外，身体其他部位的皮肤病变都可在眼睑的皮肤发生，如病毒性睑皮炎、接触性睑皮炎、基底细胞癌等。

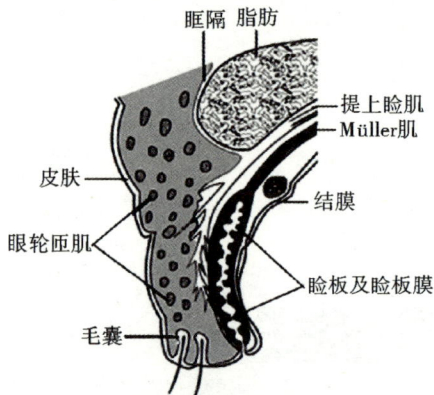

图 3-1　眼睑的组织结构

眼睑在颜面部，多数疾病通过肉眼观察就可以做出诊断。眼睑的静脉缺少静脉瓣，且与面静脉相延续，因此，在眼睑发生炎症时切不可随意挤压患处，以免导致感染向眼眶深部组织及颅内扩散。

眼睑皮肤是颜面皮肤的一部分，故眼睑疾病可以影响患者的容貌。在眼睑疾病的治疗过程中，需注意保持眼睑的完整性及眼睑与眼球的正常关系，维护眼睑功能。在处理眼睑外伤时，应尽量不切除皮肤，分层缝合；肿瘤切除时，应考虑整形；脓肿切开引流时，应考虑切口的选择。

第二节　眼睑炎症

一、睑腺炎

（一）定义

睑腺炎（hordeolum）又称麦粒肿，是由细菌引起的局限性的急性化脓性炎症。按感染部位不同，分为外睑腺炎（外麦粒肿）和内睑腺炎（内麦粒肿）两类。前者指睫毛毛囊或其附属的皮脂腺（Zeis腺）或变态汗腺（Moll腺）的感染，后者指睑板腺的感染。

（二）病因

引起感染的病原菌大多为葡萄球菌，特别是金黄色葡萄球菌。

（三）临床表现

局部呈现红、肿、热、痛等急性炎症的典型表现。病程一般在7天左右。

1.外睑腺炎　炎症反应主要位于睫毛根部的睑缘处，触诊有明显压痛的硬结，疼痛剧烈，可形成脓肿，向皮肤面延展，可自行破溃排出脓液；同侧耳前淋巴结可有肿大和压痛（图3-2）。

2.内睑腺炎　因局限于睑板内，肿胀较局限，同样有硬结和压痛等表现，脓肿多向睑结膜面发展，向结膜囊内破溃。

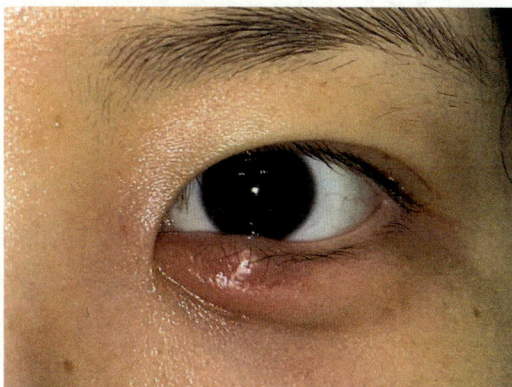

图3-2　外睑腺炎

若致病菌毒性强烈，或是体弱、抵抗力差的患者，睑腺炎可在眼睑皮下组织扩散，形成眼睑蜂窝织炎，感染波及同侧颜面部。可伴有发热、寒战、头痛等全身症状。

（四）诊断

根据患者的临床表现，容易做出诊断。很少做细菌培养来确定致病菌。

（五）治疗

1.早期　①给予局部热敷，每日3~4次，每次15~20分钟，以便促进眼睑血液循环，促进炎症消散。②局部滴用抗生素滴眼液，每日4~6次，闭眼休息时可使用抗生素眼膏，严重者可口服抗生素，控制感染。

2.脓肿形成　当脓肿形成后，可切开排脓；外睑腺炎的切口在皮肤面与睑缘相平行，尽量减少瘢痕；内睑腺炎的切口在结膜面，与睑缘相垂直，避免过多伤及睑板腺管。当脓肿尚未成熟时不宜切开，更不能挤压排脓，否则会使感染扩散，导致眼睑蜂窝织炎，甚至海绵窦脓毒血栓或败血症。

二、睑板腺囊肿

（一）定义

睑板腺囊肿（chalazion），即霰粒肿，是睑板腺特发的慢性、无菌性、肉芽肿性炎症，由脂质分泌物潴留引起。它由纤维结缔组织包裹，内含有睑板腺分泌物及包括巨细胞在内的慢性炎症细胞浸润。多见于青少年或中年人。

（二）病因

由于慢性结膜炎或睑缘炎而致睑板腺出口阻塞，腺体的分泌物潴留在睑板内，对周围组织产生慢性刺激而引起。

（三）临床表现

常见于上眼睑，单个发生，也可以上、下眼睑或双眼同时多个发生。表现为眼睑皮下逐渐长大的无痛性结节，如合并感染会表现压痛、触痛，结节与皮肤无粘连。部分巨大睑板腺囊肿压迫角膜导致散光。与肿块对应的睑结膜面局限性充血，呈紫红色或灰红色的病灶。部分患者可有轻度炎症表现和触痛，但没有睑腺炎的急性炎症表现。小的肿块可以自行吸收，但多数长期不变，或逐渐长大，质地变软；也可自行破溃，排出胶样物，在睑结膜面形成肉芽肿或暗紫红色的肉芽组织。睑板腺囊肿如有继发感染，其临床表现与内睑腺炎相同（图3-3）。

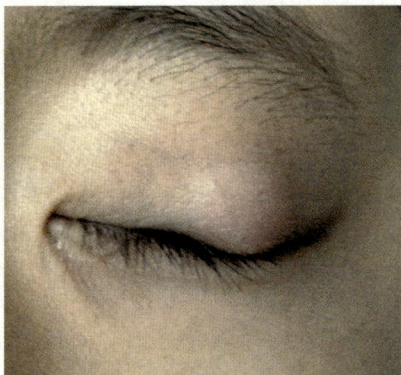

图 3-3 睑板腺囊肿
注：左眼上睑皮下圆形肿物，无红肿。

（四）诊断

根据患者无明显疼痛、眼睑硬结，可以诊断。对于复发性或老年人的睑板腺囊肿，必要时需做活组织病理检查，以排除睑板腺癌。

（五）治疗

对于小而无症状的睑板腺囊肿无须治疗，约1/3患者可自行吸收或通过局部热敷促进其吸收；大者可通过热敷，或向囊肿内注射糖皮质激素促其吸收；如长期不能消退，应手术切除，垂直切开囊肿，用刮匙将内容物刮除干净。

三、睑缘炎

睑缘炎（blepharitis）是引起眼部不适和刺激症状的非常常见的病因，是睑缘表面、睫毛及其腺体组织的亚急性或慢性炎症，通常对称，累及双眼。分为鳞屑性、溃疡性和眦部睑缘炎三种。本病的症状和体征关联性较少，发病机制不明，因此治疗较困难。

（一）定义

1.鳞屑性睑缘炎（blepharitis squamousa） 是由于睑缘的皮脂溢出所造成的慢性炎症。

2.溃疡性睑缘炎（ulcerative blepharitis）　是睫毛毛囊及其附属腺体的慢性或亚急性化脓性炎症。

3.眦部睑缘炎（angular blepharitis）　是发生于内、外眦部及其附近的睑缘炎。

（二）病因

1.鳞屑性睑缘炎　局部可能存在卵圆皮屑芽胞菌，它能将脂类物质分解为有刺激性的脂肪酸。此外、屈光不正、视疲劳、营养不良和长期使用劣质化妆品也可能为其诱因。

2.溃疡性睑缘炎　大多由金黄色葡萄球菌感染引起，多见于营养不良、贫血或有全身慢性消耗性疾病儿童。

3.眦部睑缘炎　多数因莫-阿双杆菌感染引起。

（三）临床表现

睑缘炎临床表现主要为不同程度的眼痒、刺痛和烧灼感；睑缘及睫毛根部充血、有分泌物，眼睑红肿说明病情加重，缓解时睑缘结痂；眼表功能被破坏，泪液明显减少，有轻度畏光；炎症严重时会引起角膜损伤、周围组织的改变（图3-4、图3-5）。

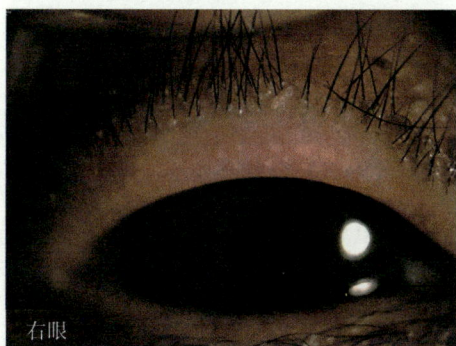

图 3-4　鳞屑性睑缘炎

注：睑缘明显充血肿胀，睫毛根部黏附有少量鳞屑。

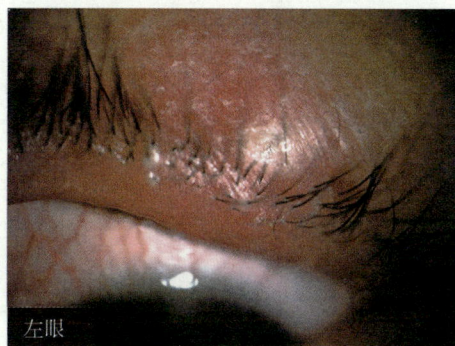

图 3-5　溃疡性睑缘炎

注：睑缘有皮脂，睫毛根部散布小脓疱。

（四）诊断

根据典型的临床表现及睑缘的特点可以诊断。

（五）治疗

（1）除去各种诱因，注意个人卫生。以生理盐水或3%硼酸溶液每日清洁睑缘，除去脓痂和已经松脱的睫毛，清除脓液。

（2）用涂有抗生素眼膏的棉签在睑缘按摩。炎症完全消除后，持续治疗至少2~3周，逐渐减少清洁次数，以防复发。

（3）对重症患者可局部应用低浓度类固醇。

（4）溃疡性睑缘炎比较顽固难治，口服阿奇霉素有助于控制病情，但最好能进行细菌培养和药敏试验，选用敏感药物进行积极治疗。

四、病毒性睑皮炎

病毒性睑皮炎（viral palpebral dermatitis）比眼睑细菌性感染少见，主要有单纯疱疹病毒性睑皮炎和带状疱疹病毒性睑皮炎。

（一）单纯疱疹病毒性睑皮炎

单纯疱疹病毒性睑皮炎（herpes simplex palpebral dermatitis）的病因、临床表现、诊断和治疗分述如下。

1.病因　由单纯疱疹病毒Ⅰ型感染所致的急性眼周皮肤炎症。可由原发感染，或潜伏于人体内特别是三叉神经节的病毒再次活跃引起。

2.临床表现　病变以下眼睑多见，与三叉神经眶下支分布范围相符。初发时眼部和面部有刺痛，睑部和眶周出现丘疹，成簇状，很快形成半透明水疱。水疱易破，渗出黄色黏稠液体，伴乳头状结膜炎和眼睑肿胀。约1周后充血减退，肿胀减轻，水疱结痂脱落后不留瘢痕，但可复发。如发生于睑缘处，有可能蔓延至角膜。过敏患者患此病更为严重。

3.诊断　根据病史和典型的眼部表现可以诊断。

4.治疗　①眼部保持清洁，防止继发感染；②滴0.1%阿昔洛韦滴眼剂，防止蔓延至角膜；③涂敷3%阿昔洛韦眼膏，每日5次，连用5天；④严重患者口服阿昔洛韦400~800mg，每日5次，连用3~5天。

（二）带状疱疹病毒性睑皮炎

带状疱疹病毒性睑皮炎（herpes zoster pdpebrn dermatitis）是由水痘-带状疱疹病毒引起的常见单侧性感染，老年人多见。免疫力低下者往往病情较重。

1.病因　由水痘-带状疱疹病毒感染三叉神经半月神经节或三叉神经第1支所致。

2.临床表现　发病前常有轻重不等的前驱症状，如全身不适、发热等。继而出现三叉神经第1支分布区域剧烈神经痛。数日后，患侧眼睑、前额和头皮潮红、肿胀，出现成簇透明水疱，分布在脸的单侧。数日后疱疹内液体混浊化脓，形成深溃疡，此时可出现耳前淋巴结肿大、压痛，或有发热及全身不适等症状。约2周后结痂脱落，留下永久性皮肤瘢痕。炎症消退后，皮肤感觉数月后才能恢复。

3.诊断　根据病史和典型的眼部表现可以诊断。

4.治疗

（1）一般治疗　注意休息，提高身体抵抗力，必要时给予镇痛剂和镇静剂。

（2）局部用药　疱疹未破时，局部无须用药。疱疹破溃无继发感染时，患处可涂敷3%阿昔洛韦眼膏，每日3次至痂皮分离。如有继发感染，可加用抗生素滴眼剂湿敷。结膜囊内滴用0.1%阿昔洛韦滴眼剂，防止角膜受累。

（3）全身用药　对重症患者需全身应用阿昔洛韦800mg，每日5次，持续7~10天，必要时可考虑应用抗生素和激素；免疫力低下者可考虑注射丙种球蛋白及维生素B以提高免疫力。

五、接触性睑皮炎

（一）定义

接触性睑皮炎（contact dermatitis of lids）是眼睑皮肤对某种致敏原的过敏反应，也可以是头面部皮肤过敏反应的一部分。

（二）病因

以药物性皮炎最为典型。常见的致敏原为眼局部应用的抗生素、局部麻醉剂、阿托品、毛果芸香碱、碘、汞等制剂，其中阿托品或毛果芸香碱滴眼液等致敏原在接触一段时间后才发病。许多化学物质，如化妆品、染发剂、医用胶布、接触镜护理液和眼镜架等，也可能为致敏原。全身接触某些致敏物质或某种食物也可发生。

（三）临床表现

患者自觉眼痒和烧灼感。急性者眼睑突发红肿，皮肤出现丘疹、水疱或脓疱，伴有微黄黏稠渗液。不久糜烂结痂、脱屑。有时睑结膜肥厚充血。亚急性者，症状发生较慢，但常迁延不愈。慢性者，可由急性或亚急性湿疹转变而来，眼睑皮肤肥厚粗糙，表面有鳞屑脱落，呈苔藓状。

（四）诊断

根据接触致敏原的病史和眼睑皮肤湿疹的临床表现可以诊断。若要区别是过敏性还是刺激性皮炎，唯一的方法是进行斑贴试验。斑贴试验是将受试物或者受试物配制成的溶液、软膏作为试剂，以适当的方法将其贴于皮肤，24~48小时后观察局部反应，以判断受试者是否对其产生超敏反应的试验。

（五）治疗

立即停止接触致敏原。如果患者同时应用多种药物，难于确认何种药物引起过敏时，可暂停所有药物。急性期应用生理盐水或3%硼酸溶液进行湿敷。结膜囊内滴用糖皮质激素滴眼剂。眼睑皮肤渗液停止后，可涂敷糖皮质激素眼膏，但不宜包扎。全身应用抗组胺类药物，反应严重时可口服激素。

第三节　眼睑位置及功能异常

正常眼睑与眼球表面紧密相贴，中间有一潜在毛细间隙；上、下眼睑睫毛应充分伸展指向前方，排列整齐，不接触角膜；上、下眼睑能紧密闭合；上眼睑能上抬至瞳孔上缘；上、下泪点贴靠在泪阜基部，使泪液顺利进入泪道。

一、倒睫和乱睫

倒睫（trichiasis）是指睫毛向后生长（图3-6）。乱睫（aberrant lashes）是指睫毛不规则生长（图3-7）。两者都可致睫毛触及眼球。

（一）病因

倒睫是一种非常常见的后天获得性病变，引起睑内翻的各种原因，均能造成倒睫，如睑缘炎、睑腺炎、睑外伤或睑烧伤等。乱睫可由先天畸形引起。

（二）临床表现

倒睫与乱睫可单发，也可继发于其他眼睑疾病。患者常有眼痛、流泪和异物感。由于睫毛长期摩擦眼球，导致结膜充血、角膜浅层混浊，严重会出现角膜溃疡及血管翳形成。

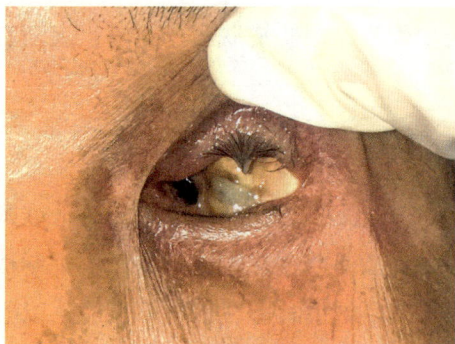

图 3-6　倒睫

注：左眼上睑多根睫毛倒向眼球，被分泌物黏合成束。

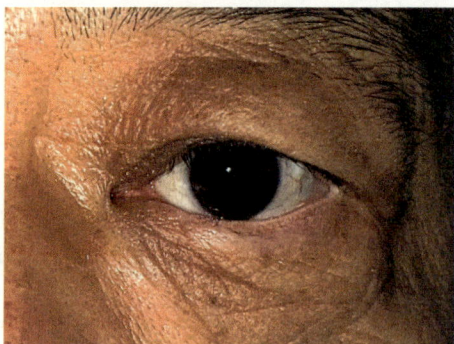

图 3-7　乱睫

注：左眼下睑基底细胞癌术后，术区瘢痕形成，睫毛不规则倒向眼球。

（三）诊断

肉眼检查即可发现倒睫或乱睫。检查下睑时，嘱患者向下视，能发现睫毛是否触及角膜。

（四）治疗

1.去除倒睫 如仅有1~2根倒睫，用拔睫镊拔除；也可在显微镜下切开倒睫部位除去毛囊，或行电解法破坏倒睫的毛囊，但仍有40%的复发；冷冻疗法可有效消除大量的睫毛，但有一定并发症发生的风险。

2.手术治疗 倒睫较多或伴有睑内翻可施行手术治疗。

二、睑内翻

（一）定义

睑内翻（entropion）是因睑缘向眼球方向卷曲导致的位置异常。睑内翻和倒睫常同时存在，常引起较明显的刺激症状，严重会导致角膜溃疡和血管翳形成。

（二）分类与病因

睑内翻分为三类。

1.先天性睑内翻（congenital entropion） 多见于婴幼儿，女性多于男性，大多由于内眦赘皮、睑缘部轮匝肌过度发育或睑板发育不全所引起。

2.退行性睑内翻（senile entropion） 多发生于下睑，常见于老年人，又称老年性睑内翻。由于下睑缩肌无力，眶隔和下睑皮肤松弛失去牵制眼轮匝肌的收缩作用，以及老年人眶脂肪减少，眼睑后面缺少足够的支撑所致。

3.瘢痕性睑内翻（cicatricia entropion） 上下睑均可发生，由睑结膜及睑板瘢痕性收缩所致。常见于沙眼瘢痕期，其他外伤、结膜烧伤等均可发生。

（三）临床表现

先天性睑内翻常为双侧，瘢痕性睑内翻可为单侧。患者有畏光、流泪、异物感、刺痛、摩擦感等症状。检查可见睑缘向眼球方向卷曲摩擦角膜，角膜上皮可脱落，荧光素弥漫性着染。如继发感染，可发展为角膜溃疡。严重会导致角膜新生血管、云翳或斑翳，视力下降（图3-8、图3-9）。

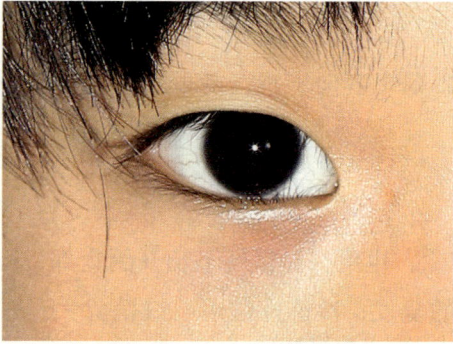

图 3-8　先天性睑内翻

注：右眼内眦赘皮，下睑内翻，内中睫毛倒向眼球。

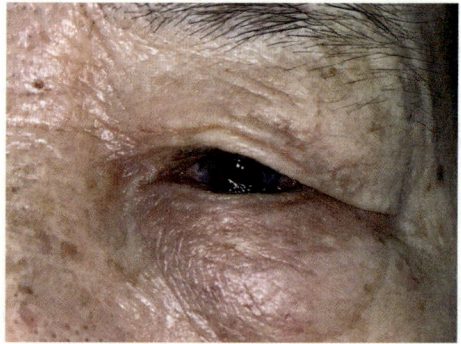

图 3-9　退行性睑内翻

注：左眼下睑皮肤及眶隔松弛，眼睑内翻，睫毛贴附眼球。

（四）诊断

根据患者年龄，有无外伤、手术史等，以及临床表现容易做出诊断。

（五）治疗

先天性睑内翻随年龄增长，可自行消失，不必急于手术治疗。如果内翻严重，引起角膜损伤，则考虑手术矫正。退行性睑内翻大多需要手术治疗。瘢痕性睑内翻必须手术治疗。

三、睑外翻

（一）定义

睑外翻（ectropion）是指睑缘向外翻转离开眼球，睑结膜不同程度地暴露在外，合并睑裂闭合不全。

（二）分类与病因

1.**退行性睑外翻**（degenerative ectropion）　仅限于下眼睑。由于老年人眼轮匝肌功能减弱，眼睑水平松弛、内眦韧带或外眦韧带松弛引起。

2.**瘢痕性睑外翻**（cicatricial ectropion）　眼睑皮肤面瘢痕性收缩所致，可由创伤、烧伤、眼睑溃疡或睑部手术等引起。

3.**麻痹性睑外翻**（paralytic ectropion）　仅限于下眼睑。由于同侧面神经麻痹，眼轮匝肌收缩功能丧失而引起。

（三）临床表现

轻度，睑缘离开眼球，导致溢泪；重度，睑缘外翻，睑结膜暴露在外，引起局部充血，分泌物增加，久之干燥粗糙，高度肥厚，呈现角化。睑外翻常伴眼睑闭合不全，使角膜失去保护，角膜上皮干燥脱落，易引起暴露性角膜炎或溃疡（图3-10、图3-11、图3-12）。

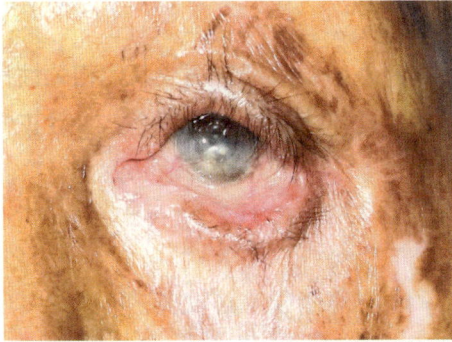

图 3-10 瘢痕性睑外翻

注：左眼下睑皮肤烧伤后瘢痕形成，下睑外翻。

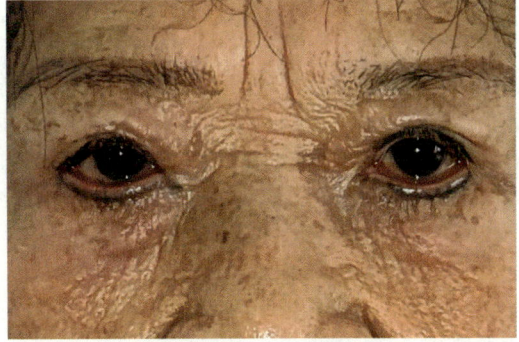

图 3-11 老年性睑外翻

注：双眼下睑皮肤及外眦韧带松弛，下睑下坠外翻。

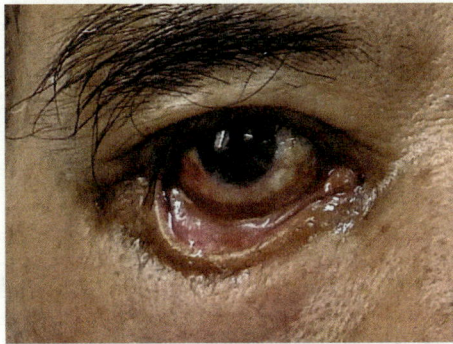

图 3-12 麻痹性睑外翻

注：听神经瘤术后右侧面神经麻痹，右眼下睑睑外翻。

（四）诊断

根据患者的病史以及临床表现容易诊断。

（五）治疗

退行性睑外翻和瘢痕性睑外翻需手术治疗。麻痹性睑外翻关键在于治疗病因，针对面瘫，可用眼膏、牵拉眼睑保护角膜和结膜，或做暂时性睑缘缝合术，有报道表示注射肉毒杆菌毒素 A 对提上睑肌造成暂时性的上睑下垂具有一定保护作用。

四、眼睑闭合不全

（一）定义

眼睑闭合不全（hypophasis or lagophthalmus）又称兔眼，指上、下眼睑不能完全闭合，导致部分眼球暴露。

（二）病因

最常见病因为面神经麻痹，导致下眼睑松弛下垂；外伤、眼部疾病或其他相关性疾病引起的眼球突出；全身麻醉或深度昏迷时可发生短暂的功能性眼睑闭合不全。少数正常人睡眠时，睑裂未闭，称为生理性眼睑闭合不全。

（三）临床表现

1.轻度 因闭眼时眼球反射性上转（Bell现象），下方球结膜暴露较多，可引起眼球下部的结膜充血和干燥。

2.重度 因角膜暴露，导致角膜炎，甚至角膜溃疡。大多数患者的眼睑不能紧贴眼球，引起溢泪。

（四）诊断

根据眼部临床表现，可以明确诊断。

（五）治疗

1.针对病因进行治疗 如瘢痕性睑外翻者应手术矫正。

2.保护角膜 对轻度患者可频繁使用人工泪液，睡眠时结膜囊内可涂抗生素眼膏，或用"湿房"保护角膜，严重者可行睑缘缝合术。

五、上睑下垂

（一）定义

上睑下垂（ptosis）是提上睑肌和Müller肌功能不全或丧失，导致上睑部分或全部不能提起的状态。可为先天性或获得性。

检查睑裂高度，睑裂高度是上下眼睑边缘间在瞳孔平面测得的距离。上睑缘通常位于上方角巩膜缘下2mm处，下睑缘位于下方角巩膜缘上1mm处。单眼上睑下垂可以通过与对侧眼比较进行量化。下垂可以分级为轻度下垂（2mm及以下）、中度下垂（3mm）和重度下垂（4mm及以上）。

（二）病因

先天性上睑下垂主要由于动眼神经核或提上睑肌发育不良，为常染色体显性遗传或隐性遗传。获得性上睑下垂因动眼神经麻痹、提上睑肌损伤、交感神经疾病、重症肌无力等造成。

（三）临床表现

先天性上睑下垂常为双侧，但两侧不一定对称。如瞳孔被遮盖，患者为克服视力障碍，额肌紧缩，牵拉造成眉毛上抬或仰头视物。单眼上睑下垂患者患眼可有弱视。获得性上睑下垂多有相关病史或伴有其他症状，如动眼神经麻痹伴有其他眼外肌麻痹；交感神经损害有Horner综合征；重症肌无力所致上睑下垂具有晨轻夜重的特点，注射新斯的明后明显减轻（图3-13）。

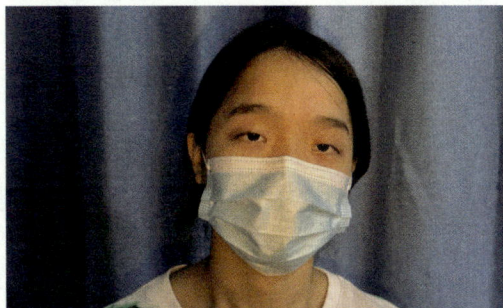

图3-13　双眼轻度上睑下垂，并有代偿头位

（四）诊断

根据病史、临床表现和检查可做出诊断。

（五）治疗

1. **先天性上睑下垂**　以手术治疗为主。如遮盖瞳孔，为避免弱视，应该尽早治疗。
2. **获得性上睑下垂**　针对病因治疗，必要时考虑手术，依据提上睑肌的肌力选择手术方式，包括提上睑肌缩短术和额肌瓣悬吊术。

六、内眦赘皮

内眦赘皮（epicanthus）是遮盖内眦部垂直的半月状皮肤皱褶。是一种比较常见的先天异常。36个月的幼儿常见，亚洲人多见，可能的病因是颅骨及鼻骨发育不良，使过多的皮肤形成皱褶。

发病多呈双侧。皮肤皱褶起自上睑，呈新月状绕内眦部走行，至下睑消失。少数患者由下睑向上延伸，称为逆向性内眦赘皮。患者鼻梁较低时，皮肤皱褶可遮蔽内眦部和泪阜，使部分鼻侧巩膜不能显露，常被误认为共同性内斜视，注意鉴别。

本病一般不需治疗。待鼻梁充分发育后，此皱襞大多消失。也可行整形手术。如合并其他先天异常，应酌情手术矫正。

七、特发性眼睑痉挛

特发性眼睑痉挛（idiopathic blepharospasm）是指面神经支配区域肌肉痉挛，多见于中老年人，病因未明。临床表现为轻者眼轮匝肌出现不自主的、阵发性频繁抽搐，在眼轮匝肌肌内注射小剂量肉毒杆菌毒素A或针灸治疗有一定效果；重者抽搐明显，睁眼困难，影响外观和视力，需手术治疗。

第四节　眼睑肿瘤

眼睑良性肿瘤较常见，大多数眼睑良性肿瘤单凭外观即可诊断。眼睑恶性肿瘤主要包括眼睑基底细胞癌、眼睑皮脂腺癌和眼睑鳞状细胞癌，位居我国眼睑恶性肿瘤发病率的前三位。

眼睑肿瘤的治疗以手术切除为主，术中或术后进行病理诊断，一般不需要诊断性活检。眼睑恶性肿瘤提倡在病理控制下进行手术切除，在完整切除肿瘤的同时，最大限度保留正常眼睑组织，以利于眼睑缺损的修复重建。

一、眼睑良性肿瘤

（一）眼睑血管瘤

眼睑血管瘤（hemangioma of eyelid）是婴幼儿时期最常见的眼睑良性肿瘤，由增生的毛细血管和内皮细胞组成（图3-14）。出生时或出生后不久发生，常自行完全或部分退缩。眼睑血管瘤大多部位表浅，呈鲜红色；眼睑皮下血管瘤多与眼眶血管瘤相连，呈蓝色或紫色，可压迫眼球产生散光，导致屈光参差、斜视或弱视。

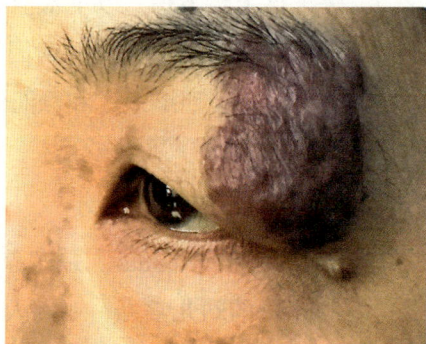

图 3-14　眼睑血管瘤
注：左眼上睑皮肤紫红色肿物。

由于眼睑血管瘤有自行退缩的趋向，小的眼睑血管瘤不需治疗。若肿瘤引起上睑下垂或眼球位置异常，应给予积极治疗。治疗首选β受体阻滞剂类药物。

（二）眼睑色素痣

眼睑色素痣（nevus of eyelid）是眼睑先天性扁平或隆起的病变，境界清楚，由痣细胞构成（图3-15）。组织学上可分为以下几种。

1.交界痣　痣细胞位于表皮和真皮交界处。临床表现为扁平，生长缓慢，有恶变可能。

2.皮内痣　最常见，一般是隆起的，有时为乳头瘤状。色素很少，一般无恶变趋势。

3.复合痣　常为棕色，由前两型成分结合在一起。有低度恶变可能。

4.蓝痣　一般扁平，出生时就有色素，呈蓝色或石板灰色。无恶变趋势。

5.先天性睑皮黑色素细胞增多症　又称太田痣，是眼睑和眶周皮肤的一种蓝痣，无恶变趋势。

眼睑色素痣除非美容需要，一般无须治疗；如出现迅速增大、色素加深或破溃出血等恶变迹象时，应尽快手术完整切除，并行病理检查。

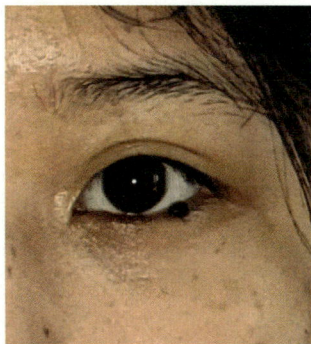

图 3-15　眼睑色素痣

注：左眼下睑睑缘棕黑色肿物，境界清楚。

（三）眼睑黄色瘤

眼睑黄色瘤（xanthoma of eyelid）常见于老年人，常为双眼发病（图 3-16）。本病可能发生在血脂过高、糖尿病和其他继发性血脂过高的患者中，但多数患者血脂正常。病变常位于眼睑内侧。眼睑黄色瘤可手术切除或激光破坏。胆固醇高的患者易复发。

二、眼睑恶性肿瘤

（一）眼睑基底细胞癌

眼睑基底细胞癌（basal cell carcinoma）为最常见的眼睑恶性肿瘤，多见于中老年人（图3-17）。光化学损伤是基底细胞癌与其他大多数表皮肿瘤发生最重要的致病因素。组织学上，基底细胞癌是由小的、形状规则的坚固小叶构成，细胞嗜碱性，胞质缺乏。好发于下睑近内眦部。初起时为小结节，表面可见毛细血管扩张。因富含色素，可被误认为色素痣或黑色素瘤，但它隆起较高，质地坚硬，生长缓慢。

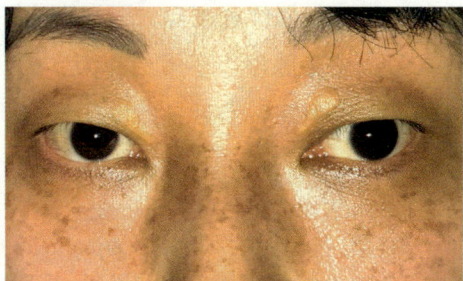

图 3-16　眼睑黄色瘤

注：双眼上睑近内眦部柔软的扁平黄色斑，稍隆起，与周围正常皮肤分界清楚。

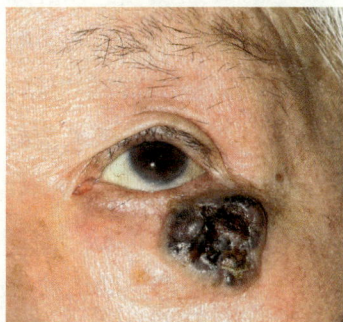

图 3-17　眼睑基底细胞癌

注：左眼下睑肿物，中央溃疡，周边火山口样，局部可见黑色色素沉着。

患者无疼痛感。病程稍久肿瘤中央部出现溃疡，其边缘潜行，形状如火山口，并逐渐向周围组织侵蚀。引起广泛破坏。基底细胞癌罕有转移。

病理控制性手术切除肿瘤。如果侵犯范围大，手术不能完整切除者，术后给予放疗。

（二）眼睑皮脂腺癌

眼睑皮脂腺癌（sebaceous carcinoma）是我国常见的眼睑恶性肿瘤之一（图3-18）。多发于中老年女性，好发于上睑，常起源于睑板腺和睫毛的皮脂腺。如起自睑板腺，初起时为眼睑皮下小结节，与睑板腺囊肿相似，容易误诊。以后逐渐增大，睑板弥漫性斑块状增厚，相应的睑结膜呈黄色隆起。如起自皮脂腺，则在睑缘呈黄色小结节，表面皮肤正常。部分患者的肿瘤呈派杰样浸润生长，易误诊为结膜炎。当肿块逐渐增大后，可形成溃疡或呈菜花状。皮脂腺癌恶性程度高，可向眶内扩展，并可发生局部或远处转移。

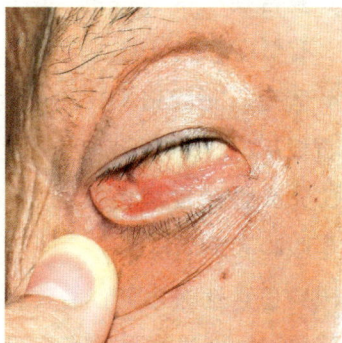

图 3-18　眼睑皮脂腺癌

注：右眼下睑睑板黄白色肿物，累及睑缘。

眼睑皮脂腺癌以手术治疗为主。病变局限时，病理控制性手术切除预后较好。如病变已侵及邻近组织，术后易复发。

（三）眼睑鳞状细胞癌

眼睑鳞状细胞癌（squamous cell carcinoma，SCC）多发生于中老年人，好发于睑缘皮肤黏膜移行处（图3-19）。开始时像乳头状瘤，生长缓慢，患者初期无不适。逐渐形成溃疡，边缘稍隆起，质地坚硬，可发生坏死和继发感染。部分鳞状细胞癌噬神经生长，患者疼痛明显。该肿瘤生长较快，恶性度高，可侵犯皮下组织、睑板、眼球表面和眼眶，可转移至耳前、颌下等局部淋巴结甚至远处脏器。

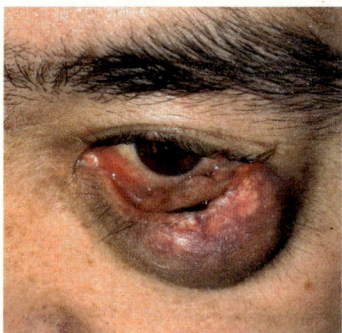

图 3-19　眼睑鳞状细胞癌

注：左眼下睑肿物，发生于睑缘及皮肤交界处，结膜面可见灰白色实质性肿物。

眼睑鳞状细胞癌以手术治疗为主，术中病理检查控制切除范围。必要时术后辅以放疗或化疗。

眼睑肿瘤以良性多见，恶性肿瘤以眼睑基底细胞癌、眼睑皮脂腺癌和眼睑鳞状细胞癌多见，眼睑发病处可见肿块和/或溃疡，诊断需根据组织学病理检查来判断，治疗以手术为主，在病理引导下进行手术切除，辅以放疗和化疗。

目标检测

答案解析

选择题

A型题（最佳选择题）

1.接触性睑皮炎的治疗中不正确的是（　　）

　　A.生理盐水湿敷　　　　　　　　B.糖皮质激素滴眼液

　　C.糖皮质激素眼膏　　　　　　　D.必要时口服泼尼松

　　E.包扎患眼，避免接触致敏原

2.由于眼睑外伤或手术之后引起的睑外翻是（　　）

　　A.瘢痕性睑外翻　　　　　　　　B.先天性睑外翻

　　C.麻痹性睑外翻　　　　　　　　D.老年性睑外翻

　　E.外伤性睑外翻

3.眼睑闭合不全的最常见原因是（　　）

　　A.甲状腺相关眼病　　　　　　　B.瘢痕性睑外翻

　　C.全身麻醉时　　　　　　　　　D.面神经麻痹

　　E.眼眶肿瘤

4.眼睑最常见的恶性肿瘤是（　　）

　　A.鳞状细胞癌　　　　　　　　　B.皮脂腺癌

　　C.基底细胞癌　　　　　　　　　D.黑色素细胞瘤

　　E.移行上皮癌

5.先天性上睑下垂的病因是（　　）

　　A.动眼神经麻痹　　　　　　　　B.交感神经受损

　　C.重症肌无力　　　　　　　　　D.动眼神经核或提上睑肌发育不良

　　E.提上睑肌损伤

6.早期与睑板腺囊肿体征相似的是（　　）

　　A.眼睑黄色瘤　　　　　　　　　B.眼睑皮脂腺癌

　　C.眼睑基底细胞癌　　　　　　　D.眼睑鳞状细胞癌

　　E.眼睑血管瘤

（陈　千）

书网融合……

小结

第四章　泪器疾病

PPT

📖 学习目标

通过本章内容学习，学生能够：

1.重点掌握泪液排出系统疾病（如慢性泪囊炎）的临床表现、治疗原则及与眼视光的关系；熟悉泪液分泌系统疾病（如泪腺肿瘤）的临床表现；了解泪液分泌系统疾病的基本诊疗原则。

2.学会荧光素钠试验、泪道冲洗等泪道检查技术。

3.在泪器疾病的诊治过程中，具备与患者进行良好的沟通的能力，以及为配镜顾客时，能在泪腺和泪道功能对配镜的影响方面提供合理指导。

➡️ 情境导入

情境描述　患者，女，50岁。因左眼溢泪伴黏脓性分泌物1年就诊。自诉1年前起，左眼出现溢泪，眼角内侧常有黏脓性分泌物，曾在医院多次行泪道冲洗，未能缓解。无眼红、眼痛及畏光症状，视力不受影响。体检：视力右眼1.0，左眼1.0；左眼泪囊区无红肿及触痛，挤压泪囊区后有黏脓性分泌物自泪点溢出；眼睑位置正常，无内翻倒睫及外翻；鼻侧球结膜轻度充血；眼球组织未见异常。右眼未见异常。

讨论　1.该患者可能出现了什么问题？

2.诊断明确后，可采用哪些治疗手段？

第一节　概　述

一、泪器相关的解剖生理

泪器（lacrimal apparatus）分为泪液分泌系统和泪液排出系统两大部分（图4-1）。

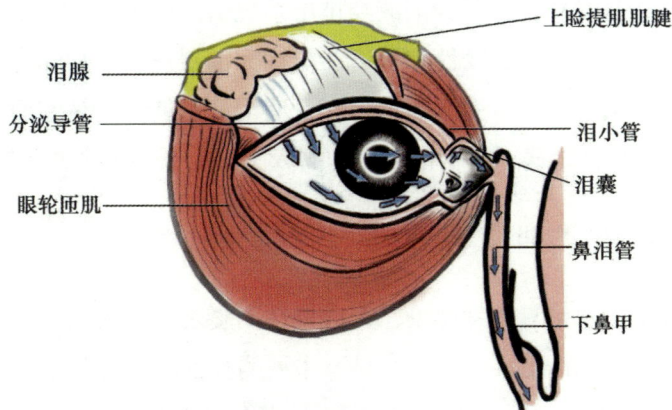

图 4-1　泪器及泪液的分泌与排出

（一）泪液分泌系统

泪液分泌系统由泪腺（lacrimal gland）、副泪腺（包括Kmuse腺、Wolfring腺等）、结膜杯状细胞组成。其中位于眼眶颞上泪腺窝的泪腺分泌了大部分的泪液。泪腺可分为较大的眶部泪腺上叶和较小的睑部泪腺下叶，两个泪腺叶通过各自的排泄管，将泪液引流到结膜穹窿颞上部，睑部泪腺有时在翻转上睑时可以见到。泪腺受到情感或外界刺激后大量分泌，起到冲洗和稀释刺激物的作用。产生的泪液过多流出眼睑造成流泪。副泪腺的数量只有主泪腺的1/10，多位于结膜上穹窿。副泪腺的分泌称为基础分泌，其分泌量足以维持眼表的湿润，减少眼睑和眼球的摩擦。结膜中还散布着杯状细胞，分泌黏蛋白，失去杯状细胞后，即使泪液量很丰富，仍会导致角膜干燥。泪液分泌过多或过少都将对眼部造成一定危害。

（二）泪液排出系统

泪液排出系统包括泪小点（lacrimal punctun）、泪小管（lacrimal canaliculus）、泪总管、泪囊（lacrimal sac）和鼻泪管（nasolacrimal duct），统称为泪道。通常泪液的生成和排出保持平衡，每次瞬目、闭睑动作使泪液在眼表涂布，同时推送到内眦部形成泪湖，然后通过虹吸现象进入泪小点。闭睑时，围绕泪小管部的眼轮匝肌收缩，防止泪液回流。同时挤压泪小管和泪囊，迫使泪液从鼻泪管排入鼻腔。睁开眼睑，眼轮匝肌松弛，泪小管和泪囊因自身弹性扩张，形成负压，泪湖的泪液通过重新开放的泪小点进入泪小管和泪囊。泪囊内部有阀门状的上皮衬里，防止泪液或空气倒流。发育最完善的是鼻泪管远端出口处的黏膜活瓣（Hasner瓣），其结构十分重要，婴幼儿发生堵塞时引起先天性泪道阻塞和慢性泪囊炎。

二、泪器疾病常见病因

正常情况下，眼部各种腺体的分泌成分组成了泪液，眼睑的瞬目运动将泪液均匀涂布到眼表，除少量泪液蒸发外，大部分泪液经排出系统引流到鼻腔。分泌系统或是排出系统的病变，包括先天异常、炎症、变性和肿瘤，统称为泪器病。炎症性肿胀或组织增生、肿瘤压迫或阻塞、瘢痕粘连等都可引起泪道阻塞，使泪液不能流入鼻腔而导致溢泪。泪道阻塞最常见原因是为炎症性疾病，外伤次之，肿瘤较少，先天性狭窄或闭锁更是少见。

三、泪器疾病的类型

鼻泪管阻塞常可引起泪囊继发感染，形成慢性泪囊炎。泪液基础分泌不足，是引起眼表疾病的重要因素之一。泪腺疾病相对少见，主要为炎症及肿瘤。泪液分泌系统疾病主要包括泪腺炎症和泪腺肿瘤，泪液排出系统疾病主要包括泪道阻塞、狭窄、泪道功能不全、泪囊炎、泪小管炎等。

四、泪器疾病临床表现

泪器疾病的主要症状是流眼泪，其原因主要分为流泪和溢泪。

1.流泪　是指泪液分泌增多，排出系统来不及将泪液排出而流出眼睑外。

2.溢泪　是指泪液排出通道受阻，不能流入鼻腔而溢出眼睑外。

临床中区分是由于泪道阻塞引起的溢泪还是因眼表疾病刺激引起的高分泌性流泪非常重要。

第二节　泪液分泌系统疾病

泪液分泌系统疾病主要包括泪腺炎和泪腺肿瘤。

一、泪腺炎

泪腺炎（dacryoadenitis）是各种原因引起的泪腺组织炎症性疾病的总称，临床上按其起病的缓急程度分为急性和慢性两种。

（一）急性泪腺炎

急性泪腺炎（acute dacryoadenitis）成人不多见，常为单侧发病，主要见于儿童（图4-2）。

1.病因　急性泪腺炎多为病原体感染所致，最

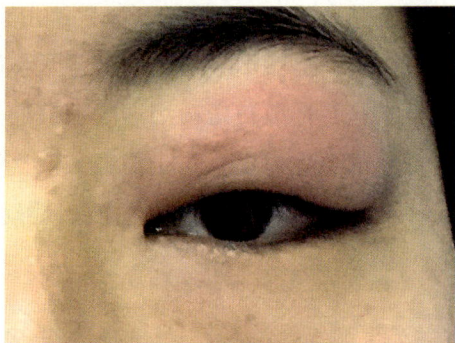

图4-2　急性泪腺炎

常见的病原体为金黄色葡萄球菌或肺炎球菌，但也可见于某些病毒，真菌罕见。病原体可经泪腺外伤创口或邻近组织炎症蔓延而来，也可从远处化脓性病灶血行转移而来，或来自结膜的上行感染。儿童急性泪腺炎可伴有感染性单核细胞增多症、麻疹、流行性腮腺炎及流行性感冒等传染性疾病。此外，尚有一些原因不明者，称之为原发性泪腺炎。

2.临床表现 单侧急性起病，表现为泪腺部疼痛、有流泪或脓性分泌物。患者通常感到不适及发热。检查见眶外上方局部肿胀、触痛，上眼睑典型的S形弯曲，表面皮肤红肿，并伴有炎性上睑下垂。对应泪腺导管开口处的颞侧上穹窿球结膜充血，可伴有分泌物。眼球向下、内方移位，运动受限。耳前淋巴结肿大，并可出现体温升高、头痛不适等全身表现。CT检查显示泪腺扩大、边缘不规则，但不累及鼻窦、眶组织及周围骨壁。

3.诊断 急性泪腺炎早期可能难与眶蜂窝织炎相鉴别。可联合止痛药，首先使用抗生素治疗24~48小时，如果患者症状没有改善，建议进行试验性激素治疗，一般累及泪腺的非特异性眼眶炎症对激素相当敏感且在24小时内起效。如果已经开始激素治疗，且激素治疗结束时病情没有痊愈或好转，则必须行组织活检。

4.治疗 针对特殊病因进行治疗，细菌、病毒感染，应全身使用抗生素或抗病毒药物，局部热敷。脓肿形成时，宜尽早切开引流，睑部泪腺炎可采用上睑外侧皮肤切口，眶部泪腺炎则从上穹窿外侧结膜切开排脓。口服抗炎药物（如甲氧奈普酸或吲哚美辛）对治疗累及泪腺的非特异性眼眶炎症有一定疗效。

（二）慢性泪腺炎

慢性泪腺炎（chronic dacryoadenitis）为病程缓慢的增殖性炎症，多为双侧性（图4-3）。

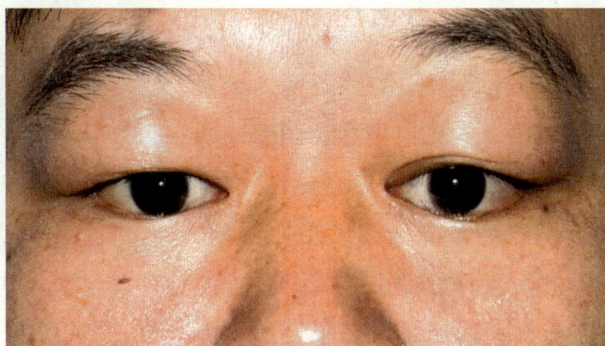

图 4-3 慢性泪腺炎
注：双眼泪腺肿大，无压痛，外上眶缘下可触及质硬肿物。

1.病因 慢性泪腺炎可由急性泪腺炎迁延而来，但多为原发性质，常见于良性的淋巴细胞浸润、淋巴瘤、白血病或者结核等，偶有硬化病患者发生双侧泪腺炎症。伴有腮腺肥大者，称之为Mikulicz综合征。

2.临床表现 双侧发病，进展缓慢。眼睑外上侧出现分叶状无痛性包块，质软。该处轻度上睑下垂。肿胀的腺组织可限制眼球向外上方转动而产生复视，但眼球突出少见。多不伴有流泪。

3.诊断 切除泪腺作组织病理检查有助于诊断。必要时行PPD或OT试验（此两项均为结核菌素试验）、血常规、眼球突出度测定、X线检查等。

4.治疗 针对病因或原发病进行治疗。可根据病情应用抗生素及皮质类固醇，无效可考虑手术切除。

二、泪腺肿瘤

在泪腺肿瘤中，50%为炎性假瘤或淋巴样瘤，50%为上皮源性肿瘤。在原发性上皮瘤中，良性混合瘤（多形性腺瘤）约占50%，腺样囊性癌占20%~25%，其他原发癌占25%。对泪腺肿瘤的诊断，直接关系到正确的治疗和患者的预后。

第三节　泪液排出系统疾病

一、急性泪囊炎

急性泪囊炎（acute dacryocystitis）大多由慢性泪囊炎急性发作而来，与致病菌毒力强和（或）机体抵抗力弱有关（图4-4）。

1.病因 急性泪囊炎是由毒力强的致病菌如金黄色葡萄球菌或β-溶血链球菌，少见白色念珠菌感染引起，多为慢性泪囊炎急性发作，也可以无溢泪史而突然发生。新生儿泪囊炎的致病菌多为流感嗜血杆菌，如不采取快速、有效的治疗，易演变为眶蜂窝织炎。

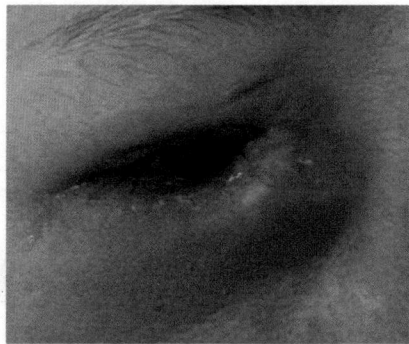

图4-4　急性泪囊炎

注：右眼泪囊区红肿，皮肤面黄白色脓点，
结膜囊多量脓性分泌物。

2.临床表现 急性泪囊炎起病急，患眼充血、流泪，有脓性分泌物。检查见泪囊部（内眦韧带下方）红、肿、热、痛明显，常波及眼睑及颜面部。眼睑肿胀，结膜充血、水肿，颌下及耳前淋巴结肿大。全身可有发热等不适症状。数日后局部形成脓肿，破溃排出脓液后炎症减轻。有时形成泪囊瘘管，时愈时发或长期不愈。机体免疫力低下或感染未控制者，可演变为眼睑眶隔前蜂窝织炎、眶蜂窝织炎或脓肿，甚至引起全身脓毒血症导致死亡。感染也可逆泪道而上，导致角、结膜感染或超敏性周边角膜溃疡。

3.治疗　治疗的原则是控制感染，缓解疼痛，使堵塞的泪道重新通畅。急性泪囊炎早期局部热敷，超短波理疗，结膜囊点抗生素滴眼液，全身应用抗生素。脓肿出现波动感则切开排脓并放入引流管，培养泪囊内容物，并涂广谱抗生素药膏。一旦急性泪囊炎缓解，大多数患者应行泪囊鼻腔吻合术。炎症期忌行泪道冲洗或泪道探通，以免感染扩散。

二、慢性泪囊炎

慢性泪囊炎（chronic dacryocystitis）是一种较常见的泪器疾病，中老年女性多见。

1.病因　慢性泪囊炎是在鼻泪管下端阻塞，泪囊内有分泌物滞留的基础上发生，常见致病菌为肺炎球菌、链球菌、葡萄球菌等。女性较男性更易受累。成人发生堵塞的原因不明，可能与沙眼、泪道外伤、鼻炎、鼻中隔偏曲、下鼻甲肥大等因素有关。

2.临床表现　慢性泪囊炎主要症状为溢泪，溢泪使泪囊部皮肤潮红、糜烂，出现慢性湿疹表现。挤压泪囊区有黏液或黏脓性分泌物自泪小点溢出。鼻侧球结膜充血。如泪囊内分泌物长期引流不畅，则泪囊可逐渐增大形成泪囊黏液囊肿。

慢性泪囊炎是眼部的感染病灶，泪囊中的致病菌及脓性分泌物反流到结膜可引起结膜炎症；角膜存在损伤的情况下，可导致角膜溃疡。因此要重视慢性泪囊炎对眼球构成的潜在威胁，特别是在施行内眼手术前，必须给予治疗，避免引起眼内化脓性感染。

3.诊断　有反复溢泪病史，挤压泪囊区有黏液或黏脓性分泌物自泪小点溢出。

4.治疗　治疗原则是药物控制炎症后，通过手术（泪囊鼻腔吻合术）使堵塞的泪道重新通畅。慢性泪囊炎可局部使用抗生素滴眼液，或泪道冲洗后注入抗生素药液。药物治疗仅能暂时减轻症状，手术是主要的治疗手段。

三、泪道功能不全

泪道功能不全是指没有器质性阻塞的泪液引流不畅，即泪道冲洗通畅而有溢泪的一类情况。

1.病因与临床表现　患者有单侧或双侧溢泪史。部分患者泪点外翻，和泪湖脱离接触，泪液不能被泪小管的虹吸现象吸入泪道。泪点外翻的原因很多，如结膜或泪阜肥厚及痉挛性、瘢痕性睑外翻、老年性下睑松弛、面神经麻痹等，下睑皮炎亦可引起睑外翻，患者不断擦拭眼泪及泪液的刺激又加重了皮炎和外翻，形成恶性循环。眼轮匝肌的收缩与松弛推动着排泪，部分患者眼轮匝肌松弛，致使泪液泵作用减弱或消失，泪液排出障碍，出现溢泪。鼻泪管瓣膜功能不全时可引起泪囊气肿，空气滞留在泪囊中，触之有捻发声，引起泪液引流不畅。

2.治疗 治疗原则是去除病因。泪点位置异常者，应行手术矫正相关的解剖异常。

四、泪道狭窄或阻塞

泪道阻塞常发生在泪小点、泪小管、泪囊与鼻泪管交界处以及鼻泪管下口，主要症状为溢泪。

1.病因 泪小点的异常包括泪小点狭窄、闭塞或缺如，使泪液不能进入泪道。各种原因引起泪小管至鼻泪管的狭窄或阻塞如先天性闭锁、炎症、肿瘤、外伤、异物、药物毒性等导致的泪道结构和功能不全，亦可使泪液不能排出。泪管阻塞常见于Stevens-Johnson综合征、类天疱疮和其他结膜皱缩性疾病。全身使用氟尿嘧啶类药物和局部使用碘苷滴眼液可使泪管发生阻塞。鼻泪管的下段是解剖学的狭窄段，容易受鼻腔疾病的影响而导致阻塞。

2.临床表现 泪道系统的先天性阻塞通常是覆盖于鼻泪管鼻侧末端的Hasner瓣发生膜性阻塞所致，患儿多由其父母代诉在出生时或出生后不久被发现有溢泪症状，可单眼或双眼发病，泪囊若有继发感染，可出现黏脓性分泌物，形成新生儿泪囊炎（neonatal dacryocystitis）。先天性泪囊膨出患儿出生时可见扩张的泪囊，同时缺乏炎症表现，检查鼻腔可见到泪囊向下膨出到鼻腔的外侧壁。先天性皮肤泪道瘘管可在皮肤面发现瘘管形成和黏性分泌物。

成人由于泪道狭窄或阻塞引起的器质性溢泪多见于中年人，最常见的原因为肿瘤或泪道中存在泪石，女性较男性更易受累，通常发生在30~35岁。泪石阻塞泪液外流，泪液滞留导致泪囊扩张，患者感到内眦处有压力感，随后出现泪液分泌物及泪囊隆起，最终形成泪囊炎。患者泪道阻塞时，刮风或寒冷气候时症状加重。

3.诊断 询问病史时应重点追问局部用药史、眼表疾病史、颜面及鼻部外伤史、窦腔手术史和以前有无泪囊炎病史等。裂隙灯下注意观察泪小点位置、形态是否正常。

由于泪道狭窄或阻塞可发生在泪道任何部位，因此确定阻塞部位对于治疗方案的选择十分重要。常用的检查方法有荧光素钠试验、泪道冲洗、泪道探通、X线碘油造影等。

（1）荧光素钠试验 有两种方法：①在结膜囊滴入1%荧光素钠溶液1滴，2分钟后观察和比较双眼泪膜中荧光素消退情况，荧光素钠保留较多的眼则可能为相对性泪道阻塞。②在结膜囊滴入荧光素钠溶液，2分钟后用湿棉棒擦拭下鼻道，若棉棒带黄绿色则泪道通畅或没有完全性阻塞。

（2）泪道冲洗 可帮助判断阻塞部位：①泪道冲洗时冲洗液完全从原路反流者为泪小管阻塞；②冲洗液从上或下泪小点进入后由另一泪小点反流者为泪总管阻塞；③冲洗时有阻力且冲洗液部分进入鼻腔、部分自泪小点反流者为鼻泪管狭窄；④冲洗液自另一泪小点反流同时伴有黏性或黏脓性分泌物者为鼻泪管阻塞合并慢性泪囊炎（图4-5）。

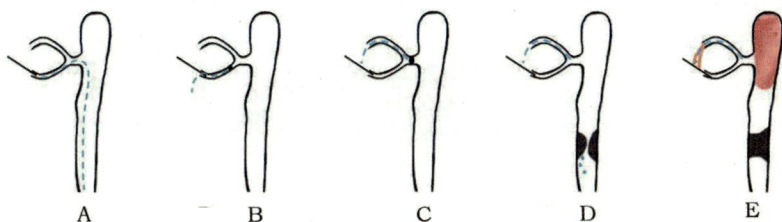

图4-5　泪道冲洗及阻塞部位示意图

注：A.泪道通畅；B.泪小管阻塞；C.泪总管阻塞；D.鼻泪管狭窄；鼻泪管阻塞合并慢性泪囊炎。

（3）泪道探通　在证实泪道阻塞部位的同时，对于婴幼儿的泪道阻塞还有治疗作用。

（4）X线碘油造影　可以显示泪囊大小及阻塞部位。

4.治疗　①大部分先天性Hasner瓣阻塞可在出生后4~6周自行开放，因此可先行局部按摩和用抗生素滴眼液点眼，鼻腔应用缓解充血的婴儿滴鼻剂等保守治疗。若不能自行痊愈或治疗无效，半岁以后可考虑行泪道探通术。一次探通有效率为75%，还有25%患儿需行二次探通，然后留置硅胶管一段时间保持引流。保守治疗期间，发生新生儿泪囊炎者按急性泪囊炎进行处理，待炎症消退后再行泪道探通。②先天性泪囊膨出可先采用按摩和局部抗生素滴眼液保守治疗，治疗1~2周无效者或并发感染时，进行泪道探通。③先天性皮肤泪道瘘管可给予手术切除。④泪小点膜闭者可用探针或泪点扩张器直接刺穿，然后行泪道冲洗；泪小点狭窄通过扩张或硅胶管植入进行治疗；泪小点缺如时可在泪管相应部位做睑缘切开，同时行泪囊逆行硅胶插管；如泪小点和泪管完全缺如，则行结膜—泪囊—鼻腔吻合术。⑤泪管的阻塞可通过留置泪道硅胶管治疗；泪道激光亦有较满意的治疗效果，近年来内镜系统的引入，使泪道激光的操作更为直观和简便，可直视下行泪道摄影，使用微型环钻或激光疏通泪道阻塞部位。⑥鼻泪管阻塞者可行泪囊鼻腔吻合术。

五、泪小管炎

泪小管炎（canaliculitis）为泪小管的慢性炎症，发病率不高，儿童易患。

1.病因　泪小管炎多由沙眼衣原体、放线菌、白色念珠菌或曲霉菌感染引起。多为下泪小管感染，而且常继发于眼部化脓性结膜炎，因此常难以正确诊断。如不治疗，将引起泪管狭窄。

2.临床表现　患者眼部轻度红肿、刺激，伴少量分泌物。内眦部睑缘和结膜轻度充血，泪小点水肿、压迫泪小管有分泌物溢出。泪囊摘除术后仍能从泪小点挤压出黏脓性分泌物，这是泪小管炎的间接证据。分泌物涂片检查有助于致病微生物的确诊。

3.治疗　可用抗生素溶液冲洗。严重者行泪小管切开，将坏死组织刮除，然后用碘酊烧灼黏膜面。治疗后容易复发。全泪管阻塞后需要建立人工引流通道，施行结膜—泪囊—鼻腔吻合术。

目标检测

答案解析

选择题

A型题（最佳选择题）

1.患者，女性，60岁，因左眼溢泪2年，去医院就诊。体检：左眼结膜慢性充血，泪囊区红肿糜烂，稍隆起，指压泪囊区有脓液自下泪点溢出。医生诊断：慢性泪囊炎。结合所学知识判断，下列对患者的治疗措施不正确的是（　　）

A.左眼滴敏感抗生素滴眼液　　　　　B.直接行泪道探通术

C.先行泪道冲洗，再行泪道探通术　　D.可行泪囊鼻腔吻合术

E.辅助局部理疗

2.不是慢性泪囊炎的临床表现的是（　　）

A.内眦部皮肤潮红糜烂　　　　　B.溢泪

C.有脓性分泌物自泪小点溢出　　D.流泪

E.多见于中老年女性

3.慢性泪囊炎的主要体征是（　　）

A.压迫泪囊区或泪道冲洗，有大量的黏液脓性分泌物自泪点反流到结膜囊内

B.结膜充血

C.内眦部位皮肤浸渍

D.内眦部位皮肤湿疹

E.眼睑疼痛明显

4.患者溢泪3年就诊，检查：自下泪小管冲洗，上、下泪小点均有反流，且可见脓性分泌物，诊断为（　　）

A.泪小管阻塞　　　　B.泪小点阻塞

C.泪小管炎　　　　　D.慢性泪囊炎

E.泪总管阻塞

5.新生儿泪囊炎的主要原因是（　　）

A.泪囊的原发感染　　　　　B.鼻泪管下段发育不全所致的泪囊继发感染

C.先天性泪小管闭锁　　　　D.先天性泪小点闭锁

E.泪液分泌过多

6.流泪主要是由于（ ）

  A.泪小管的阻塞   B.泪液的分泌增多

  C.鼻泪管的阻塞   D.鼻腔黏膜的肿胀

  E.泪小点狭窄

7.下列不属于泪道阻塞或狭窄的病因的是（ ）

  A.倒睫   B.先天性泪小管闭锁

  C.泪小点狭窄   D.鼻腔阻塞

  E.外伤

（陈玉萍）

书网融合……

小结

第五章　眼表疾病

PPT

学习目标

通过本章内容学习，学生能够：

1. 重点掌握干眼症的分类及临床表现；熟悉干眼症的诊断；了解干眼症的治疗。

2. 学会泪膜破裂时间检查、泪液分泌试验检查。

3. 在眼表疾病的诊治过程中，能与患者进行良好的沟通以及进行眼表疾病宣教。

情境导入

　　情境描述　患者，男，43岁。主诉：双眼干涩，异物感1周。患者自诉1周前开始出现双眼干涩、异物感，间有眼刺痛感、畏光，无明显视力下降。患者平素喜玩手机，常熬夜。眼科检查：双眼结膜充血，角膜清，KP（－），前房清，中轴约3CT，周边约1CT，晶状体透明，小瞳孔下眼底检查见双眼视乳头色淡红，边界清，黄斑区中心凹反光可见，视网膜平伏。

　　（注：KP为角膜后沉着物，CT为角膜厚度，下同）

　　讨论　1.诊断为何种疾病，需要完善哪些检查？

　　　　　　2.应如何治疗？

第一节　概　述

　　广义的眼表包括角膜上皮和结膜上皮，还有参与维持眼球表面健康的防护体系中所有的外眼附属器（包括眼睑、泪器）。从解剖上来讲，眼表（ocular surface）是指位于上、下睑缘之间内侧的全部上皮组织，主要是由角膜上皮和结膜上皮组成。正常情况下，眼表上皮覆盖有一层稳定的泪膜（tear film），其为眼的重要组成部分，在维持正常的眼表上皮新陈代谢过程中起重要的作用。眼表是个复杂的系统，眼表系统中的各个结构甚至其中的免疫细胞、激素、微生物群等在调节眼表的动态平衡中起着不可忽视的作用。

一、眼表的解剖结构与生理功能特点

眼表的解剖结构包括位于上、下睑缘灰线之间的眼球表面全部的黏膜上皮，包括角膜上皮、角膜缘上皮和结膜上皮。维持正常的眼表功能及清晰的视觉需要有健康的眼表上皮及稳定的泪膜。二者联系紧密，无论是眼表上皮的异常还是泪膜的异常，均可影响对方的正常功能，从而导致眼表疾病及视功能异常。

二、泪液动力学

（一）泪液的性状

泪液覆盖于眼表形成一层泪膜，泪膜—空气界面是光线进入眼内的第一个折射表面，因此泪膜的变化可直接影响视觉的清晰度。泪膜分为三层，从外至内可分为脂质层、水液层和黏蛋白层。位于最表面的脂质层厚约0.1μm（睁眼时），中间水液层厚约7~10μm，最内侧则是0.02~0.1μm厚的黏蛋白层，但水液层与黏蛋白层之间没有明确的界限。由于研究方式的不同，泪膜厚度测量差异较大，而且不同部位的泪膜厚度也不均匀，中央部的泪膜厚度比周边部薄。

（二）泪液的成分

正常泪液成分主要为蛋白质、葡萄糖、电解质等。泪液中清蛋白占蛋白总量60%，球蛋白和溶菌酶各占20%，蛋白质含量为6~10mg/ml，其成分主要包括：生长因子、神经肽、白细胞介素、免疫球蛋白、蛋白酶类、抗微生物肽类等。泪液含有的IgA、IgG、IgE等免疫球蛋白，其中以IgA含量最多，由泪腺中浆细胞分泌。泪液中电解质K^+、Na^+、Cl^-浓度高于血浆。此外，泪液中还含有少量葡萄糖（5mg/dl）、尿素（0.04mg/dl）等，其浓度随血液中的相应物质浓度变化而变化。

（三）泪液动力学

在生理情况下，泪膜在眼表的分布处于一种动态平衡状态。生理状态下，眼表面泪液量约为6μl，其分泌速度约为1.2μl/min，更新率约为16%/min。正常情况下泪液pH范围为5.20~8.35，平均7.35。泪液为等渗性，渗透压为295~309mmol/L。

（四）泪液的功能

泪液具有滋润眼表、抵抗微生物入侵和屈光的功能。泪膜中的水液层能起到维持眼表湿润的作用，其成分中含有免疫球蛋白、溶菌酶等，构成了眼球的第一道防御屏障，可以起到抵抗病原体入侵的作用。泪液通过形成泪膜—空气界面而形成的折射界面，是光线进入眼内的第一个折射界面，一般泪液折射指数为1.336。

三、泪膜的结构与功能

泪膜由脂质层、水液层和黏蛋白层构成。脂质层由睑板腺和Zeis腺分泌，其主要作用是防止泪液蒸发、维持泪膜形态。水液层主要由泪腺和副泪腺分泌，对眼表上皮起营养和保护作用。黏蛋白层由结膜杯状细胞来源的分泌型黏蛋白及结膜上皮细胞和角膜上皮细胞来源的跨膜结合型黏蛋白构成。泪膜各成分、泪液的水压动力学及眼睑结构和运动变化，均可能影响泪膜的稳定性。瞬目运动作为泪膜形成和更新的机械性因素，是由三叉神经第一支作为感觉支传入、面神经交感支和副交感支作为运动支传出的反射弧来完成。

泪膜主要有以下功能：①湿润及保护角膜、结膜上皮；②填补上皮间的不规则界面，保证角膜的光滑；③通过机械冲刷及抗菌成分的作用，抑制微生物生长；④能供给结膜、角膜氧气和所需营养物质；⑤含有大量的蛋白质和细胞因子，调节角膜和结膜的多种细胞功能。

四、泪液功能常用检查

（一）裂隙灯显微镜检查

裂隙灯显微镜（slit-lamp microscope）是带有特殊可调照明光源的双目显微镜。裂隙光带照射眼球，使其呈一明亮的光学切面。照明角度，裂隙光带宽度、长度和强度及放大倍率都是可调的。与泪液功能相关的裂隙灯检查项目主要包括眼睑（眼睑闭合情况、睑板腺有无阻塞、泪河高度）、结膜和角膜。

（二）泪液分泌试验

目前泪液分泌试验方式分为Schirmer I和Schirmer II试验，又可分为是否使用表面麻醉。较常采用的是不使用表面麻醉的Schirmer I试验，检测的是主泪腺的分泌功能（反射性泪液分泌），表面麻醉时检测的是副泪腺的分泌功能（基础泪液分泌），Schirmer试验观察时间为5分钟。Schirmer试验应在安静和暗光环境下进行。Schirmer I试验的方法为将试纸置入被测眼下结膜囊的中外1/3交界处，嘱患者向下看或轻轻闭眼，5分钟后取出滤纸，测量湿长。Schirmer II试验方法为将试纸置入被测眼下结膜囊的中外1/3交界处，嘱患者向下看或轻轻闭眼，用棉棒刺激鼻黏膜，5分钟后取出滤纸，测量湿长。使用表面麻醉时进行Schirmer II试验可帮助鉴别Sjögren综合征患者，其因鼻黏膜刺激引起的反射性泪液分泌显著减少。无表面麻醉的Schirmer I试验正常>10mm/5min，表面麻醉的Schirmer I试验正常>5mm/5min。

（三）泪膜稳定性检查

常用泪膜破裂时间（breakup time of tear film，BUT）来衡量。BUT有两种方式检查：荧光素染色试纸检查法、干眼仪检测。荧光素染色试纸检查法：将湿润的荧光素钠滤纸轻触球结膜，嘱被检者眨眼数次使荧光素均匀分布在角膜上，睁眼后固视前方，不得眨眼，检查者通过裂隙灯钴蓝滤光片观察。从睁眼瞬间开始计时，直到角膜上出现第一个黑斑为止，小于10秒提示泪膜不稳定。

（四）角膜染色

角膜染色检查法常用2%荧光素钠溶液或者荧光素钠染色试纸。以消毒玻璃棒的一端蘸少许染液，涂于下睑结膜上，嘱患者瞬目1~2次，可滴入少量生理盐水冲洗，然后用肉眼或配合放大镜或裂隙灯显微镜观察。一般正常角膜不被染色，如果角膜上皮有剥脱、浸润或溃疡等病变时，即可明显地被染成绿色，但在60岁以上老人，有时正常角膜鼻下方也可有几个小的染色点，岁数越大，可能染色点越多。

（五）角膜地形图检查

角膜地形图（corneal topography）是以实时摄像机记录角膜前表面反射的同心圆环，通过计算机将获得的信息数字化，并将计算结果显示在一张彩色编码图上。本检查能够了解角膜表面的规则性，干眼患者的角膜规则参数比正常人增高，且增高程度与干眼严重程度呈正相关。

五、泪液功能单位

泪液功能单位由角膜、结膜、睑板腺、泪腺和副泪腺以及连接它们的神经网络组成，通过调节方式控制泪液分泌。泪膜稳态的维持得益于泪液功能单位各组成部分的正常运转，泪膜稳态失衡为干眼的主要发病原因。

六、眼表疾病的概念及治疗原则

（一）眼表疾病的概念

眼表疾病（ocular surface disease，OSD）的概念是于1980年由Nelson提出的，泛指损害眼表正常结构与功能的疾病。由于眼表是一个整体概念，而且眼表疾病与泪液疾病联系紧密，故临床上常概括为眼表泪液疾病（ocular surface & tear disease）。一般来说，眼表泪液疾病包括所有的浅层角膜病、结膜病及外眼疾病，也包括影响泪膜的泪腺及泪道疾病。

（二）眼表疾病的治疗原则

对外因引起眼表面结构遭受破坏而导致功能受损的眼表疾病，应采用药物治疗或者手术方法以帮助眼表恢复。治疗眼表疾病的关键是恢复眼表的完整性和眼表上皮细胞的正常功能，即眼表重建术。狭义的眼表重建指通过手术恢复眼表上皮细胞正常功能并维持其稳定。眼睑、眼表上皮、泪膜和相关的神经支配等多个因素共同组成一个完整的功能单位以维持正常眼表功能，因此，对于其中所有参与因素的重建就包括在广义的眼表重建范畴。目前根据手术目的可将眼表重建手术分为结膜眼表重建、角膜眼表重建、泪膜重建和眼睑重建4大类。重建眼表时，应充分考虑眼表上皮的来源、植床的微环境（尤其是炎症是否稳定）和泪膜的稳定性等因素，才能提高眼表重建的成功率。总之，参与维持眼表正常功能的各个因素在眼表重建中应被视为一个整体。

第二节　干　眼

（一）干眼的定义

干眼是目前影响视觉与生活质量最常见的眼表疾病，有"办公室综合征""角结膜干燥症""干眼症"等不同名称。2020年我国专家结合国际与我国干眼患者临床表现，提出了干眼定义：干眼为多因素引起的慢性眼表疾病，是由泪液的质、量及动力学异常导致的泪膜不稳定或眼表微环境失衡，可伴有眼表炎性反应、组织损伤及神经异常，造成眼部多种不适症状和（或）视功能障碍。

（二）干眼的病因与分类

干眼病因多种。泪腺、眼球表面（角膜、结膜和睑板腺）和眼睑，以及连接它们的感觉与运动神经构成了一个完整的功能单位，这一功能单位中任何因素发生改变，都可能引起干眼。这些因素主要包括：全身因素性、眼局部因素性、环境因素性、生活方式相关因素性、手术相关因素性、药物相关因素性等。

干眼发病机制的复杂性正是目前干眼分类尚不完善的重要原因。2013年参考目前的分类方法，我国干眼的分类被提出，将干眼分为5种类型：①水液缺乏型干眼，是由水液性泪液生成不足和（或）质的异常而引起，如Sjögren综合征和许多全身性因素引起的干眼；②蒸发过强型干眼，由于脂质层质或量的异常而引起，如睑板腺功能障碍、睑缘炎、视屏终端综合征、眼睑缺损或异常引起蒸发增加等；③黏蛋白缺乏型干眼，为眼表上皮细胞受损而引起，如药物毒性、化学伤、热烧伤对眼表的损害及角膜缘功能障碍等；④泪液动力学异常型干眼，由泪液的动力学异常引起，如瞬目异常、泪液排出延缓、结膜松弛等；⑤混合型干眼，是临床上最常见的干眼类型，为以上两种或两种以上原因所引起的干眼。

（三）干眼的检查

1.病史采集　病史的采集对于干眼诊断是非常重要的，询问患者有何种症状及症状的严重程度、症状出现的时间及持续时间，还要同时询问起病过程、症状发生或加重诱因和缓解条件，以及全身与局部伴随症状、全身与眼部疾病史、手术史等。

2.泪液分泌试验　根据检测方法的不同分为Schirmer I和Schirmer II试验，又可分为是否使用表面麻醉。较常采用的是不使用表面麻醉的Schirmer I试验，检测的是主泪腺的分泌功能（反射性泪液分泌），表面麻醉时检测的是副泪腺的分泌功能（基础泪液分泌），Schirmer试验观察时间为5分钟。不同个体之间、昼夜之间，甚至同一个体不同检查时间，检查结果有一定的差异。无表面麻醉的Schirmer I试验正常 >10mm/5min，表面麻醉的Schirmer I试验正常 >5mm/5min。

3.泪膜稳定性检查　泪膜破裂时间（BUT）最常用。在结膜囊内滴入5~10μl荧光素钠或使用荧光素钠试纸条，被检者瞬目数次后平视前方，测量者在裂隙灯显微镜的钴蓝光下用宽裂隙光带观察从最后一次瞬目后睁眼至角膜出现第一个黑斑即干燥斑的时间，记录为泪膜破裂时间。正常值为10~45秒，小于10秒为泪膜不稳定。此方法操作简单，适合干眼初筛，检查结果受年龄、种族、睑裂大小、温度和湿度等影响。

4.角膜染色　有荧光素染色及丽丝胺绿染色两种方式，荧光素染色临床相对常用。结膜囊内滴少量荧光素钠溶液，裂隙灯显微镜钴蓝光下观察。正常的角膜上皮不染色，染为绿色表示角膜上皮缺损。正常情况下，荧光素染色还能显示眼球表面一层完整的泪膜。如果泪膜与眼表上皮细胞微绒毛之间的联系被破坏，即使泪液分泌量正常，在角膜表面也不能形成稳定的泪膜。然而，干眼引起的眼表上皮点状染色最早发生于结膜而不是角膜。

5.泪河高度　是初步判断泪液分泌量的指标。在荧光素染色后，裂隙灯显微镜下投射在角结膜表面的光带和下睑睑缘光带的交界处的泪液液平，正常高度为0.3~0.5mm。

6.泪液渗透压测量　泪液渗透压升高能最直接地反映眼表的干燥，而且与其他干眼检查不同，其变异小、正常值标准已得到充分的验证。泪液渗透压 ≥ 316mOsm/L提示有干眼的可能。

7.眼表印迹细胞学检查　可以了解眼表上皮细胞的病理改变。干眼眼表上皮细胞异常表现：结膜杯状细胞密度降低，细胞核浆比增大，角膜上皮细胞鳞状化生，角膜上皮结膜化。通过计算结膜中杯状细胞密度，可间接评估疾病严重程度。然而，印迹细胞学检查是一种有创的方法，而且，它还可能影响其他干眼检查的结果，因此不应作为干眼诊断的首选。

除了上述检查，其他的辅助检查包括泪液蕨类试验、乳铁蛋白含量测定、角膜地形图检查、泪膜镜、光学相干断层成像（OCT）、活体共聚焦显微镜检查和睑板腺成像系统等。

（四）临床表现

1.症状表现　最常见的有干涩感、异物感、烧灼感、畏光、视物模糊和视疲劳。如果合并其他全身性疾病，则具有相应疾病的症状，如口干、关节痛、皮肤病损等。

2.体征表现　球结膜血管扩张，球结膜增厚、皱褶而失去光泽，泪河变窄或中断，有时在下穹窿见微黄色黏丝状分泌物。睑裂区角膜上皮不同程度点状脱落，角膜上皮缺损区荧光素着染。轻度的干眼不影响或轻度影响视力，严重者可出现角膜缘上皮细胞功能障碍，角膜变薄、溃疡甚至穿孔，也可形成角膜瘢痕，严重影响视力。

（五）诊断

干眼的诊断目前尚无国际公认的统一标准，2013年我国的诊断标准被拟定：①有干燥感、异物感、烧灼感、疲劳感、不适感、视力波动等主观症状之一和BUT ≤ 5s或Schirmer I 试验（无表面麻醉）≤ 5mm/5min可诊断干眼；②有以上主观症状之一和5s<BUT ≤ 10s、或5mm/5min<Schirmer I 试验结果（无表面麻醉）≤ 10mm/5min时，同时有角结膜荧光素染色阳性可诊断干眼。

（六）治疗

干眼治疗的目标为缓解眼不适症状和保护患者的视功能。轻度干眼患者主要是缓解眼部症状，而严重干眼患者则主要是保护患者的视功能。治疗主要是去除病因，治疗原发病。干眼的治疗方式可以分为非药物治疗、药物治疗及手术治疗。

1.非药物治疗

（1）患者指导　介绍干眼的基本医药常识，告知治疗的目标，讲解如何正确使用滴眼液和眼膏，对严重患者告知干眼的自然病程和慢性经过。

（2）湿房镜及硅胶眼罩　通过提供密闭环境，减少眼表面的空气流动及泪液的蒸发，达到保存泪液的目的。湿房镜适用于各种类型干眼，硅胶眼罩适用于有角膜暴露的干眼患者。

（3）软性角膜接触镜　适用于干眼伴角膜损伤者，尤其是角膜表面有丝状物时，但使用时需要保持接触镜的湿润状态。也可选择高透氧的治疗性角膜接触镜。

（4）泪道栓塞　对于单纯使用人工泪液难以缓解症状或者使用次数过频（每天4次以上）的干眼患者可考虑泪道栓塞，可以根据阻塞部位和医师的经验选择栓子的类型。

（5）物理疗法　对于睑板腺功能障碍患者应进行眼睑清洁、热敷及睑板腺按摩。

（6）心理干预　对出现心理问题的干眼患者进行积极沟通疏导，必要时与心理专科协助进行心理干预治疗。

2.药物治疗

（1）人工泪液　人工泪液为治疗干眼的一线用药，润滑眼表面是人工泪液的最主要功能，同时它可以补充缺少的泪液，稀释眼表面的可溶性炎症介质，降低泪液渗透压并减少高渗透压引起的眼表面反应，一些人工泪液中含有的特殊添加成分可有其相应疗效。对于干眼的疑似病例，可以试验性应用以辅助诊断。

（2）润滑膏剂（眼用凝胶、膏剂）　眼用凝胶、膏剂在眼表面保持时间较长，但可使视力模糊，主要应用于重度干眼患者或在夜间应用。

（3）局部抗炎及免疫抑制剂　干眼会引起眼表面上皮细胞的非感染性炎症反应。眼表面炎症反应与干眼患者症状的严重程度呈正相关。抗炎和免疫抑制治疗适用于有眼表面炎性反应的干眼患者。常用药物为糖皮质激素、非甾体类抗炎药及免疫抑制剂。

3.手术治疗　对于泪液分泌明显减少，常规治疗方法效果不佳且有可能导致视力严重受损的严重干眼患者可以考虑手术治疗，但应由有经验的眼表专业医师施行。手术方式主要包括睑缘缝合术、颌下腺及唇腺移植术等。

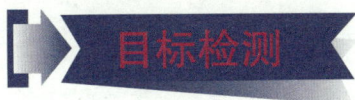

目标检测

答案解析

一、选择题

A型题（最佳选择题）

1.关于泪膜破裂时间，泪膜不稳定界限是（　　）

　　A. BUT<5s　　　　　　　　　　　B. BUT<6s

　　C. BUT<8s　　　　　　　　　　　D. BUT<10s

　　E. BUT<12s

2.维持眼表健康的主要因素不包括（　　）

　　A.眼睑解剖功能正常　　　　　　　B.角膜内皮功能正常

　　C.泪液质量正常　　　　　　　　　D.角膜缘干细胞功能正常

　　E.相关的感觉神经、运动神经功能正常

3.干眼症按病因分类，不包括（　　）

　　A.脂质缺乏性干眼症　　　　　　　B.水样液缺乏性干眼症

　　C.黏蛋白缺乏性干眼症　　　　　　D.感染所致干眼症

　　E.泪液动力学异常所致干眼症

4.对干眼症的诊断没有帮助的是（　　）

　　A.泪液渗透压测定　　　　　　　　B.泪道探通

C.泪膜破裂时间　　　　　　　　　　　D.泪液分泌试验

E.角膜荧光素染色

二、思考题

1.请简述泪膜破裂时间及泪液分泌试验的操作方式。

2.干眼的临床表现有哪些?

（郝传虎）

书网融合……

小结

第六章　结膜病

PPT

学习目标

通过本章内容学习，学生能够：

1.重点掌握结膜炎的分类、临床表现；熟悉各种结膜炎的诊断与鉴别诊断；了解各种结膜炎的治疗原则。

2.学会裂隙灯下鉴别结膜充血与睫状充血、观察分辨眼部分泌物的不同，能熟练进行结膜囊的冲洗。

3.在结膜疾病的诊治过程中，能与患者进行良好的沟通以及进行熟练的眼部护理。

情境导入

情境描述　患者，男，30岁。主诉：双眼红、眼部分泌物多2天。患者自诉2天前游泳后出现眼红，随后出现眼部分泌物多，进食辛辣刺激食物、饮酒后眼红加重，眼部分泌物增多，呈黄白色黏稠样。眼科检查：双眼睫毛可见黄色颗粒样分泌物附着，结膜囊可见黄白色黏稠分泌物；双眼结膜充血，可见结膜轻度水肿，角膜透明，KP（－），前房中轴约3CT（角膜厚度），周边约1CT（角膜厚度），瞳孔等大等圆，直径3mm，对光反射灵敏；双眼晶状体透明，小瞳孔下眼底检查见双眼视乳头色淡红，边界清，黄斑区中心凹反光可见，视网膜平伏。

讨论　1.诊断为何种疾病，需要与哪些眼科疾病鉴别？

　　　　2.请问应如何治疗？

第一节　概　述

结膜（conjunctiva）为一层薄而透明的黏膜组织，覆盖在眼睑后面和眼球前面，由球结膜、睑结膜和穹窿结膜三部分构成。

一、结膜的解剖结构与生理功能特点

结膜是起始于上、下眼睑缘内侧，止于角膜缘的一层半透明黏膜组织，由上皮和基质构成，分为球结膜、睑结膜和穹窿结膜三部分。睑结膜与其下组织结合紧密；球结膜和穹窿结膜与其下组织结合疏松，便于眼球运动。结膜从组织学上分为上皮层和黏膜下基质层。结膜富含神经和血管，球结膜血液供应来自眼动脉分支睫状前动脉，感觉由第Ⅴ对脑神经眼支的泪腺、眶上、滑车上和眶下神经分支支配。

结膜动脉血液供应来自眼睑的动脉弓和睫状前动脉。睑缘动脉弓穿通支穿过睑板分布于睑结膜、穹窿结膜及距角膜缘4mm以外的球结膜，此血管充血称为结膜充血。睫状前动脉由眼动脉的肌支发出，在角膜缘外3~4mm处一部分穿入巩膜，另一部分其末梢细支继续向前形成结膜前动脉，并在角膜缘周围形成深层血管网，此血管充血时为睫状充血。

结膜的神经感觉有感觉神经和交感神经两种。感觉神经来自三叉神经的第1、2分支。交感神经纤维来自眼动脉的交感神经丛，是起源于海绵窦交感神经丛。

结膜为眼球与外界的屏障，对眼球具有防护作用，同时其内所含的抗原提呈细胞、免疫球蛋白、淋巴组织等也参与防护和组织修复过程。

二、结膜疾病的特点

结膜为与外界直接接触的组织，容易受到外界病原体侵袭及外物伤害，最常见的疾病为结膜炎，其次为变性性疾病。

结膜上皮毗邻角膜上皮，并延伸至泪道和泪腺，因此这些部位的疾病容易相互影响。结膜容易受到外界环境的刺激和微生物感染而致病，最常见的疾病为结膜炎，其次为变性性疾病。结膜上皮细胞的创伤愈合与其他的黏膜细胞相似，可快速修复。结膜基质的修复伴有新生血管的生长，修复过程受血管生成数量、炎症反应程度、组织更新速度等因素影响。结膜的浅表层通常由疏松组织构成，在损伤后不能恢复为与原先完全相同的组织，深层的组织（纤维组织层）损伤修复后，成纤维细胞过度增生，分泌胶原使结膜组织黏附于巩膜，通常内眼手术后结膜瘢痕组织的形成与此相关。

第二节　结膜炎

一、结膜炎概述

结膜在与外界环境的多种理化因素和微生物的接触过程中，由于眼表的特异性和非特异性防护机制使其具有一定的预防感染和使感染局限的能力，而当这些防御能力减弱或外界致病因素增强时，将引起结膜组织的炎症发生，其特征是血管扩张、渗出和细胞浸润，这种炎症统称为结膜炎（conjunctivitis）。

结膜炎的病因、分类、症状、体征、诊断、治疗以及预防分述如下。

（一）病因

结膜炎的病因多种，可分为微生物性和非微生物性两大类。

1.微生物性 常见微生物：细菌、病毒和衣原体。①细菌：表皮葡萄球菌、肺炎链球菌、流感嗜血杆菌等。②病毒：人腺病毒、单纯疱疹病毒等。③衣原体。

2.非微生物性 非微生物因素主要为物理性刺激和化学性损伤，同时，全身免疫性病变也可导致结膜炎。

（二）分类

1.根据病因分类 分为感染性、免疫性、化学性或刺激性、全身疾病相关性、继发性和不明原因性。

2.根据病程分类 分为超急性、急性或亚急性和慢性等。

3.按结膜对病变反应的主要形态分类 分为乳头性、滤泡性、膜性或假膜性等。

（三）症状

结膜炎常见症状为异物感、烧灼感、痒、分泌物增多、流泪等。

（四）体征

1.结膜充血 结膜充血表现为表层血管充血，颜色鲜红，一般远离角膜缘，可推动。滴用0.1%肾上腺素后充血明显消退。

2.分泌物 结膜炎可导致结膜分泌物增多，不同病原体的分泌物表现不同，其中细菌性结膜炎表现为脓性分泌物，过敏性结膜炎表现为黏液性分泌物，病毒性结膜炎则表现为水样或浆液状分泌物。

3.结膜乳头 结膜乳头是结膜炎的一种非特异性炎性体征（图6-1）。睑结膜多见，外观扁平，乳头较小时呈天鹅绒样外观，可见血管从乳头中央发出并呈轮辐状散开。生理上，上睑可见少量乳头，可能与该部位膈样固定结构较少有关。临床上，上睑结膜乳头多见于春季角结膜炎和结膜对异物（缝

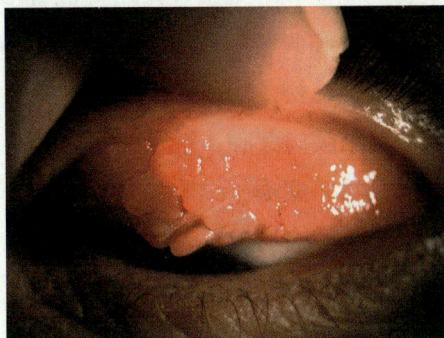

图 6-1 结膜乳头

注：图示上睑结膜面大量乳头增生。

线等）刺激的反应。下睑乳头多见于常年过敏性结膜炎。直径大于 1 mm 的结膜乳头，称为巨乳头。春季角结膜炎、特异性角结膜炎、异物刺激等，均可导致巨乳头形成。

4. 结膜滤泡　结膜滤泡是由结膜淋巴组织反应形成的、外观光滑的、半透明隆起样改变（图6-2）。滤泡常出现在上、下睑结膜，角膜缘附近球结膜也可能出现滤泡。结膜滤泡与结膜乳头最明显的区别是结膜滤泡中央无血管。结膜滤泡是结膜对某些特异性炎症反应的重要体征。引起结膜滤泡的常见病变为病毒性结膜炎、衣原体性结膜炎以及某些寄生虫性或者药物性结膜炎。一般下睑睑板边缘处滤泡，诊断意义不大，如果位于上睑板，则要考虑病理性改变的可能。

5. 结膜水肿　结膜炎症可导致结膜血管扩张，血管内液渗入结膜组织内则形成结膜水肿（图6-3）。由于球结膜与其下组织结合疏松，所以结膜水肿常出现于球结膜。

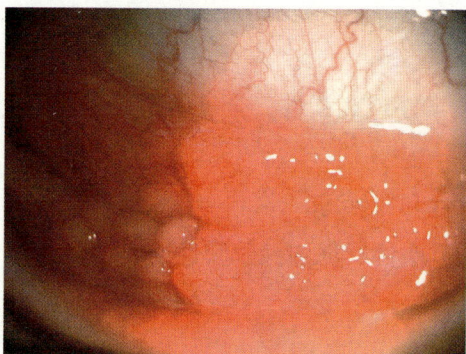

图 6-2　结膜滤泡

注：图示下睑结膜近穹窿部粗大滤泡增生。

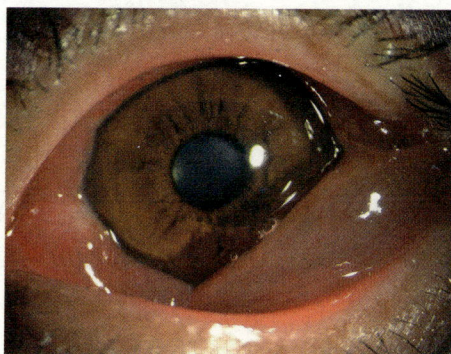

图 6-3　结膜水肿

注：图示球结膜高度水肿。

6. 结膜下出血　腺病毒和肠道病毒所致的流行性结膜炎和Koch-Weeks杆菌所致的急性结膜炎等，可能会造成结膜下点、片状出血。

7. 结膜表面膜状物　结膜炎症可以导致结膜表面出现由脱落的结膜上皮细胞、白细胞、病原体和纤维素性渗出等混合形成的膜状物。根据是否累及结膜上皮，可以将膜状物分为真膜和假膜。真膜与其下组织结合紧密，强行剥离后创面粗糙、易出血；假膜与结膜上皮结合疏松，剥离后结膜上皮完整（图6-4）。

8. 结膜肉芽肿　结膜肉芽肿是由纤维血管组织和单核细胞、巨噬细胞所构成（图6-5）。

9. 结膜瘢痕　结膜病变仅累及上皮层，在病变消退后不留瘢痕；若病变侵及基质，则可能导致瘢痕形成。

10. 假性上睑下垂　炎症细胞浸润和瘢痕组织增生可使上睑肥厚，质量增加而下垂。炎症细胞直接浸润Müller肌也可造成轻度上睑下垂。

11. 耳前淋巴结肿大　是病毒性结膜炎重要体征，衣原体性结膜炎、淋球菌性结膜炎和各种肉芽肿性结膜炎及泪腺炎的疾病也可引起。

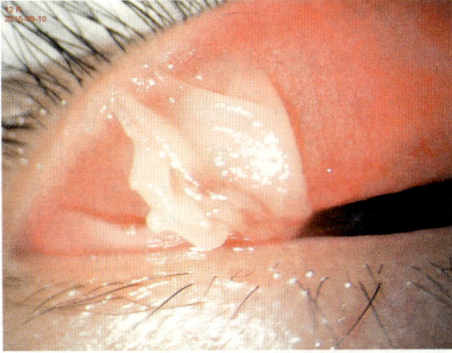

图 6-4　结膜表面假膜

注：图示上睑假膜经棉签擦拭后与结膜分离。

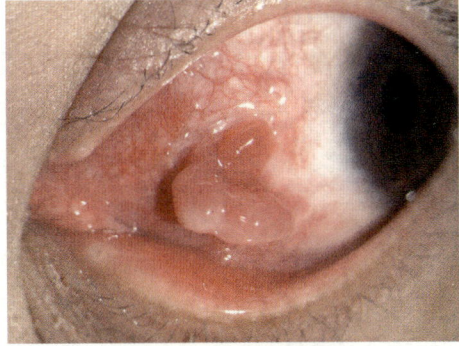

图 6-5　结膜肉芽肿

注：图示翼状胬肉切除术后结膜愈合不良慢性炎症刺激导致结膜肉芽肿。

（五）诊断

结膜炎的诊断主要根据临床症状、体征，结合病原学、细胞学检查一般可以明确诊断。

（六）治疗

针对病因治疗，以局部给药为主，必要时全身用药。急性期忌包扎患眼。

（七）预防

结膜炎多为接触传染，需要注意个人卫生，提倡勤洗手、勤洗脸、不用手和衣袖擦眼。加强公共场所的清洁、消毒可预防传染性结膜炎。

二、细菌性结膜炎

（一）超急性细菌性结膜炎

超急性细菌性结膜炎（hyperacute bacterial conjunctivitis）由奈瑟菌属细菌（淋球菌或脑膜炎球菌）引起，其潜伏期短（10小时至3天），病情进展迅速，结膜充血水肿伴有大量脓性分泌物。有15%~40%患者迅速出现角膜混浊、浸润，周边或中央角膜溃疡，若治疗不及时，几天后可发生角膜穿孔，严重威胁视力。

1.传播途径

（1）生殖器—眼接触传播　主要见于成人淋球菌性结膜炎，新生儿主要是通过分娩时经患有淋球菌性阴道炎的母体产道途径感染，发病率大约为0.04%。

（2）血源性播散　奈瑟脑膜炎球菌性结膜炎最常见，该病原体也可通过呼吸道分泌物传播。

2.临床表现

（1）成人淋球菌性结膜炎与脑膜炎球菌性结膜炎　成人淋球菌性结膜炎较脑膜炎球菌性结膜炎更为常见，而脑膜炎球菌性结膜炎多见于儿童，通常为双眼性，潜伏期仅为数小时至1天，表现类似淋球菌性结膜炎，严重者可发展成化脓性脑膜炎，危及患者的生命。两者在临床上往往难以鉴别，两种致病菌均可引起全身扩散，包括败血症。特异性诊断方法需要细菌培养和糖发酵试验。近年来，奈瑟菌属出现青霉素耐药菌群，因此药物敏感试验非常重要。

（2）新生儿淋球菌性结膜炎（gonococcal conjunctivitis）　新生儿淋球菌性结膜炎潜伏期2~5天，多为产道感染，出生后7天发病者为产后感染。双眼常同时受累，常见临床表现有分泌物多、畏光、流泪，结膜高度水肿，重者突出于睑裂之外，可有假膜形成，分泌物由病初的浆液性很快转变为脓性，脓液量多，不断从睑裂流出，故又有"脓漏眼"之称。常有耳前淋巴结肿大和压痛，严重者可并发角膜溃疡甚至眼内炎。感染的婴儿可能还并发有其他部位的化脓性炎症，如关节炎、脑膜炎、肺炎、败血症等。

3.预防与治疗　本病的预防主要为注意用眼卫生，隔离急性患者，对患者接触物品进行消毒。局部治疗可给予抗生素滴眼液滴眼、结膜囊冲洗，勿包扎患眼，可行分泌物培养+药敏试验，使用敏感抗生素治疗，奈瑟菌性结膜炎应全身及时使用足量的抗生素。对于新生儿出生后应常规使用1%硝酸银滴眼液一次或者涂0.5%四环素眼膏。

（二）急性或亚急性细菌性结膜炎

急性或亚急性细菌性结膜炎（acute bacterial conjunctivitis）又称"急性卡他性结膜炎"，俗称"红眼病"，传染性强，多见于春秋季节，可散发感染，也可流行于集体生活场所，比如学校、工厂等（图6-6）。本病发病急，潜伏期1~3天，两眼同时或相隔1~2天发病。发病3~4天炎症最重，一般病程少于3周。表皮葡萄球菌、金黄色葡萄球菌、流感嗜血杆菌及肺炎双球菌为该病最常见的致病菌。

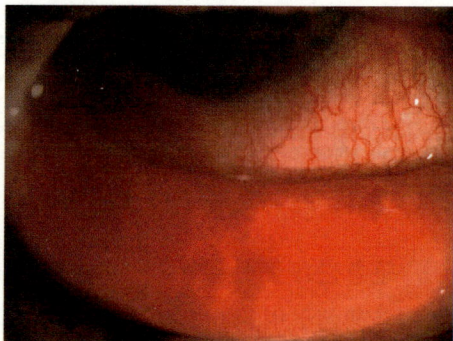

图6-6　急性结膜炎

注：图示睑结膜、球结膜充血。

1.临床表现　不同致病菌可存在不同的临床表现。

（1）流感嗜血杆菌性结膜炎　是儿童细菌性结膜炎的最常见病原体。潜伏期约24小时，临床表现为结膜充血、水肿，球结膜下出血，脓性或黏液脓性分泌物，症状3~4天达到高峰，在开始抗生素治疗后7~10天症状消失，不治疗可复发。儿童感染可引起眶周蜂窝织炎，部分患者伴有体温升高、身体不适等全身症状。

（2）肺炎双球菌性结膜炎 有自限性，儿童发病率高于成人。潜伏期大约2天，结膜充血、黏液脓性分泌物等症状在2~3天后达到顶点。上睑结膜和穹窿结膜可有结膜下出血，球结膜水肿。可有上呼吸道症状，很少引起肺炎。

（3）表皮葡萄球菌、金黄色葡萄球菌性结膜炎 患者多伴有睑缘炎，任何年龄均可发病，晨起由于黏液脓性分泌物糊住眼睛而睁眼困难，较少累及角膜。

2.预防与治疗 本病预防主要为注意卫生，做好隔离，防止传染。治疗主要以抗感染为主，早期可使用广谱抗生素，若确定致病菌，再改为敏感抗生素治疗。根据眼部及全身表现情况，酌情采取结膜囊冲洗、局部用药、全身用药或联合用药。

（三）慢性细菌性结膜炎

慢性细菌性结膜炎（chronic bacterial conjunctivitis）由急性结膜炎演变而来或毒力较弱的病原菌感染所致。表皮葡萄球菌、金黄色葡萄球菌和摩拉克菌为本病常见的致病菌。

1.临床表现 本病进展缓慢，症状多样，表现为眼痒、烧灼感、眼刺痛和视疲劳；体征有结膜轻度充血，乳头增生，分泌物呈黏液性或白色泡沫样。摩拉克菌可引起眦部结膜炎，伴外眦角皮肤结痂、溃疡形成及睑结膜乳头和滤泡增生。

2.诊断 慢性细菌性结膜炎根据临床表现、体征，结合分泌物涂片或结膜刮片等检查可确诊。为明确病因和指导治疗，对于伴有大量脓性分泌物者、结膜炎严重的婴儿和儿童，以及治疗无效者，应进行细菌培养和药物敏感试验，有全身症状的还应进行血培养。

3.预防与治疗 常见的预防措施为注意用眼卫生及手卫生。根据病情轻重可采取结膜囊冲洗、局部用药、全身用药或联合用药。慢性细菌性结膜炎治疗原则与急性结膜炎相似。合并角膜炎者按角膜炎治疗原则处理。勿包扎患眼，可配戴有色眼镜以减少刺激。

三、衣原体性结膜炎

（一）沙眼

沙眼（trachoma）是由沙眼衣原体（chlamydia trachomatis）感染引起的一种慢性传染性结膜角膜炎，是致盲性眼病之一（图6-7）。在20世纪50年代沙眼曾是我国致盲的首要原因，现今该病的发病率明显降低，大部分地区基本消失。1955年沙眼衣原体由我国学者在世界上首次分离培养成功。沙眼衣原体可分为A、B、Ba、C、D~K等12个免疫型，地方性流行性沙眼多由A、B、C或Ba抗原所致，D~K

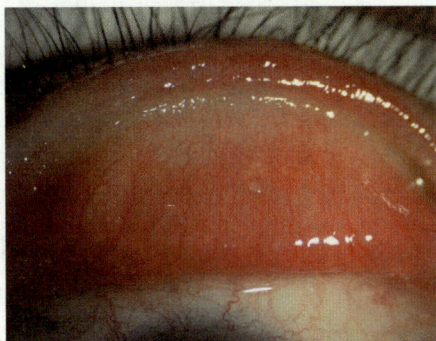

图6-7 沙眼

注：图示上睑结膜充血，少量乳头增生。

型主要引起生殖泌尿系统感染以及包涵体性结膜炎。该病传播途径主要为直接接触或污染物间接传播，节肢昆虫也是传播媒介。

1.临床表现 本病多双眼发病，潜伏期5~14天，有急慢性之分，成人和幼儿感染后表现及预后不同。急性期表现为畏光、流泪、异物感，黏液或黏液脓性分泌物。体征可出现眼睑红肿、结膜充血、乳头增生，上、下穹窿部结膜满布滤泡，可合并弥漫性角膜上皮炎及耳前淋巴结肿大。慢性则症状相对较轻，可仅有眼痒、异物感、干燥和烧灼感。体征表现为结膜充血相对较轻，乳头和滤泡增生，病变以上穹窿结膜及睑板上缘明显，上方角膜缘可出现垂帘状血管翳。结膜出现瘢痕、角膜缘滤泡发生瘢痕化和形成Herbert小凹是沙眼特有的体征。一般幼儿患沙眼后，症状隐匿，可自行缓解，不留后遗症。成人沙眼为亚急性或急性发病过程，早期即出现并发症。

2.沙眼分期 在国际上有多种沙眼分期法，其中比较常用的有Mac-Callan分期法及1987年世界卫生组织（WHO）提出的沙眼分期法。

（1）Mac-Callan分期法

1）Ⅰ期 早期沙眼。上睑结膜出现未成熟滤泡，轻微上皮下角膜混浊、弥漫点状角膜炎和上方细小角膜血管翳。

2）Ⅱ期 沙眼活动期。Ⅱa期：滤泡增生。角膜混浊、上皮下浸润和明显的上方浅层角膜血管翳。Ⅱb期：乳头增生。滤泡模糊。可以见到滤泡坏死、上方表浅角膜血管翳和上皮下浸润。瘢痕不明显。

3）Ⅲ期 瘢痕形成。

4）Ⅳ期 非活动性沙眼。

（2）WHO分期法 ①结膜滤泡（conjunctival folliculosis）：上睑结膜5个以上滤泡。②弥漫性结膜感染（diffuse conjunctival inflammation）：弥漫性浸润、乳头增生、血管模糊区大于50%。③睑结膜瘢痕（tarsal conjunctival scarring）：典型的睑结膜瘢痕。④倒睫（trichiasis）：严重倒睫或眼睑内翻。⑤角膜混浊（corneal opacity）：不同程度的角膜混浊。

（3）我国结合国情于1979年也制定了适用我国的分期方法。

1）Ⅰ期（进行活动期） 上睑结膜乳头与滤泡并存，上穹窿结膜模糊不清，有角膜血管翳。

2）Ⅱ期（退行期） 上睑结膜自瘢痕开始出现至大部分变为瘢痕，仅留少许活动病变。

3）Ⅲ期（完全瘢痕期） 上睑结膜活动性病变完全消失，代之以瘢痕，无传染性。

3.诊断 根据乳头、滤泡、角膜上皮炎、血管翳、角膜缘滤泡、Herbert小凹等典型体征，在临床上比较容易作出诊断。对轻型早期病例的诊断则较为困难，因为乳头滤泡并不是沙眼的特异性改变，在其他的结膜病中也可出现。根据中华医学会眼科学分会（1979年）决定，提出了沙眼诊断依据。

（1）上穹窿部和上睑结膜血管模糊充血，乳头增生或滤泡形成，或两者兼有。

（2）用放大镜或裂隙灯显微镜检查角膜可见角膜血管翳。

（3）上穹窿部或（和）上睑结膜出现瘢痕。

（4）结膜刮片有沙眼包涵体。

在第（1）项的基础上，兼有其他3项中之一者可诊断沙眼。疑似沙眼：上穹窿部及毗邻结膜充血，有少量乳头或滤泡，并已排除其他结膜炎者。

4.治疗　根据沙眼的临床表现，WHO提出了控制沙眼四要素，即"SAFE"战略。"SAFE"包括：S（surgery），即手术矫正沙眼性睑内翻；A（antibiotics），即抗生素治疗活动性沙眼感染人群；F（facial cleanliness），即清洁眼部；E（environmental improvements），即改善环境，通过改善水的供应、卫生和居住环境预防沙眼。

对于急性期或者严重的沙眼患者可全身使用抗生素，疗程3~4周。若出现并发症比如睑内翻倒睫，可考虑手术治疗。局部治疗可予0.1%利福平滴眼剂、0.1%酞丁胺滴眼剂或0.5%新霉素滴眼剂等点眼，每天4次。夜间使用红霉素类、四环素类眼膏，疗程最少10~12周。若引起角膜损伤、溃疡，可加用贝复舒、人表皮生长因子滴眼液等促进角膜修复。

（二）包涵体性结膜炎

包涵体性结膜炎（inclusion conjunctivitis）是一种性源性急性或亚急性滤泡性结膜炎。特点是主要在下睑及下穹窿结膜有滤泡形成，几周后吸收消退，不留瘢痕，无角膜血管翳。病原分离可发现有和沙眼衣原体形态、生物特性都相同的衣原体。本病通过性接触或手—眼接触传播到结膜，游泳池可间接传播疾病。新生儿经产道分娩也可能感染。包涵体性结膜炎有两种类型。

1.新生儿包涵体性结膜炎　为轻型、良性和病程有一定限度的新生儿眼病。潜伏期为出生后5~14天。通常为双眼发病。表现为睑结膜充血，穹窿部结膜水肿。由于新生儿淋巴系统尚未发育成熟，无滤泡形成。分泌物为黏液脓性。结膜病变持续数周后逐渐转入慢性结膜炎状态，结膜于3~6月即恢复正常，仅重症患儿可能遗留细小瘢痕。本病确诊前应按淋菌性脓漏眼处理，确诊后按沙眼药物治疗。

2.成人包涵体性结膜炎　也称为游泳池结膜炎。潜伏期3~4天，常单眼先发病，在2~3周内另一眼也受染发病。临床症状为轻、中度眼红，眼部刺激和黏脓性分泌物，部分患者可无症状。体征表现为眼睑水肿，结膜显著充血水肿，睑结膜滤泡形成，有黏液脓性分泌物，耳前淋巴结肿大。结膜刮片有上皮细胞内包涵体。3~4月后急性炎症逐渐减轻消退，但结膜肥厚和滤泡会持续存在3~6月之久方可恢复正常。有时可见周边部角膜上皮或上皮下浸润，或细小表浅的血管翳（小于1~2mm），无前房炎症反应。

3.预防与治疗　应加强对年轻人的卫生知识特别是性知识的教育。高质量的产前护理包括生殖道衣原体感染的检测和治疗是成功预防新生儿感染的关键。本病治疗可参考沙眼用药。婴幼儿可口服红霉素 12.5mg/（kg·d）（mg 为毫克，kg 为公斤，d 为天），分 4 次服下，至少用药 14 天。如果有复发，需要再次全程给药。患儿父母亦应全身应用抗生素以治疗生殖道感染。成人患者口服阿奇霉素 1g，每天 1 次；或多西环素 100mg，每天 2 次，治疗 7 天，患者的性伴侣也应接受检查和治疗。

四、病毒性结膜炎

（一）腺病毒性角结膜炎

腺病毒性角结膜炎是一种由脱氧核糖核酸（DNA）病毒感染引起的以急性滤泡性结膜炎为表现的结膜感染性疾病，常合并有角膜病变。本病传染性强，散在或流行性发病。该病毒可分为 37 个血清型，不同型别的腺病毒引起的病毒性结膜炎可有不同的临床表现。腺病毒性角结膜炎主要表现为两大类型，即流行性角膜结膜炎和咽结膜热。

1.流行性角膜结膜炎　流行性角膜结膜炎（epidemic keratoconjunctivitis）的临床特点是急性滤泡性或假膜性结膜炎及角膜上皮细胞下浸润。本病一般通过接触传染，常造成暴发流行。发病多见于 20~40 岁的成人，男多于女。一般潜伏期为 5~12 天，以 8 天为最多。常双眼发病，开始单眼，2~7 天后另眼发病。

（1）临床表现　本病起病急，常双眼先后发病。急性期表现为结膜充血水肿，伴有异物感、烧灼感和水样分泌物。病情发展可出现睑结膜滤泡，并迅速增加，以上、下穹窿部为最多，有时由于结膜表面覆有薄层假膜而不能看清。多伴有耳前淋巴结肿大，有压痛，甚至颌下和锁骨上淋巴结也被侵犯。结膜炎发病 8~10 天后，出现角膜损害并伴有明显畏光、流泪和视力模糊。角膜病变为浅层点状角膜炎，侵及上皮细胞及上皮下组织。点状损害数量多少不等，多位于角膜中央部，少侵犯角膜周边部，故对视力有不同程度的影响。混浊点大小不等，腺Ⅶ型病毒所致者混浊点较大，可达 0.4~0.7mm，呈圆形或多角形。偶尔病变较深，引起后弹力层皱褶，虹膜充血，但无虹膜后粘连。本病可引起角膜知觉减退，一般角膜不形成溃疡，无新生血管翳。角膜损害可持续数月或数年后消失。病情较重患者可遗留圆形薄层云翳，对视力影响不大。

（2）预防与治疗　控制传染源，切断传染途径，以局部使用抗病毒药物为主，根据病变情况选用抗生素滴眼液及非甾体抗炎药等。

2.咽结膜热　本病多为急性高度传染性结膜炎。

（1）临床表现　为发热、咽炎和非化脓性急性滤泡性结膜炎，可单独出现，也可同时出现，多伴有耳前淋巴结病变。常流行发病，侵犯年轻人和小儿。病原体主要是腺Ⅲ型病毒。潜伏期 5~6 天。传播途径一般为直接接触传染。发病可逐渐或突然开始，体温升高，可突然升高达39℃以上，持续3~7天，可伴有肌肉酸痛、头痛、胃肠不适或腹泻。咽炎的特点是咽部不适，咽后壁充血、散在透明滤泡，有无痛性淋巴结肿大。

发病最初几天传染性最强。本病可出现痒感、烧灼感和流泪，局部体征表现为结膜充血、弥漫性水肿，以下穹窿部尤为明显。滤泡形成主要在下睑及下穹窿部结膜，可融合成横行堤状。分泌物为典型浆液性，很少为黏液脓性。本病有时合并角膜炎，开始为浅层点状，最后可扩展到上皮细胞下组织。病程一般2~3周，平均7~10天，连同角膜损害逐渐消失，预后良好。

（2）治疗　与流行性出血性结膜炎相同。

（二）流行性出血性结膜炎

流行性出血性结膜炎（acute hemorrhagic conjunctivitis，AHC）是一种暴发流行性的、剧烈的急性结膜炎。特点是发病急、传染性强、刺激症状重、结膜滤泡、结膜下出血、角膜损害及耳前淋巴结肿大。本病病因为病毒感染，主要为新型肠道病毒70型、柯萨奇（coxsackie）A24病毒。传播途径系通过接触传染，主要通过患眼—手—物品—手—健眼、患眼—水—健眼的方式。本病潜伏期短，接触传染源后，大部分在24~48小时内发病。起病急速，有时在稍感眼部不适1~2小时内就开始眼红。自觉症状明显，有剧烈异物感、刺痛以及畏光、流泪和分泌物。

1.临床表现　本病多同时侵犯双眼，也可先后发病。主要表现为眼睑红肿、睑及球结膜高度充血、水肿，球结膜水肿严重时可高出于角膜面，睑结膜及穹窿部结膜有大量大小不等的滤泡，尤以下睑及穹窿部结膜较多，大约80%的患者发病第一天即有结膜下出血。早期裂隙灯下即可观察到细小点状出血，继之结膜下出血扩大呈点、片状，严重者可遍及全部球结膜。角膜损害发病率高，早期即可出现，最常见的是上皮细胞点状脱落，荧光素染色后裂隙灯下为绿色细小点，呈散在、群集或排列成线状和片状。严重者可发生小片状上皮细胞下及实质浅层混浊。此外可有病毒性上呼吸道感染和神经系统症状，多伴有耳前或颌下淋巴结肿大。根据病情严重程度和病程长短，可分为轻型、中型和重型。轻型病程约1周，无角膜损害，中型病程1~2周，角膜有少许浅层点状染色，角膜损害常与结膜炎同时消退。重型病程在2周以上，症状重，角膜损害广泛而顽固。在结膜炎消退后，角膜损害仍持续数月或一至二年，且常复发，但最终痊愈不留瘢痕。

2.预防与治疗　预防的原则是控制传染源，切断传染途径。控制传染源主要在于早期发现、严格隔离、积极治疗患者。切断传染途径主要是加强公共场所的卫生管理，加强个人卫生，不用手揉眼，不用公共用具及经常洗手等。本病治疗以局部用药为主，常用局部抗病毒药，为预防继发细菌性混合感染，也可适当加用抗细菌类药物滴眼液。

五、免疫性结膜炎

（一）春季角结膜炎

春季角结膜炎（vernal keratoconjunctivitis，VKC）亦称"春季卡他性结膜炎、季节性结膜炎"，是反复发作的双侧慢性眼表疾病，有环境和种族倾向，多于青春期起病，可持续5~10年。男性多见，病因不明，可能与花粉、各种微生物的蛋白质成分、动物皮屑和羽毛引起过敏有关，有自限性。

1.临床表现 主要症状表现为眼部奇痒，其他症状还有疼痛、异物感、畏光、烧灼感、流泪和黏性分泌物增多。本病可分为睑结膜型、角结膜缘型及混合型。①睑结膜型：特征是结膜呈粉红色，上睑结膜巨大乳头呈铺路石样排列，下睑结膜可见弥散的小乳头，严重者上睑可见假膜形成。②角结膜缘型：上、下眼睑均可见小乳头，在角膜缘有黄褐色或污红色胶样增生。③混合型：可见上述两型特征。各种类型春季角结膜炎均可累及角膜，以睑结膜型更为常见，角膜受损最常表现为弥漫性点状上皮角膜炎，甚至形成盾形无菌性上皮缺损，多分布于中上1/3角膜，称为"春季溃疡"。

2.诊断 本病可根据男性青少年好发，季节性反复发作，奇痒，上睑结膜乳头增生呈扁平的铺路石样或角结膜缘部胶样结节，结膜刮片和泪液中嗜酸性粒细胞等炎性细胞数量增加做出诊断。

3.治疗 该病是一种自限性疾病，长期用药需注意副作用。局部使用抗组胺药、非甾体抗炎药、肥大细胞稳定剂、人工泪液、糖皮质激素及免疫抑制剂等有效。

（二）过敏性结膜炎

过敏性结膜炎（allergic conjunctivitis）是由于眼部组织对过敏原产生超敏反应所引起的炎症（图6-8）。本病专指那些由于接触药物或其他抗原而过敏的结膜炎。有速发型和迟发型两种。引起速发型的致敏物质有花粉、角膜接触镜及其清洗液等。药物一般引起迟发型，如睫状肌麻痹药阿托品和后马托品、氨基糖苷类抗生素、抗病毒药物碘苷、防腐剂硫柳汞、乙二胺四乙酸及缩瞳剂等。接触致敏物质数分钟后迅速发生的为Ⅰ型速发型超敏反应，眼部瘙痒、眼睑水肿和肿胀、结膜充血及水肿。在滴入局部药物后24~72小时才发生的为Ⅳ型迟发型超敏反应。

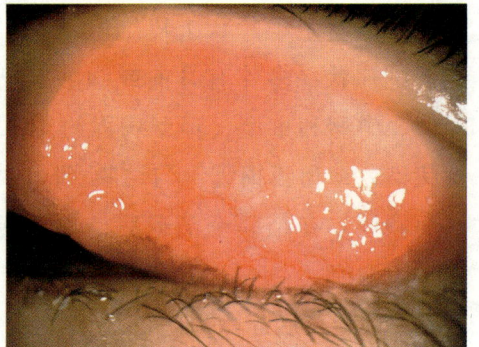

图6-8 过敏性结膜炎

注：图示上睑结膜充血、乳头增生与滤泡形成。

1. 临床表现　为眼睑皮肤急性湿疹、皮革样变。睑结膜乳头增生、滤泡形成，严重者可引起结膜上皮剥脱。下方角膜可见斑点样上皮糜烂。慢性接触性睑结膜炎的后遗症包括色素沉着、皮肤瘢痕、下睑外翻。

2. 诊断　有过敏原接触史、结膜囊分泌物涂片发现嗜酸性粒细胞增多可以帮助诊断。

3. 治疗　查找过敏原，I型超敏反应经避免接触过敏原或停药即可得到缓解。局部点糖皮质激素滴眼液、血管收缩剂、抗组胺药、非甾体类抗炎药，伴有眼睑皮肤红肿、丘疹者，可用2%~3%硼酸水湿敷，严重者可加用全身抗过敏药物。

（三）泡性角结膜炎

泡性角结膜炎（phlyctenular keratoconjunctivitis）是由微生物蛋白质引起的迟发型免疫反应性疾病。常见致病微生物：结核杆菌、金黄色葡萄球菌、白色念珠菌、球孢子菌属，以及沙眼衣原体等。

1. 临床表现　由于病变侵及角膜，刺激症状明显，畏光症状严重，流泪、眼睑痉挛等症状明显。泡性病变位于角膜缘处，形态、病变过程与泡性结膜炎相似。多见于女性、青少年及儿童，春夏季节好发。泡性病变一般1~2mm，可单发或多发。位于角膜部分病变荧光素呈绿色，位于结膜部分呈黄色。痊愈后角膜部分留有瘢痕，结膜部分无瘢痕，使角膜缘呈虫蚀状不齐。有时病变直径小于1mm，几个或十几个沿角膜缘排列，称为粟粒型泡性角膜结膜炎。此类病变有时未形成溃疡即吸收消失，或互相融合成溃疡。粟粒型者刺激症状及局部充血明显。

2. 诊断　根据典型的角膜缘或球结膜处实性结节样小泡，及周围充血等症状可正确诊断。

3. 治疗　主要治疗诱发此病的潜在性疾病。局部糖皮质激素滴眼液滴眼，伴有相邻组织的细菌感染要给予抗生素治疗。可补充各种维生素，并注意营养，增强体质。

（四）季节性过敏性结膜炎

季节性过敏性结膜炎（seasonal allergic conjunctivitis）又名枯草热性结膜炎（hay-fever conjunctivitis），是眼部过敏性疾病最常见的类型，其致敏原主要为植物的花粉。该病主要特征是季节性发作（通常在春季），通常双眼发病，起病迅速，在接触致敏原时发作，脱离致敏原后症状很快缓解或消失。

1. 临床表现　最常见的症状为眼痒，轻重程度不一，也可有异物感、烧灼感、流泪、畏光及黏液性分泌物等表现，高温环境下症状加重。体征为结膜充血及非特异性睑结膜乳头增生，有时合并有结膜水肿或眼睑水肿，幼儿更易出现。很少影响角膜，偶有轻微的点状上皮性角膜炎的表现。许多患者有过敏性鼻炎及支气管哮喘病史。

2.治疗 一般治疗包括脱离过敏原、眼睑冷敷、生理盐水冲洗结膜囊等手段。药物治疗常用的有抗组胺药、肥大细胞稳定剂、非甾体类抗炎药及血管收缩剂；对于病情严重，使用其他药物治疗无效的患者可以考虑短期使用糖皮质激素，多局部用药。对于合并有眼外症状者可以全身使用抗组胺药、非甾体类抗炎药及糖皮质激素。如果致敏原已经明确，可以考虑使用脱敏治疗。

附：常年性过敏性结膜炎

常年性过敏性结膜炎（perennial allergic conjunctivitis）远比季节性过敏性结膜炎少见。致敏原通常为粉尘、虫螨、动物的皮毛等。临床表现与季节性相似。由于抗原常年均有，故其症状持续存在，一些患者有季节性加重现象。眼部症状通常比季节性过敏性结膜炎轻微。检查时常发现结膜充血、乳头性结膜炎合并少许滤泡、一过性眼睑水肿等。一些患者可能没有明显的阳性体征。

治疗手段基本同季节性过敏性结膜炎。由于致敏原常年存在，因此通常需要长期用药。常用的药物为抗组胺药物及肥大细胞稳定剂，糖皮质激素仅在炎症恶化、其他治疗无效时才使用，且不宜长期使用。

（五）巨乳头性结膜炎

巨乳头性结膜炎（macropapillary conjunctivitis）的发生与抗原沉积及微创伤有密切关系，为机械性刺激与超敏反应共同作用的结果，I型速发型超敏反应与IV型迟发型超敏反应参与其发病过程。常见于配戴角膜接触镜或义眼及有手术史患者。

1.临床表现 症状表现为眼痒、视矇、异物感及分泌物等。体征表现为上睑结膜轻度乳头增生，之后被大的乳头（大于0.3mm）替代，最终变为巨乳头（大于1mm）。临床上根据病情进展分为四期。

Ⅰ期：患者眼痒，轻度上睑结膜充血，细小乳头增生。

Ⅱ期：眼痒加重，黏性分泌物较多，上睑结膜充血，不规则的乳头增生。

Ⅲ期：中—重度眼痒，黏液性分泌物多，上睑结膜乳头增生，有大于1mm乳头，上睑充血水肿。

Ⅳ期：重度眼痒，大量黏液性分泌物，上睑结膜乳头增生大于1mm，有些呈蘑菇状，顶端有坏死，荧光素染色阳性。

2.诊断 本病可通过症状体征，以及结膜囊分泌物涂片发现嗜酸性粒细胞可以确诊。

3.治疗

（1）一般治疗 更换接触镜，选择高透气性的接触镜或小直径的硬性接触镜，缩短配戴时间。加强接触镜的护理，避免使用含有防腐剂及汞等具有潜在抗原活性的护理液。炎症恶化期间，最好停戴接触镜。义眼必须每日用肥皂清洗，在清水中浸泡，置于干燥的地方备用。对有缝线及硅胶摩擦者，如情况许可应加以拆除。

（2）药物治疗 减少肥大细胞的组胺释放，抑制局部炎症。常用的药物有肥大细胞稳定剂、抗组胺剂、糖皮质激素及非甾体类抗炎药。糖皮质激素应尽量避免使用，应限于巨乳头性结膜炎的急性期，用来减少眼睑的充血和炎症，但对于配戴义眼患者可以放宽使用范围。治疗过程中症状及体征消退缓慢，但一般预后良好，很少出现视力受损。

（六）特应性角结膜炎

特应性角结膜炎（atopic keratoconjunctivitis）是由于结膜组织对过敏原产生I型（速发型）或IV型（迟发型）超敏反应。

1.临床表现 症状表现为眼痒、眼涩、眼睑沉重感、流泪、畏光较明显，分泌物黏稠。结膜表现为乳头性结膜炎伴纤维增生，角膜常可见点状、片状上皮缺损，可出现角膜混浊、新生血管，影响视力。睑结膜充血，或水肿苍白。眼睑出现慢性湿疹，少数患者有并发性白内障或并发性葡萄膜炎。部分患者与白内障和圆锥角膜有关。

2.诊断 发病早期常有过敏史，接触性特应性角结膜炎有明确的药物或化妆品等接触史。多见于30~50岁男性，双眼可常年发病。

3.治疗 局部用糖皮质激素、非甾体消炎药、肥大细胞稳定剂、抗组胺药及细胞膜稳定剂点眼，可明显减轻症状。伴有睑皮肤红肿、丘疹者，可用2%~3%硼酸溶液湿敷。症状严重者可全身用药。

（七）药物毒性结膜炎

药物毒性结膜炎是由于频繁而长期地局部使用药物所引起的结膜过敏反应，多见于同一药物连续使用2周左右时出现。若同时联合使用多种药物，可使病情更早出现或者更严重。常见的药物有毛果芸香碱、阿托品、磺胺类及氯霉素等，滴眼液中的防腐剂也为诱发因素之一。

1.临床表现 症状以痒、异物感、烧灼感为主。若存在角膜损伤时，可引起畏光、流泪。体征可见眼睑红肿，呈湿疹样改变。结膜可见乳头滤泡，以下睑为重。球结膜水肿、充血，有少量浆液或黏液性分泌物。角膜并发症少见，偶有角膜实质损害及虹膜炎。停药后短时间内症状体征可消退，不留后遗症。若再次用药则会重复发病。

2.诊断 本病可通过询问病史及临床表现即可诊断。

3.治疗 主要为脱离过敏原。注意询问病史、用药史，判断何种药物过敏后，停用并避免再次使用。

（八）自身免疫性结膜炎

自身免疫性结膜炎（autoimmune conjunctivitis）可引起眼表上皮损害、泪膜稳定性下降，导致眼表泪液疾病的发生，严重影响视力。主要有Sjögren综合征、结膜类天疱疮、Stevens-Johnson综合征等疾病。

1. **Sjögren综合征** Sjögren综合征（Sjögren syndrome，SS）是一种累及全身多系统的疾病，该综合征包括干眼症、口干、结缔组织损害（关节炎）。三个症状中两个存在即可诊断。绝经期妇女多发。可采用人工泪液、封闭泪点、湿房镜等措施对症治疗。

2. **Stevens-Johnson综合征** Stevens-Johnson综合征（Stevens-Johnson syndrome）发病与免疫复合物沉积在真皮和结膜实质中有关（图6-9）。部分药物如氨苯磺胺、抗惊厥药、水杨酸盐、青霉素、氨苄西林和异烟肼，或单纯疱疹病毒、金黄色葡萄球菌、腺病毒感染可诱发此病。本病的表现为黏膜和皮肤的多形性红斑，好发于年轻人。本病眼部表现为黏液脓性结膜炎和浅层巩膜炎，急性期角膜溃疡少见，某些患者可以出现严重的前部葡萄膜炎。全身使用糖皮质激素可延缓病情进展，局部激素使用对眼部损害治疗无效，还可能致角膜溶解、穿孔。结膜炎分泌物清除后给予人工泪液可减轻不适症状。出现倒睫和睑内翻要手术矫正。

3. **瘢痕性类天疱疮** 瘢痕性类天疱疮（cicatricial pemphigoid）是一种非特异性慢性结膜炎，伴有口腔、鼻腔、瓣膜和皮肤的病灶（图6-10）。女性患者严重程度高于男性，部分有自行减轻的趋势。常表现为反复发作的中度、非特异性的结膜炎，偶尔出现黏液脓性的改变。特点为结膜病变形成瘢痕，造成睑球粘连，特别是下睑，以及睑内翻、倒睫等。根据病情严重程度可分为Ⅰ期结膜下纤维化，Ⅱ期穹窿部缩窄，Ⅲ期睑球粘连，Ⅳ期广泛的睑球粘连而导致眼球运动障碍。治疗应在瘢痕形成前就开始，减少组织受损程度。口服氨苯砜和免疫抑制剂环磷酰胺等对部分患者有效。

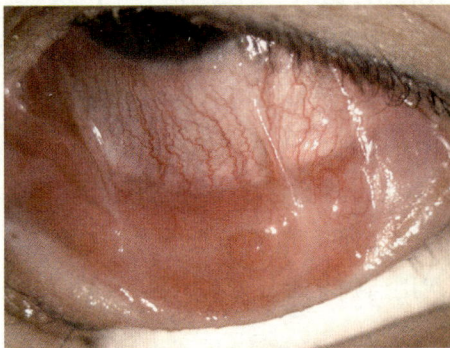

图6-9 Stevens-Johnson综合征晚期

注：图示睑结膜瘢痕形成，睑球粘连。

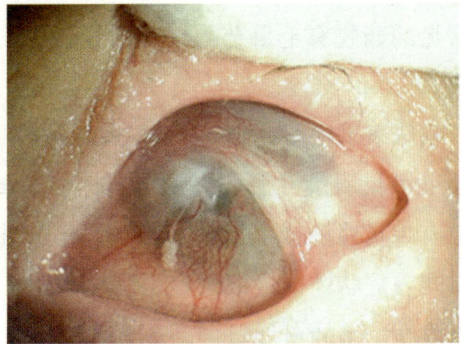

图6-10 瘢痕性类天疱疮晚期

注：图示角膜表面血管翳形成，重度睑球粘连。

第三节　变性性结膜病

一、翼状胬肉

翼状胬肉（pterygium）是一种以结膜上皮及其成纤维细胞和血管增殖为特征的良性增生性病变，多发于鼻侧睑裂区，因形状似昆虫翅膀而得名（图6-11）。本病病因不明，可能与紫外线照射、干燥、烟尘、遗传、泪膜异常及免疫反应等因素相关。

（一）临床表现

多双眼发病，以鼻侧多见。一般无明显自觉症状，或仅有轻度异物感，当病变接近角

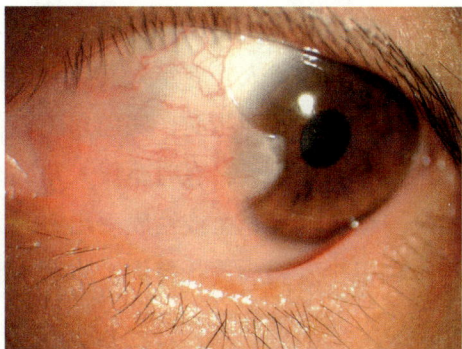

图 6-11　翼状胬肉

注：图示左眼鼻侧球结膜增生，侵入角膜缘内约3mm。

膜瞳孔区时，因引起角膜散光或直接遮挡瞳孔区而引起视力下降。典型的胬肉可分为头、颈、体三部分，它们之间没有明显的分界。翼状胬肉的头部指的是位于角膜的部分，此处的胬肉与下面的角膜紧密相连，在角巩膜缘翼状胬肉的体部转为颈部，体部通常起自球结膜，偶尔起自半月皱襞或穹窿部结膜。根据胬肉的形态可分为进展期和静止期。进展期胬肉充血肥厚，静止期胬肉色灰白，较薄，呈膜状。

（二）诊断

由于翼状胬肉的病变直观，诊断并不困难，但是需要和其他一些疾病鉴别。

1.假性胬肉　假性胬肉是由于外伤、手术、炎症伤及角膜缘区而导致的结膜与角膜的粘连。与翼状胬肉的不同：它没有清晰的头、体、尾的外形特点；可以发生在角膜的任何位置；之前常有明确的外伤及炎症病史；另外假性胬肉的下方常可以被探针通过。

2.睑裂斑　睑裂斑位于睑裂区角膜两侧的球结膜，微隆起于结膜，呈黄白色的三角形外观，很少侵及角膜。

（三）治疗

对于小而静止期的胬肉一般不需治疗，尽可能减少风沙、阳光、烟尘等刺激。胬肉进行性发展，侵及瞳孔区，可以进行手术治疗，但本病有复发的可能。手术方式有单纯胬肉切除或结膜下转移术、胬肉切除联合球结膜瓣转移或羊膜移植术，若联合角膜缘干细胞移

植、自体结膜移植、局部使用丝裂霉素等，可以减少胬肉复发率。

二、睑裂斑

睑裂斑是指睑裂部角膜缘外侧的三角形黄白色斑块，故又称睑裂黄斑（图6-12）。本病是由于结膜长期暴露在阳光、烟尘、风沙等环境下，引起玻璃样渗出，黏膜下弹力纤维变性所致。多见于成人、老年人及长期户外劳动者。三角形斑块状似脂肪，底向角膜缘，稍隆起，表面有黄色小点，有时略侵入角膜缘，不充血。当结膜炎症充血或结膜下出血时尤为明显。本病很少发展成翼状胬肉。本病一般无不适症状，不影响视力，一般无须治疗。

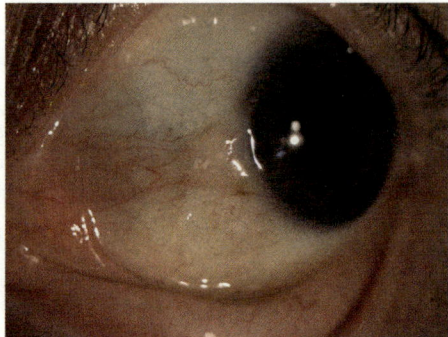

图 6-12 睑裂斑

注：图示左眼鼻侧近角膜缘处局限性黄白色隆起水肿。

三、结膜结石

结膜结石（conjunctival concretion）是在睑结膜上的单发或多发性坚硬的黄白点，形似石头，常见于慢性结膜炎患者或老年人（图6-13）。若结石无突出，一般无不适表现，可不用治疗。若突出于结膜面时刺激角膜产生异物感，甚至角膜擦伤糜烂，可在表面麻醉下行结膜结石剔除术。

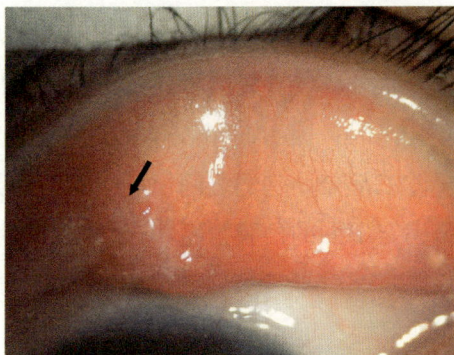

图 6-13 结膜结石

注：图示上睑近穹窿部结膜下大量白色点状凝结物。

第四节　结膜肿瘤

一、原发结膜良性肿瘤

（一）结膜色素痣

结膜色素痣为最常见的结膜肿瘤，为良性肿瘤，可发生在结膜各部位，源于神经外胚叶，位于上皮下组织内（图6-14）。可长期无变化，也可随年龄增长而增长。

1.**临床表现**　结膜色素痣多发于角膜缘附近及睑裂部的球结膜，呈不规则圆形，大小不一，境界清楚，稍隆起于结膜面。一般为黑色，色素深浅不一，内无血管。

2.**治疗**　本病一般不需治疗，若痣体变大且表面粗糙、有血管长入者提示有恶变的可能。本病无特效药物治疗，需要手术治疗，手术时需要取材行病理检查，若发现有恶变，应给予广泛的彻底切除，以免复发。如影响外观，也可予以切除，但要注意切除彻底。

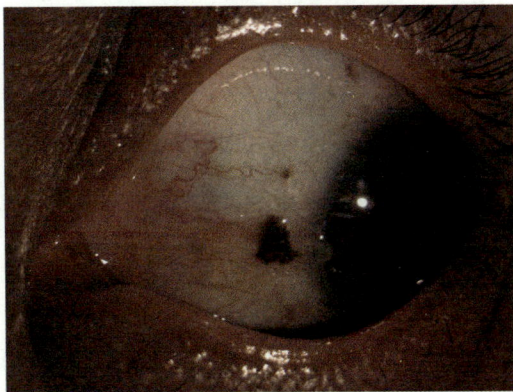

图6-14　结膜色素痣
注：图示左眼鼻侧球结膜下片状色素。

（二）结膜乳头状瘤

结膜乳头状瘤（conjunctival papilloma）是感染人乳头瘤病毒后所诱发的良性肿瘤，常发生于角膜缘、泪阜及睑缘部位。

1.**临床表现**　结膜乳头状瘤色鲜红，呈肉样隆起。带蒂结膜乳头状瘤由多个小叶组成，外观平滑、有很多螺旋状的血管。宽基底部的乳头状瘤，表面不规则，有时会播散及角膜。

2.**治疗**　本病需要手术治疗。乳头状瘤切除后较易复发。活检有助于诊断。

（三）结膜皮样瘤

结膜皮样瘤是常见的先天性良性肿瘤，皮样瘤常见于颞下角膜缘，表现为圆形、表面光滑的黄色隆起的肿物，其中常见有毛发。一般不需治疗，若长大或影响美观，可考虑手术治疗。活检有助于诊断。

（四）结膜血管瘤

结膜血管瘤（conjunctival angioma）有毛细血管瘤及海绵状血管瘤两种。

1.**毛细血管瘤**　为先天性良性瘤，一般范围较小，除侵及结膜外，亦侵及眼睑及眼眶部等邻近组织。

2.**海绵状血管瘤**　范围较大，除结膜外，常侵及眼睑、眼眶组织、颜面部及眼球内，甚至颅内，有时合并青光眼，称为Sturge-Weber综合征。

结膜血管瘤治疗方式多种，目前多见的为手术、放疗、冷冻及注射硬化剂、激光治疗。

（五）结膜囊肿

结膜囊肿（dermoid cyst of conjunctiva）为结膜异常增生，诱因多与外伤、手术或炎症有关，也有部分小囊肿可能与结膜皱褶有关。手术切除是有效的治疗方法。

二、原发结膜恶性肿瘤

（一）结膜上皮内瘤变

结膜上皮内瘤变（conjunctival epithelial neoplasia，CIN），最易发生于睑裂部角膜缘，睑结膜的上皮癌原发很罕见，多由眼睑鳞状上皮癌、基底细胞癌蔓延而来，内眦部是好发部位。病因可能与紫外线照射和人乳头状瘤病毒感染密切相关，重度吸烟、经常使用石油类产品、伴发于翼状胬肉、HIV感染、免疫功能抑制或器官移植后也是诱发本病的高危因素。

1.临床表现　常见的表现为角结膜缘乳白色或粉红色、扁平状或膜状肿物，有些肿物呈半透明状或胶样感，边界清楚或不清楚，肿物周围常见扩张充血的结膜血管。

2.治疗　手术切除是有效的治疗方法，但有复发的可能，病理检查可帮助确诊。

（二）结膜鳞状细胞癌

结膜鳞状细胞癌（conjunctival squamous cell carcinoma）是一种比较常见的结膜恶性肿瘤，可以分为乳头状和浸润性鳞状细胞癌两种类型。紫外线过度照射是致病的主要原因，病毒感染和先天因素也可能起作用。角结膜缘是最常发部位，也可发生于睑裂区的角膜缘处、睑缘皮肤和结膜的交界处或内眦部泪阜等部位，很少见于结膜的非暴露区。

1.临床表现　常呈乳头状、菜花状或斑块状，粉红色或灰白色，表面含有丰富的血管。鳞状细胞癌通常要比CIN的肿瘤体积大。

2.治疗　手术切除是有效的治疗方法，本病首选治疗是肿瘤扩大或彻底切除术，体积较大者可辅以羊膜移植。

（三）结膜恶性黑色素瘤

结膜恶性黑色素瘤是一种罕见的单侧恶性肿瘤，其发病率低，恶性程度高，极易复发和转移，是潜在的致命性肿瘤（图6-15）。一般多见于中老年人，病变可累及1个或多个部位，且向深层或周围浸润。

1.临床表现　结膜黑色素瘤多呈结节状生长，血管丰富，色素含量多少不一，表面光滑，累及角

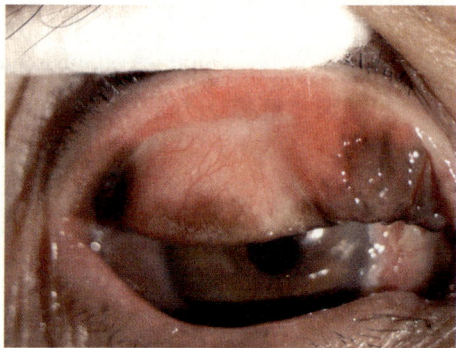

图6-15　恶性黑色素瘤

注：图示上睑结膜下弥漫性色素细胞浸润。

膜、皮肤者表面粗糙，血管丰富，易出血、溃烂。临床多表现为扁平不规则黑色斑块状，呈棕黑色，表面有不同程度溃烂，常表现为弥漫浸润性病变；球结膜黑色素瘤多呈结节状生长，血管丰富，色素含量多少不一。

2.治疗 结膜恶性黑色素瘤对放疗不敏感，一旦发现，必须及时做病理检查，确诊后应尽早实施彻底手术治疗。

第五节　其他结膜病

一、球结膜下出血

球结膜下血管破裂或其渗透性增加可引起球结膜下出血（subconjunctival hemorrhage）。由于球结膜下组织疏松，出血后易积聚成片状。严格地说，结膜下出血是症状，而不是真正的疾病。本病很少能够找到确切病因，其可能病因及相关因素：有剧烈咳嗽、呕吐、外伤、结膜炎症、高血压、动脉硬化、肾炎、某些传染病、血液病等。本病单眼多见，可发生于任何年龄组。病程一般为1~2周，初期呈鲜红色，以后逐渐变为棕色，出血量大时可表现为沿眼球全周扩散。如果反复发作，需要留意是否存在全身系统疾病的可能。

本病需要先明确病因，尽量针对原发病进行治疗。对于早期出血的患者可局部冷敷，减少活动出血，若出血稳定后可改为热敷，可促进出血吸收。

二、结膜松弛症

结膜松弛症（conjunctivochalasis，CCH）是由于球结膜过度松弛或下睑缘张力高，造成松弛球结膜堆积在眼球与下睑缘、内、外眦部之间形成皱褶，引起眼表泪液学异常，并伴有眼部不适等症状的疾病。

临床上结膜松弛症可分为Ⅰ~Ⅳ级。

Ⅰ级　患者无结膜松弛引起的溢泪、异物感、干涩等相关症状。

Ⅱ级　患者有结膜松弛引起的溢泪或异物感或干涩等相关症状之一。

Ⅲ级　患者常有结膜松弛引起的溢泪、异物感、干涩等相关症状。

Ⅳ级　患者在结膜松弛引起的溢泪、异物感、干涩等常见症状外，还伴有刺痛感、灼痛感等相关症状，困扰患者生活。

治疗结膜松弛症的主要目的在于改善其眼表微环境及清除炎症反应，以减轻患者眼部刺激症状，提高患者的视觉质量。Ⅰ~Ⅱ级结膜松弛症在临床上最为常见，常保守治疗，可选用非甾体抗炎药物、抗生素滴眼液、人工泪液治疗。对于Ⅲ~Ⅳ级结膜松弛症的治疗，可考虑手术切除。

目标检测

答案解析

一、选择题

A 型题（最佳选择题）

1.新生儿双眼睑肿胀、大量分泌物呈"脓漏眼"，要考虑（　　）

  A.肺炎球菌性结膜炎　　　　　　　　B.链球菌性结膜炎

  C.葡萄球菌性结膜炎　　　　　　　　D.淋病奈瑟菌性结膜炎

  E.流行性感冒嗜血杆菌性结膜炎

2.沙眼的病原体为（　　）

  A.D~K 衣原体　　　　　　　　　　B.A、B、C 抗原型衣原体

  C.腺病毒　　　　　　　　　　　　D.阿米巴

  E.L1~L3 衣原体

3.流行性角结膜炎的分泌物为（　　）

  A.脓性　　　　　　　　　　　　　B.黏液性

  C.丝状　　　　　　　　　　　　　D.水样

  E.黏液脓性

二、思考题

1.翼状胬肉有何临床表现？

2.请描述沙眼 Mac-Callan 分期法。

（郝传虎）

书网融合……

小结

第七章 角膜病

学习目标

通过本章内容学习，学生能够：

1.重点掌握各种角膜炎症性疾病的概念、临床表现、诊断及治疗方法；熟悉各种角膜变性和角膜营养不良性疾病、接触镜相关角膜疾病、眼局部用药的角膜毒性疾病的临床表现和治疗方法；了解角膜形态异常性疾病、角膜肿瘤等基本概念和临床表现。

2.学会使用裂隙灯显微镜检查角膜疾病的技能，从而理解角膜的上皮细胞层、前弹力层、基质层、后弹力层和内皮细胞层这五层组织的生理特点和病理改变。

3.具备与角膜病患者进行良好沟通的素质，并对不同类型角膜疾病有基本的诊疗思路能力。

情境导入

情境描述 患者，男，35岁。自诉左眼视物模糊伴眼异物感、灼热感和眼红三天，之前左眼有类似情况，用药后好转，近期工作任务繁重自觉身体疲惫后左眼病情反复。否认全身其他疾病史。眼部检查：左眼视力0.5，眼压12mmHg，结膜轻度充血，角膜上皮局部浸润灶，荧光染色呈树枝状改变，基质层无水肿，KP（-），前房清，余无特殊改变。右眼视力1.0，眼部未见特殊情况。

讨论 1.该患者左眼诊断考虑什么疾病？

2.该患者左眼疾病该如何治疗？

第一节 概 述

一、角膜的结构与生理功能

角膜（cornea）和巩膜一起构成眼球壁最外层的完整且封闭的纤维膜，可维持眼球形态和保护内部结构。角膜约占外层的前1/6，是透明组织，其生理功能有赖于其透明度和屈光力。后面的巩膜是不透明的，约占外层的5/6。角膜的屈光力（refractive power）占眼球总屈光力的2/3以上。

（一）角膜的组织分层

从表面到内部角膜组织可分为上皮细胞层、前弹力层、基质层、后弹力层和内皮细胞层，上皮细胞层表面还覆盖有一层泪膜（图7-1）。

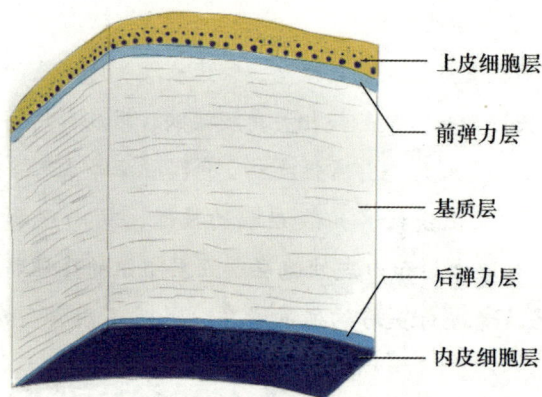

图 7-1　角膜组织结构示意图

上皮细胞层
前弹力层
基质层
后弹力层
内皮细胞层

1. 上皮细胞层　角膜上皮细胞层的厚度约为50μm，占整个角膜厚度的10%，是由5~6层非角化鳞状上皮细胞组成的，是可以再生的。角膜上皮细胞的丢失可引起泪膜不稳定以及黏蛋白缺失，导致干眼的发生。

2. 前弹力层（Bowman层）　角膜前弹力层是一层无细胞均匀的膜样结构，由胶原纤维和蛋白多糖组成，位于角膜上皮与角膜基质之间，厚约12μm。角膜前弹力层是由角膜基质细胞合成并分泌的，可视为角膜基质层的一部分，受损后不能再生。

3. 基质层　角膜基质层是角膜最主要的组成部分，厚约500μm，占角膜厚度的90%以上，由200层~250层平行排列的纤维小板构成，损伤后不能再生。基质层中分散着纺锤状的角膜基质细胞。正常情况下，角膜基质细胞是无活性的，但当角膜基质受损时，基质细胞可活化成肌成纤维细胞，促进角膜基质的损伤愈合，但形成瘢痕组织。

4. 后弹力层　角膜后弹力层是角膜内皮细胞的基底膜，由内皮细胞分泌形成并在基底细胞层表面聚集，主要由Ⅳ型、Ⅷ型胶原蛋白和层粘连蛋白组成。后弹力层的厚度在出生时约为3μm，成年后可增加至8~10μm，损伤后可再生。

5. 内皮细胞层　角膜内皮细胞层镶嵌在后弹力层表面，由单层的六边形细胞组成，厚约5μm，会随着年龄的变化而出现数量及形态上的改变。角膜内皮细胞数量与年龄的增长呈负相关。角膜内皮细胞之间连接紧密，其所形成的机械屏障，以及特有的离子泵功能是维持角膜相对脱水状态的关键。人类角膜内皮细胞出生后在体内不能再生，受损时需依靠周边内皮细胞的扩大及移行来填补修复。

完整的角膜上皮细胞和泪膜、基质层胶原纤维束的规则排列、角膜无血管、无色素以及"脱水状态"共同维持角膜透明性。房水中的葡萄糖和通过泪膜弥散的氧给角膜提供代谢所需的营养物质。此外，周边角膜还接受来自角膜缘血管循环供应的氧。

（二）角膜的神经

角膜的神经组织是人体中神经纤维密度最大的组织，其神经末梢是皮肤神经末梢的300~400倍。因此，角膜是人体最敏感的组织。角膜的感觉神经由三叉神经眼支的分支构成，不仅具有感觉功能，还有营养和代谢的功能。当角膜神经功能损害时，可引起角膜的感觉、营养及代谢功能的障碍。角膜上皮缺失时，角膜神经末梢暴露，可产生剧烈的疼痛感。

（三）角膜的血管

角膜是无色透明的，正是取决于角膜无血管的特征，但角膜细胞新陈代谢以及受损后进行修复所需的营养均需要血液来提供。角膜的血液供应主要来自于角膜缘血管网。外伤、感染、化学伤等各种角膜损伤时，均可造成角膜新生血管长入，从而导致角膜失去透明性。

二、角膜的病理生理

角膜病是我国的主要致盲眼病之一。角膜疾病主要有炎症、外伤、先天性异常、免疫损伤、营养不良和肿瘤等。感染性角膜炎症最常见，易发生于角膜中央区。角膜周边部或角膜缘易发生免疫性角膜病，如蚕蚀性角膜溃疡、泡性角结膜炎和边缘性角膜溃疡等。

（一）角膜上皮层的病理生理

角膜上皮是抵御病原微生物侵袭角膜的第一道屏障，上皮遭受损伤后，极易发生感染性炎症。角膜上皮病变包括上皮损伤、水肿、沉着物及增生。

1.角膜上皮损伤　常见的角膜上皮损伤的原因有角膜擦伤、异物损伤、神经营养不良性角膜病变等。角膜上皮愈合需要有足够的维生素A、神经营养、正常基底膜和泪膜的存在。

2.角膜上皮水肿　角膜上皮水肿会引起角膜表面不规则改变，光线在通过角膜时产生衍射和散射，因此轻微的上皮水肿都可以导致视力下降。角膜上皮水肿的常见原因为内皮细胞功能障碍、上皮缺氧及创伤。长时间配戴角膜接触镜或者配戴的角膜接触镜片不合适均可引起角膜上皮缺氧而导致水肿。

135

3.角膜上皮沉着物 一些化学物质如铁，某些药物如胺碘酮等都可沉积在角膜上皮层而致视力下降。

4.角膜上皮增生 当眼部发生严重炎症或烧伤时，角膜缘干细胞可出现异常的上皮化生。角膜上皮层也是角膜中唯一可形成肿瘤的结构。

（二）角膜上皮下的病理生理

1.炎症和免疫反应 抗原和毒素是导致上皮下炎症和免疫反应的常见原因。如急性腺病毒性角结膜炎，病毒穿过上皮层侵入前弹力层和浅基质层，导致局部浸润与炎症性水肿。

2.纤维化 上皮下纤维化分为血管性和非血管性。血管性纤维化主要见于炎症损伤。如长时间配戴软性角膜接触镜、慢性炎症或因化学烧伤等严重的炎症损伤时，纤维血管组织从角膜边缘向中央移行而形成上皮下血管性纤维化。进行准分子激光屈光性角膜切割术后出现的上皮下雾状混浊（haze），是由于非特异性免疫应答而引起的上皮下胶原蛋白和蛋白聚糖的堆积，属于上皮下非血管性纤维化。

3.沉着物 最常见的上皮下沉积物是含铁异物，在前弹力层和浅基质层中沉积形成锈环。另外，也可见有钙盐沉积在前弹力层，常见于角膜带状变性时，表现为睑裂区白色斑块的形成。

（三）角膜基质层的病理生理

1.角膜基质水肿 常见于手术损伤、病毒感染、急性闭角型青光眼、Fuchs角膜内皮营养不良等。临床上表现为灰色毛玻璃样雾状混浊。

2.炎症和免疫反应 各种感染性、免疫性和外伤性因素可引起角膜基质产生化脓性病灶。革兰阴性杆菌（如铜绿假单胞菌）感染时，基质化脓更为严重。角膜基质的免疫性损伤包括有抗原-抗体复合物的沉积、补体介导的超敏反应、迟发型超敏反应等，如类风湿关节炎患者的角膜基质损伤、单纯疱疹病毒性基质炎患者的免疫环（Wessely环）。

3.缺损及修复 角膜基质层的厚度约为500μm，其厚度和完整性是角膜完整的必要条件。当出现角膜基质层变薄或发生溃疡、外伤性损伤等情况时，都会破坏角膜的完整性。常见病因为感染性角膜溃疡、免疫相关性角膜基质溃疡、非溃疡性基质变薄、先天性后部角膜缺损等。外伤性损伤常见于碱烧伤。因角膜基质中没有血管，故基质伤口愈合缓慢，产生的瘢痕组织较脆弱。在角膜基质损伤愈合过程中，若胶原纤维排列结构紊乱，可表现为角膜基质混浊，见于较大范围、愈合时间较长的损伤。较轻的基质损伤，在愈合过程中，瘢痕可转变为较透明的结构，有些可以接近于正常角膜。

4.基质血管化 常见病因为浅表角膜疾病、角膜慢性炎症、碱烧伤、先天性角膜新生血管增生等，表现为上皮下或基质浅层、基质中层、基质深层等不同位置的新生血管的形成。新生血管的位置、形态、数量与炎症和损伤的位置及程度相关。新生血管形成后，会破坏角膜正常的基质结构，也可增加角膜移植术后免疫排斥反应的概率。

5.沉着物 最常见的是老年人角膜的脂质沉积，又称为"老年环"，表现为双眼角膜周边部的白色圆环，约1mm宽，外侧边缘清晰。部分患者是由于高脂血症所致。

（四）角膜后弹力层和内皮层的病理生理

1.缺损和修复 内皮层缺损常由白内障手术等内眼手术所致，后弹力层缺损则常见于急性圆锥角膜的水肿和婴幼儿型青光眼眼压升高。内皮层缺损可单独发生或与后弹力层缺损同时存在。两者的缺损会引起房水渗透入角膜基质而导致持续的基质层和上皮水肿。角膜内皮层的缺损通常是由内皮细胞移行、体积增大来进行自我修复。当损伤过大，超过剩余内皮细胞的移行修复能力，出现角膜基质和上皮水肿时，称为角膜内皮细胞功能失代偿。内皮层损伤的愈合过程会导致六边形的内皮细胞比例下降。

2.纤维化 当内皮损伤时，会分泌出一层异常的纤维组织，即后胶原层。后胶原层的形成可导致视力的丧失。

3.炎症和免疫反应 在炎症反应过程中，内皮层白细胞浸润，可形成角膜后沉着物，见于强直性脊柱炎、单纯疱疹病毒性角膜炎、葡萄膜炎等。

4.沉着物 后弹力层最常见的沉积物是铜，见于Wilson病的Kayser–Fleischer环。

第二节　角膜炎症

一、角膜炎概述

角膜炎（keratitis）在角膜病中占有重要的地位，是指角膜组织的炎症，常由于角膜防御能力的减弱、外界或内源性致病因素等导致。

（一）分类

角膜炎有多种分类方法。最常使用的是按照其致病原因进行分类，如感染性、免疫性、营养不良性、神经麻痹性及暴露性角膜炎等。其中感染性角膜炎根据致病微生物的不同，可进一步分为细菌性角膜炎、病毒性角膜炎、真菌性角膜炎、棘阿米巴角膜炎等。按照病理改变又可分为蚕蚀性角膜溃疡、浅层点状角膜炎、丝状角膜炎、复发性角膜上皮糜烂等。

（二）病因

1.感染性 角膜炎最常见的病因是感染，感染性角膜炎至今仍是我国最常见的致盲眼病之一，约20%盲人是因眼部感染而失明的。角膜炎的主要致病微生物有细菌、真菌、病毒，近年来有关棘阿米巴性角膜炎的报道亦不断增加。感染性角膜炎以男性患者居多，病毒感染居首位，其次为细菌、真菌感染，以51~70岁中老年患者为主。随着角膜接触镜的使用增多，青少年患者也有增多趋势。病毒性角膜炎好发于冬季，真菌性角膜炎好发于秋季，而细菌性角膜炎无明显季节分布特点。

2.免疫相关性 也是角膜炎较常见的病因，如类风湿关节炎、强直性脊柱炎等疾病的免疫损伤累及角膜，可表现为边缘性角膜溃疡（marginal degeneration）、蚕蚀性角膜溃疡（Mooren's ulcer）等。

3.全身疾病性角膜炎 如糖尿病相关性角膜炎。

4.药物性角膜炎 见于长期应用对角膜上皮损害的药物或是同时使用多种眼药时可导致药物性角膜炎。

5.其他病因 如营养不良性、神经麻痹性、暴露性等各种因素所致角膜炎。

（三）病理过程

角膜炎的临床病理过程可分为浸润期、溃疡形成期、溃疡消退期和愈合期四个阶段。

1.浸润期 在致病因素作用于角膜时，会引起角膜缘血管充血、炎症细胞浸润，表现为睫状充血、角膜混浊和水肿等。在浸润期，视力可出现不同程度下降。

2.溃疡形成期 在致病因素持续作用下，角膜的浸润和水肿进一步进展，角膜上皮发生坏死、脱落而形成溃疡。细菌性角膜炎时，感染区内毒素渗入前房可导致前房积脓（图7-2）。若溃疡进一步向后弹力层发展，在眼压作用下后弹力层膨出成透明水珠状。继续发展至后弹力层破裂时，即可发生角膜穿孔。穿孔部位在角膜中央时，房水不断流出，会导致穿孔区不易愈合而形成角膜瘘。

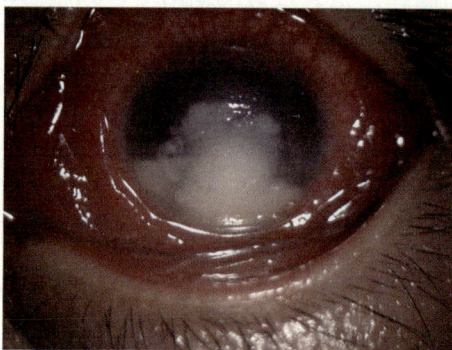

图7-2 前房积脓
注：图示角膜中央溃疡面以及黏稠的前房积脓。

3.溃疡消退期　对角膜溃疡进行合理的药物治疗，结合患者自身的体液、细胞免疫反应，可抑制致病因子对角膜的侵袭，阻止基质胶原的进一步损害，而使得溃疡消退。

4.愈合期　当炎症消退，溃疡区上皮再生，前弹力层和基质缺损由成纤维细胞产生的瘢痕组织修复。通常未侵及角膜基质层者多不留下角膜薄翳，而伤及角膜基质层者，会留下不同程度的角膜瘢痕。根据瘢痕的严重程度，临床上分别称为云翳、斑翳和白斑。角膜薄翳是浅层的角膜瘢痕，这种瘢痕薄如云雾，透过混浊部分能看清后面虹膜的纹理；角膜斑翳较厚，呈白色，仍可透过浑浊部分而看见虹膜；角膜白斑则很厚，呈现瓷白色，不能透见虹膜。

（四）治疗原则

1.感染性角膜炎的规范化治疗　积极控制感染，减轻炎症反应，促进浸润吸收，促进溃疡愈合，减少瘢痕形成，避免并发症。

2.糖皮质激素眼用制剂在角膜炎中的应用原则　熟悉临床常用激素眼用制剂的分类及其药物，眼科医师应该掌握激素眼用制剂的使用适应证和用法用量，清楚激素眼用制剂的副作用和禁忌证。

二、细菌性角膜炎

细菌性角膜炎（bacterial keratitis）是由细菌感染引起的，角膜上皮缺损及缺损区下角膜基质坏死的化脓性角膜炎（图7-3）。细菌性角膜炎是造成化脓性角膜溃疡最常见的原因之一。创伤、配戴角膜接触镜、眼表疾病、角膜手术、免疫抑制、免疫性损伤等各种降低眼表防御能力的因素都可导致细菌侵入角膜。病情多较重，临床疗效与细菌毒力、溃疡的程度以及抗菌药物的使用有关。如果得不到及时有效的治疗，可发生角膜溃疡穿孔，甚至眼内感染，最终导致眼球萎缩。

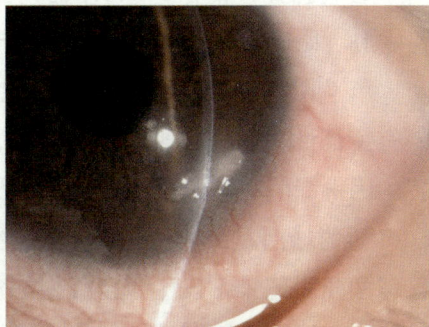

图 7-3　细菌性角膜炎

注：图示4点钟~5点钟周边角膜浸润及浅溃疡形成，角膜缘充血。

（一）病因

细菌性角膜炎的病原体最常见的有四组：细球菌科、链球菌科、假单胞菌科、肠杆菌科，目前最常见的是葡萄球菌和铜绿假单胞菌。在我国，铜绿假单胞菌所致的细菌性角膜炎占第一位，表皮葡萄球菌为第二位，再次为金黄色葡萄球菌。随着抗生素和激素的滥用，一些条件致病菌引起的感染也日渐增多，如草绿色链球菌、克雷伯杆菌、类白喉杆菌、沙雷氏菌等。

细菌性角膜炎的危险因素包括眼外伤、免疫损伤、配戴角膜塑形镜或角膜手术导致角膜上皮或基质损伤，以及泪液排出系统功能异常、免疫抑制等眼表防御功能下降等。全身性疾病如营养不良、糖尿病、慢性酒精中毒等均会损伤眼表导致患细菌性角膜炎的风险增加。

（二）病理

角膜受损后，细菌黏附在受损的角膜上皮细胞边缘和基底膜，铜绿假单胞菌的菌毛可加固其附着力。细菌荚膜和其他表面物质在角膜浸润中起到重要作用，而细菌的脂多糖和内毒素引起炎症反应。另外，细菌感染导致炎症细胞和炎症介质的浸润，进一步加重角膜炎症反应。在细菌性角膜炎发展过程中，大量中性粒细胞、巨噬细胞浸润，吞噬入侵的细菌等，角膜基质发生降解和液化性组织坏死。

细菌性角膜炎可发生在角膜的任何部位，感染中央角膜区域者预后较差，形成瘢痕后易造成视力损伤。疾病的进展和预后取决于宿主情况和病原体的毒力，铜绿假单胞菌的毒力较大，可迅速导致组织破坏。

（三）临床表现

起病急骤，常在24~48小时内出现视力下降、畏光、流泪、眼红、疼痛、球结膜及眼睑水肿、眼睑痉挛等症状，前房可有不同程度积脓。患者常有角膜创伤或戴接触镜史。

革兰阴性杆菌所致者，多表现为快速发展的角膜液化性坏死。铜绿假单胞菌的感染颇有特征性，起病迅速、发展快，患者眼痛明显，溃疡区及分泌物略带黄绿色，前房积脓多。因铜绿假单胞菌毒性大，如未及时控制，可导致角膜穿孔。

葡萄球菌是最常见的革兰阳性球菌，通常可存在于正常眼表菌群中。因此，革兰阳性球菌角膜感染常发生于已受损的角膜，如大泡性角膜病变、慢性单疱病毒性角膜炎、角膜结膜干燥症、眼部红斑狼疮、过敏性角膜结膜炎等合并葡萄球菌感染。金黄色葡萄球菌感染常导致急性进展的角膜浸润，形成周边角膜溃疡灶及多个小圆形浸润，常有典型的睑缘炎。

甲型溶血性链球菌、肺炎双球菌、表皮葡萄球菌等低毒性细菌感染时，临床表现为轻度基质炎症，类似雪花样改变。

（四）诊断

根据眼部症状、眼部疾病或损伤病史以及患者的全身情况等，结合眼专科检查，如裂隙灯检查、角膜刮片细菌学检查等结果进行初步诊断。真正的病原学诊断需要作细菌培养，同时应进行细菌药物敏感试验筛选敏感抗生素指导治疗。

（五）治疗

1.抗感染治疗　细菌性角膜炎对角膜组织可造成严重损害，临床上对拟诊为细菌性角膜炎患者应给予积极治疗。

（1）抗生素的选择　初诊的细菌性角膜炎患者可以根据临床表现、溃疡严重程度给予广谱抗生素治疗。抗生素可通过全身静脉注射、局部眼药制剂及结膜下注射等途径使用。待细菌培养及药敏试验等实验室检查结果，调整使用敏感抗生素。首选氟喹诺酮类抗生素，如左氧氟沙星、加替沙星等，也可予妥布霉素。若考虑革兰阳性球菌感染者，建议应用头孢唑林。

（2）用法用量　局部使用抗生素是治疗细菌性角膜炎最有效途径，剂型包括有滴眼液、眼膏、凝胶剂。其中，滴眼液是首选方法。眼膏是针对病情较轻患者夜间使用的辅助药物，但急性期不建议使用。凝胶剂也不适用于急性感染期。

细菌性角膜炎急性感染期的给药模式和频率对于疗效有很重要的意义。急性期常用强化的局部抗生素给药模式，即高浓度的抗生素滴眼液以每15~30分钟滴眼一次的频率频繁滴眼。严重病例则可在开始1小时内，每5分钟滴药一次。然后调整为每15~20分钟滴眼一次的频率，维持24~48小时。感染控制后可改为每小时1次，持续5~7天。之后如角膜感染有所控制，可改为每两小时1次，再减量至4次/天，继续维持2~3周。

结膜下注射提高角膜和前房的药物浓度，但存在局部刺激性，多次注射易造成结膜下出血，瘢痕化。一些研究表明配制强化抗生素点眼液具有与结膜下注射同样的效果。

对于感染严重者，可予全身静脉注射，常选用氟喹诺酮类药物。考虑为革兰阳性杆菌感染，联合头孢类抗生素。

2.糖皮质激素的使用　合理地局部使用糖皮质激素可抑制角膜炎症反应、减少瘢痕形成和视力下降。值得注意的是，一般在感染急性期、角膜溃疡较深者不能使用。应在感染基本控制、角膜溃疡基本愈合，角膜水肿明显时，可使用小剂量激素治疗。

3.手术治疗　针对药物治疗无效、病情急剧发展，可能或已经导致溃疡穿孔，眼内容物脱出者，可考虑行角膜移植治疗。

三、单纯疱疹病毒性角膜炎

单纯疱疹病毒（HSV）引起的角膜感染称为单纯疱疹病毒性角膜炎（herpes simplex keratitis，HSK）（图7-4）。此病为最常见的角膜溃疡，在角膜病中致盲率占第一位。单纯疱疹病毒对角膜的损害临床病理过程，一方面是由于单纯疱疹病毒对角膜细胞的直接损害，另一方面是将感染病毒作为外来抗原，引起机体自身免疫反应，导致细胞免疫对自身角膜组织的损害。本病的临床特点为易反复发作，由于目前尚无有效控制复发的药物，多次发作后角膜混浊逐次加重，最终导致失明。

（一）病原学及发病机制

人类是单纯疱疹病毒唯一的自然宿主，根据病毒特异性抗原的不同，将单纯疱疹病毒分为两型：单纯疱疹病毒-1（HSV-1）和单纯疱疹病毒-2（HSV-2），前者更易导致眼部疾病。绝大多数成年人都接触过HSV，人群中HSV-1的血清抗体阳性率为50%~90%，大部分没有引起任何临床症状。原发感染后，HSV潜伏在三

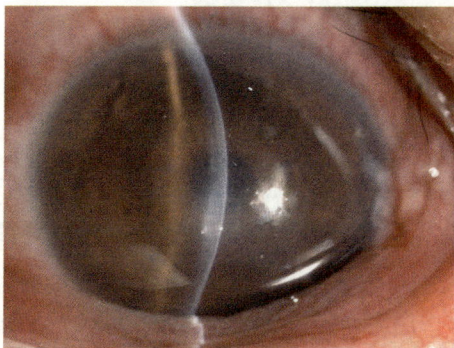

图 7-4　单纯疱疹病毒性角膜炎
注：图示角膜中央区基质盘状水肿及结膜充血。

叉神经节，三叉神经任何一支其支配区的皮肤、黏膜等靶组织的原发感染均可导致三叉神经节感觉神经元的潜伏感染。复发性HSV感染是由潜伏病毒的再活化所致。当机体抵抗力下降，如患感冒等发热性疾病后，全身或局部使用糖皮质激素、免疫抑制剂等时，易引起HSK复发。

免疫功能强的个体感染HSV后有自限性，而免疫能力低下包括局部使用激素者，HSV感染呈慢性迁延不愈、损害程度增加。

（二）临床表现

单纯疱疹病毒性角膜炎临床表现多种多样，主要包括上皮型、基质型和内皮型。

1.单疱病毒感染性上皮型角膜炎　角膜上皮的病变占到HSK的2/3以上，在此型HSK中，角膜感觉减退是典型体征，感觉减退的分布取决于角膜病损的范围、病程和严重程度。根据病灶浸润形态，典型的上皮型角膜炎分为点状、树枝状和地图状角膜炎。多数浅层溃疡病例经积极治疗后，可在1~2周内愈合，上皮病变伴有不同程度的前基质层反应，如果并发了细菌感染，则临床表现趋向于不典型。

2.单疱病毒感染性基质型角膜炎　角膜基质炎是引起视力障碍的一种复发性HSK，几乎所有角膜基质炎患者同时或以前患过病毒性角膜上皮炎，根据临床表现的不同可分为浅中基质型和免疫相关病毒性角膜基质炎。

（1）浅中基质型　原发或者继发于上皮型HSK，病变在角膜的浅、中基质层，炎症控制后常留下角膜薄翳或斑翳，如病情反复发作病灶常有新生血管长入。

（2）免疫相关病毒性角膜基质炎　是常见的慢性复发性HSV的临床表现，炎症反应是由基质中残留的病毒抗原所致。出现角膜基质混浊和瘢痕时往往角膜上皮完整，基质浸润是免疫性角膜基质炎中最常见表现，还常表现为前房炎症、睫状充血和明显不适感，此种情况出现的基质水肿原因最可能是基质炎症而不是角膜内皮功能不良。角膜基质炎还可诱

发基质层新生血管，表现为一条或多条中、深层基质新生血管，从周边角膜伸向中央基质的浸润区。角膜基质混浊和瘢痕、新生血管和致密的脂质沉积是诊断免疫相关性HSV基质角膜炎的主要体征。

3.单疱病毒感染性内皮型角膜炎　又叫单疱病毒感染性角膜内皮炎。角膜内皮炎可分为盘状、弥漫性和线状三种类型，其中盘状角膜炎（disciform keratitis）是最常见的类型，通常表现为角膜中央或旁中央的角膜基质水肿而不是基质浸润，共同表现为角膜后沉着物（KP），相应基质与上皮水肿，角膜呈现毛玻璃样外观，目前认为此种内皮细胞层的炎症反应是病毒感染和免疫双层因素所致。角膜内皮的功能通常要在炎症消退数月后方可恢复，严重者则导致角膜内皮失代偿，发生大泡性角膜病变。

（三）诊断

根据病史，角膜点状、树枝状、地图状溃疡灶，或盘状角膜基质炎等体征，可以诊断。实验室检查有助于诊断，如角膜上皮刮片发现多核巨细胞，角膜病灶分离到单疱病毒，单克隆抗体组织化学染色发现病毒抗原。

（四）治疗

HSK的总体治疗原则为抑制病毒在角膜里的复制，减轻炎症反应引起的角膜损害。最常见的治疗误区是在角膜基质炎和内皮炎治疗中单纯应用抗病毒药物，而未能充分局部应用糖皮质激素。

不同的HSK亚型其治疗重点又有差异，在治疗HSK时要考虑角膜炎的感染因素和免疫因素。上皮型角膜炎是由于病毒在上皮细胞内复制增殖、破坏细胞功能引起，因而必须给予有效的抗病毒药物抑制病毒的活力，控制病情。基质型角膜炎以机体的免疫炎症反应为主，因此除抗病毒外，抗炎治疗更为重要。内皮型角膜炎的治疗方案：在给予抗病毒、抗炎治疗的同时，还应该积极采取保护角膜内皮细胞功能的治疗措施。

1.药物治疗　常用抗病毒药物有更昔洛韦（GCV），滴眼液和眼膏剂型均为0.15%；阿昔洛韦（ACV），滴眼液为0.1%，眼膏为3%；急性期每1~2小时点眼1次，晚上涂抗病毒药物眼膏。

ACV局部滴用角膜穿透性不好，房水浓度低，对基质型和内皮型角膜炎治疗效果欠佳。眼膏剂型部分程度上可以弥补这种缺陷，使用3%ACV眼膏每天5次，持续使用14天，可获得较理想的治疗HSK效果。严重的HSV感染，需口服ACV。

GCV对常见病毒的MIC90值比ACV高10~100倍，此外GCV的生物利用度高，半衰期可达8小时，进入病毒感染细胞的速度快，在病毒感染细胞中存留时间长，是抗病毒治疗的一线药物。完全由免疫反应引起的盘状角膜基质炎，临床上需使用激素治疗，一般联合抗病毒药物控制病毒复制。有虹膜睫状体炎时，可使用阿托品滴眼液或眼膏扩瞳。

2.手术治疗 羊膜移植常用于疱疹病毒性角膜炎基质坏死型；结膜瓣遮盖用于常规治疗失败的慢性或周边角膜溃疡，中央溃疡不能马上行角膜移植治疗的患者；已穿孔的病例可行治疗性角膜移植术。HSV角膜溃疡形成严重的角膜瘢痕，影响视力，穿透性角膜移植是复明的有效手段。

四、真菌性角膜炎

真菌性角膜炎（fungal keratitis）是由真菌引起的致盲率极高的感染性角膜病变（图7-5）。真菌性角膜炎的发病与植物或泥土性外伤史有密切相关，我国农民的患病率很高。

（一）病原学

真菌性角膜炎在热带、亚热带地区发病率高，有超过105种真菌可引起眼部感染，但主要是镰孢属、弯孢属、曲霉属和念珠菌属四大类。前三种属丝状真菌，丝状真菌引起角膜感染多见于农民或户外工作人群，其工作生活环境多

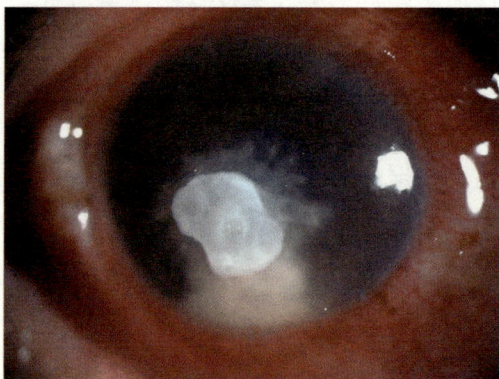

图7-5 真菌性角膜炎
注：图示角膜中央偏下方致密浸润病灶、菌丝苔被、羽状边界及前房积脓。

潮湿，外伤是最主要的诱因。念珠菌属酵母菌，此型感染多继发于已有眼表疾病，如干眼、眼睑闭合不全、病毒性角膜炎或全身免疫力低下者。我国的主要致病真菌为曲霉菌及镰刀菌，不同地区的主要致病真菌菌种有较大区别，大部分地区以镰刀菌为首位致病菌。

（二）病理

真菌性角膜炎的临床表现特征与真菌的生长方式有较大关系，常根据病理学改变分为水平生长型、垂直和斜行生长型。

1.水平生长型 真菌在表层呈地毯式生长，临床上表现为角膜表层的病灶，角膜基质水肿轻、前房反应轻，病程缓慢。

2.垂直和斜行生长型 真菌菌丝在病灶处呈垂直或斜行生长，临床上表现为单个达角膜基质深层的溃疡，周围卫星灶明显，表面常有脂样脓液覆盖。部分菌丝在角膜全层无序生长，甚至深入到后弹力层，严重者可出现凝固性坏死，临床上患者呈全角膜炎症反应，周围明显卫星灶，见伪足，常有前房积脓。

（三）临床表现

患者多有植物性角膜外伤史，如树枝或稻草刮伤；或有长期应用激素和抗生素病史。

真菌性角膜炎较细菌性角膜炎病程相对缓慢，刺激症状较轻，伴视力障碍。其典型的角膜病变：菌丝苔被、免疫环、伪足、卫星灶、内皮斑、前房积脓。菌丝苔被为轻度隆起的白色或乳白色角膜浸润灶，表面欠光泽，呈牙膏样或苔垢样外观。有时在角膜感染灶旁可见伪足、卫星灶或内皮斑。溃疡周围可见一混浊环形浸润，是胶原溶解形成的浅沟或抗原—抗体反应形成，被称为免疫环。前房积脓呈灰白色，黏稠或呈糊状，说明感染已达角膜基质层，是判断角膜感染深度的一个重要指标。

（四）诊断

根据患者植物性、泥土性外伤史，或长期应用糖皮质激素或广谱抗生素病史，以及眼部典型体征可作出初步诊断，结合实验室检查结果可帮助确诊。

常用的实验室检查包括角膜刮片细菌学检查、角膜活检组织病理检查、真菌培养和药敏试验以及共聚焦显微镜检查。其中，角膜刮片细菌学检查是早期快速诊断真菌感染的有效方法，取材方式正确者阳性率达90%以上。真菌培养阳性是诊断真菌感染最可靠依据。

（五）治疗

1.抗真菌感染　真菌性角膜炎主要的治疗为抗真菌药物治疗，原则为局部联合多种抗真菌滴眼液，早期高频率用药，维持到角膜感染灶完全控制、角膜上皮愈合方可停药。

目前临床常用的抗真菌滴眼液有三唑类（如0.5%~1%氟康唑滴眼液）、多烯类（如0.25%两性霉素滴眼液、5%那他霉素滴眼液）。伏立康唑是一种新型的三唑类抗真菌药物，口服制剂可用于严重的曲霉菌、镰孢菌等感染的治疗，也有局部1%伏立康唑滴眼、角膜基质内途径等给药方式，对常规治疗无效的真菌性角膜炎和眼内炎有着较好的疗效和安全性。但目前无批准上市的伏立康唑眼用制剂。

常用的联合治疗方案为1%氟康唑滴眼液/1%伏立康唑滴眼液联合0.25%两性霉素滴眼液，或1%氟康唑滴眼液/1%伏立康唑滴眼液联合5%那他霉素滴眼液。早期为每1~2小时滴一次，感染控制后改为4次/天，直至角膜上皮愈合。

2.辅助药物治疗　因糖皮质激素滥用是眼部真菌感染的常见原因，且糖皮质激素的使用可促进真菌的繁殖，因此真菌性角膜炎需禁用糖皮质激素；可使用非甾体类滴眼液辅助抗炎治疗。

3.手术治疗　对除角膜穿孔或有穿孔趋势的真菌性角膜溃疡，均应在进行抗真菌治疗控制感染后，根据病灶的大小、部位、深度等因素决定是否选择手术治疗。常用的手术方式有病灶清除术、羊膜移植术、结膜瓣遮盖术、板层角膜移植术等。

五、棘阿米巴角膜炎

棘阿米巴角膜炎（acanthamoeba keratitis）主要是由棘阿米巴原虫侵犯角膜引起的角膜感染（图7-6）。棘阿米巴在自然界中生存有两种形式，即滋养体原虫和包囊。该病常表现为一种慢性、原发性的感染性角膜炎，病程可持续数月之久。

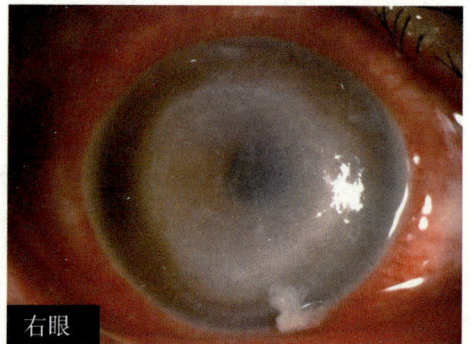

图 7-6　棘阿米巴角膜炎

注：图示中央角膜基质环形浸润，病灶区可见粗盐粒样浸润灶。

（一）病原学

已知棘阿米巴属有17种，主要存在于土壤、淡水、海水、泳池、谷物和家畜中，以活动的滋养体和潜伏的包囊形式存在。其中7种和人类感染有关，以卡氏棘阿米巴最为常见。

（二）临床表现

典型的体征包括反射性角膜神经炎、角膜环形浸润，以及与体征不相符合的难以忍受的眼痛。但许多患者最初表现得较轻微的不典型症状及体征也要重视，本病具有多种临床表现，常被误诊为非感染性以及细菌、真菌或者单纯疱疹病毒引起的感染性角膜炎。角膜接触镜配戴者或者有明显污染水源接触或者外伤后伤口污染，如果伴有不典型的临床表现的患者，有进展为明显眼痛者，应高度怀疑棘阿米巴性角膜炎。根据其临床表现和不同分期，可以分为角膜上皮炎、角膜基质炎、角膜神经炎和角巩膜炎。

（三）诊断

棘阿米巴性角膜炎确诊的关键是培养和分离包囊和滋养体，但阳性培养率仅为0%~53%。许多棘阿米巴角膜炎的诊断主要依靠临床特征，临床特征只有在预后较差的晚期患者中最为可靠。活体角膜激光共聚焦显微镜对棘阿米巴诊断的敏感性高，超过90%，特异性为77%~100%。掌握好激光共聚焦显微镜的图像采集和准确的图像解释对该病的诊断至关重要。

（四）治疗

目前抗棘阿米巴的药物品种很少，特异性不强，包囊和滋养体对抗棘阿米巴的药物有不同程度的抵抗。疾病早期，可试行病灶区角膜上皮刮除。药物治疗选用已脒定或联咪类药，对滋养体有杀灭作用，同时具有延缓包裹成囊的作用。防腐剂0.02%洗必泰和0.02%聚六亚甲基双胍对棘阿米巴滋养体及包囊有杀菌作用，是目前治疗棘阿米巴角膜炎的主要药物。手术方法如结膜瓣遮盖术及角膜胶原交联术对棘阿米角膜炎的治疗具有辅助作用，对棘阿米巴角膜炎的手术治疗主要是角膜移植手术，选择角膜移植术的手术时机一般是在炎症控制后角膜瘢痕期手术，在抗棘阿米巴药物治疗后症状加重或穿孔者才可在炎症期手术。

六、角膜基质炎

角膜基质炎（interstitial keratitis）也称为非溃疡性角膜炎（non-ulcerative keratitis），指在角膜基质层的非溃疡性和非化脓性炎症，常发生角膜血管化。角膜基质炎发病可能与细菌、病毒、寄生虫感染有关。梅毒螺旋体、结核杆菌和单纯疱疹病毒感染是常见病因。致病微生物可以直接侵犯角膜基质，但大多数角膜病变是由于感染源所致的免疫反应性炎症。

（一）临床表现

起病时可有眼痛、流泪、畏光等刺激症状，视力明显下降。早期可见典型的扇形角膜炎症浸润和KP。随着病情进展，出现角膜基质深层的新生血管，在角膜板层间呈红色毛刷状，最终炎症扩展至角膜中央，角膜混浊水肿。炎症消退后，水肿消失，少数患者遗留厚薄不同的瘢痕。

（二）治疗

在炎症急性期，应局部使用免疫抑制剂和糖皮质激素治疗，一般不需要全身用药。局部使用糖皮质激素眼用制剂的原则：开始为高浓度和较高频率使用，角膜炎症控制后，改为低浓度和低频率使用。局部免疫抑制剂眼药治疗原则：与局部糖皮质激素眼药同时应用，但时间要比激素长，常用1%环孢素滴眼液或他克莫司滴眼液。

七、神经麻痹性角膜炎

神经麻痹性角膜炎（neuroparalytic keratitis）是由支配角膜的三叉神经眼支的功能受到损害所引起。发病原因包括眼局部因素、全身性疾病和其他因素。单纯疱疹病毒性角膜炎和带状疱疹病毒性角膜炎是最常见的眼局部因素；糖尿病和维生素A缺乏症是常见全身因素；颅内肿瘤和外科手术损伤三叉神经眼支也容易发生神经麻痹性角膜炎。

（一）临床表现

神经营养性角膜病变通常发生在中央或旁中央下方的角膜，最初体征为荧光素染色下见浅层点状角膜上皮着染，继而片状上皮缺损，甚至大片无上皮区域出现。因角膜敏感性下降，即使严重的角膜炎患者仍主观症状轻微，等到出现肉眼可见的眼红、视力下降，分泌物增加等症状方来就诊。反射性流泪和眨眼频率减少，角膜自身修复能力下降，如果继发感染则演变为化脓性角膜溃疡，易穿孔。

（二）治疗

治疗措施包括使用不含防腐剂的人工泪液和眼膏保持眼表的湿润。用抗生素滴眼液及眼膏等预防感染。为促进角膜缺损灶的愈合可选择睑裂缝合手术、羊膜移植联合绷带镜手术治疗、包扎患眼等。大范围角膜缺损需要板层角膜移植，出现角膜穿孔可选择穿透性角膜移植术。

八、暴露性角膜炎

暴露性角膜炎（exposure keratitis）为因各种原因限制眼睑的正常闭合，使部分角膜失去眼睑保护，暴露在空气中而造成的角膜损害（图7-7）。常见原因：眼睑缺损、眼睑外翻畸形、眼轮匝肌麻痹、甲亢等导致睑裂闭合不全或眼球突出，以及面神经麻痹、昏迷患者和上睑下垂术后过矫所致。

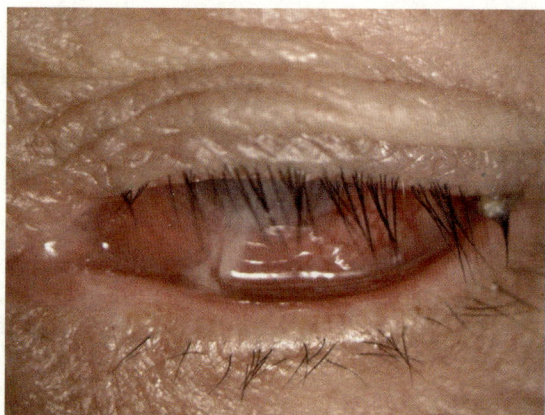

图7-7 暴露性角膜炎

注：图示眼睑闭合不全、结膜充血、下方角膜暴露区混浊。

（一）临床表现

病变多位于下1/3的角膜。初期症状与干眼症患者有些类似，出现角膜、结膜上皮干燥、粗糙，暴露部位的结膜充血、肥厚，角膜上皮逐渐由点状糜烂融合成大片的上皮缺损，新生血管形成。继发感染时则出现化脓性角膜溃疡症状及体征。严重者可形成角膜溶解穿孔。

（二）治疗

治疗的关键在于去除角膜暴露因素、保护和维持角膜的湿润状态。轻症者高频次滴入人工泪液及涂抗生素眼膏，软性角膜接触镜可保护角膜上皮。原发病不能控制者，可行暂时或永久性睑裂缝合术。根据角膜暴露原因做眼睑缺损修补术、眼睑植皮术等。

九、蚕蚀性角膜溃疡

蚕蚀性角膜溃疡（Mooren's ulcer）是一种慢性、进行性、疼痛性角膜溃疡，初发于角巩膜缘，沿角膜周边部延伸，再向角膜中央匍行发展，最终累及全角膜。单侧蚕蚀性角膜溃疡是一种发生于老年人的进展性、痛性的角膜溃疡，伴随眼表上方血管丛无灌注；

双侧进展性蚕蚀性角膜溃疡主要发生于年轻患者，周围进展比中央区进展迅速。单眼发病更常见，主要表现为周边角膜溃疡，病变主要见于睑裂区角膜缘，其次是下方及上方角膜缘。

（一）临床表现

蚕蚀性角膜溃疡是一种伴较重疼痛的角膜慢性溃疡，随着病情发展，患者由一般的角膜刺激症状发展为不可缓解的眼痛，常难以入睡（图7-8）。如果双眼发病，患者病情严重，发展速度快而难以治愈。在病变初期，周边部角膜浅基质层浸润，几周内浸润区出现角膜上皮缺损，形成溃疡。溃疡向深层发展，引起角膜穿孔。溃疡向中央进展时，周边溃疡区上皮逐渐修复，伴新生血管长入，导致角膜瘢痕化、血管化。

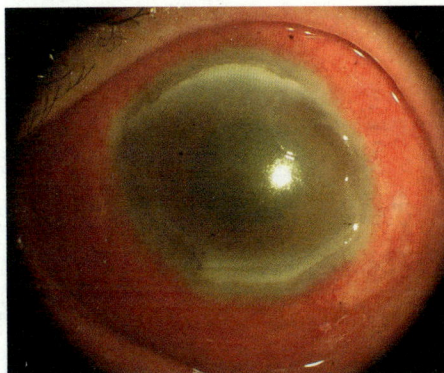

图7-8　蚕蚀性角膜溃疡
注：图示左眼角膜缘充血、灰白色致密浸润，潜掘状溃疡。

（二）治疗

蚕蚀性角膜溃疡目前尚缺乏特效治疗方法，治疗的目标是阻止溃疡进展，促进角膜上皮再生。眼局部可用糖皮质激素或免疫抑制剂（如0.1%他克莫司滴眼液）点眼。防止混合感染，局部应合并使用抗生素滴眼液及眼膏。病灶局限于周边部且较为表浅，可行相邻的结膜切除、联合病灶区角巩膜病灶浅层清除术，可望控制病变。如病变已侵犯瞳孔区、或溃疡深有穿破危险者，可根据病变范围，采用新月型、指环型或全板层角膜移植。如角膜已穿破，可行板层角膜移植或部分穿透性角膜移植。

十、角膜接触镜相关角膜病

因角膜接触镜的普及，由此引起的角膜病发生率在逐年增加，因为在戴角膜接触镜的情况下，镜片与角膜表面的相互作用干扰了正常角膜组织的生理活动。造成角膜的缺氧、高碳酸症、泪膜的不稳定、机械性损伤、炎症急症及感染等。接触镜的并发症在严重程度和发生频率上差别很大，可能出现与配戴接触镜相关的角膜病变，还有继发于眼镜护理液防腐剂过敏而导致的慢性炎症。

（一）临床表现

1.感染性角膜炎　是配戴角膜接触镜相关最严重的并发症，包括细菌感染、真菌感染、棘阿米巴角膜炎。其中棘阿米巴角膜炎的危险因素包括配戴软性角膜接触镜，或者暴露于污染或未处理的水。眼部疼痛感，上皮性角膜炎或伴有角膜神经增粗的反射状神经炎等都是其常见表现。深基质层角膜炎的晚期，或者典型的环形浸润预示预后较差。

2.其他　和角膜接触镜相关的周边角膜溃疡也是可能出现的临床表现。角膜接触镜性角膜病变还包括慢性缺氧相关的眼部表现，包括表层点状角膜病变、角膜基质层出现条纹和皱褶及角膜水肿、角膜内皮异常（包括内皮细胞形态和数量的下降）、角膜血管翳的形成。

（二）治疗

角膜接触镜引起的角膜病变，只要发现，要立即取下镜片，使用抗生素以预防感染。角膜感染需按照治疗感染性角膜炎方式处理，其关键是通过培养或者使用激光共聚焦显微镜明确感染性质。

细菌性角膜炎最常由铜绿假单胞菌和金黄色葡萄球菌引起，可疑微生物感染性角膜炎的标准治疗是选择广谱抗生素，如用氟喹诺酮类药物进行治疗，加替沙星滴眼液、莫西沙星滴眼液都是常用药物选择。棘阿米巴角膜炎和真菌感染按照相关处理方式处理。糖皮质激素在初始治疗阶段最好避免局部使用；在确认角膜感染不是真菌和棘阿米巴感染时，可视情况应用糖皮质激素，可以减轻角膜的炎症和水肿。

十一、丝状角膜炎

丝状角膜炎（filamentary keratitis）由角膜上皮卷成丝状物，一端附着在角膜表面，另一端为游离状态，又称为丝状角膜病变（图7-9）。其发病原理不明，可能是由角膜上皮细胞或角膜上皮基底膜损伤所致。角膜上皮或上皮基底膜因某种诱因导致损伤缺失，引起此处前弹力层损伤，前弹力层损伤处部分增生凸起，高出上皮缺损区，导致此处的黏液堆积，呈条索状，上皮细胞沿黏液条索生长并将其包裹，最终形成丝状物。

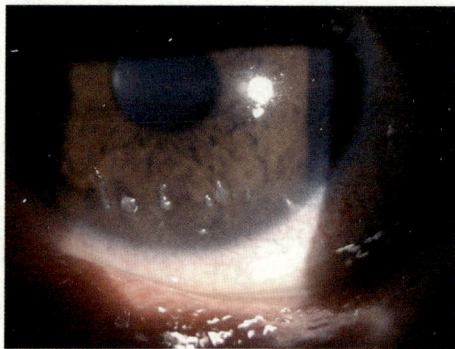

图7-9　丝状角膜炎

注：图示下方周边角膜表面丝状物附着。

（一）临床表现

丝状角膜炎的主要眼部表现为异物感、流泪及眼痛。检查发现角膜表面有1~10个长1~10mm的细丝状条索，在角膜的任何部位均能发生，但以上方较多见。典型丝状角膜炎的细丝条索为上皮的螺旋状条索，有大量的黏液附着；严重患者，整个角膜表面均挂满丝状物。

（二）治疗

目前尚没有一种方法可以完全治愈丝状角膜炎，针对原发病因进行治疗是最好方法。详细询问病史，明确有无机械性损伤；行泪液检查包括泪液分泌量和泪液成分。局部滴用抗炎药物如0.02%氟米龙滴眼液，非甾体眼药如普拉洛芬，或者免疫抑制剂0.1%环孢素滴眼液。如果丝状物较多，应在显微镜下表面麻醉后，用显微无齿镊子除去丝状物，同时配戴角膜接触镜。

十二、复发性角膜上皮糜烂

复发性角膜上皮糜烂（recurrent corneal epithelial defects）指角膜上皮反复发生糜烂剥脱，导致角膜表面出现上皮缺损的一种疾病。角膜上皮缺损多由外伤如指甲划伤、硬物划伤等原因所致。根据前弹力层有无损伤分为两型，Ⅰ型仅有上皮缺损和基底膜损害；Ⅱ型损伤累及前弹力层或基质浅层。

（一）临床表现

常在晚上或清晨发生眼痛，伴有眼红、畏光和流泪。不同个体的严重程度和病程也不同，严重者可以持续数天。角膜上皮与其下的基底膜及前弹力层黏附松弛，角膜上皮缺损区荧光素着染，上皮剥脱区可再次上皮化，但不久又脱落复发。部分病例角膜上皮缺损可持续不愈。

（二）治疗

急性期可配戴软性角膜接触镜。使用非甾体抗炎药如双氯芬酸钠滴眼液等，减轻角膜上皮水肿，控制基底膜炎症，促进上皮细胞间的附着。自体血清点眼有一定疗效，可促进上皮修复。

第三节　角膜变性与角膜营养不良

一、角膜老年环

角膜老年环（cornea arcus senilis）是角膜周边部基质内的类脂质沉着，脂质沉积从灰色到黄色的弧开始，先出现在下方角膜，随后出现在上方角膜，脂质沉积逐渐进展，上下两弧相遇，形成一个完整的环。角膜老年环通常是双侧对称发生，进展缓慢。

角膜老年环不影响视力，不需要治疗，然而它仍有临床意义。在40岁以前出现角膜老年环者发生冠状动脉疾病的风险增加，并且提示存在高脂蛋白血症。

二、带状角膜变性

带状角膜变性（band-shaped keratopathy）通常为钙盐沉积在角膜上皮下及前弹力层造成的病变，常见于继发性角膜带状变性，它继发于眼的慢性炎症、与钙代谢相关的全身性或遗传性疾病，与引起眼部组织内钙代谢紊乱的局部或眼内药物有关（图7-10）。

常继发于各种眼部或系统性疾病。常见于慢性葡萄膜炎、反复发作的浅层角膜炎，各种原因引起的高钙血症如甲状旁腺功能亢进等疾病，以及原发性遗传性角膜带状变性。

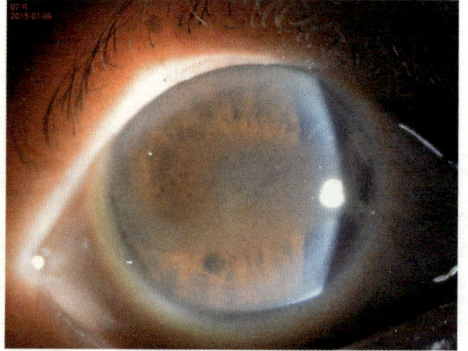

图7-10 钙化性带状角膜病变

注：图示角膜中央上皮下带状灰白色混浊。

（一）临床表现

早期无症状。当混浊带越过瞳孔时，视力下降。上皮隆起或破损，可有刺激症状和异物感。病变起始于睑裂区角膜边缘部，在前弹力层出现细点状灰白色钙质沉着，有时伴有新生血管。

（二）治疗

积极治疗原发病。后期出现视力下降、异物感、流泪或畏光时，首选的治疗方法是使用乙二胺二乙酸二钠。对有角膜上皮延迟愈合倾向的角膜带状变性患者，可在手术去除变性区后进行羊膜覆盖，此方法修复快，不留瘢痕，但术后可能复发。浑浊严重者可行板层角膜移植术或准分子激光治疗（PTK）。

三、边缘性角膜变性

边缘性角膜变性又称Terrien角膜边缘变性，是一种双侧性周边部角膜扩张病，多发生在上方角巩膜缘（图7-11）。病因未明，目前认为和免疫性炎症有关。男女发病比为3∶1，常于青年时期（20~30岁）开始，进展缓慢，病程长。多为双眼，但可先后发病，两眼的病程进展也可不同。

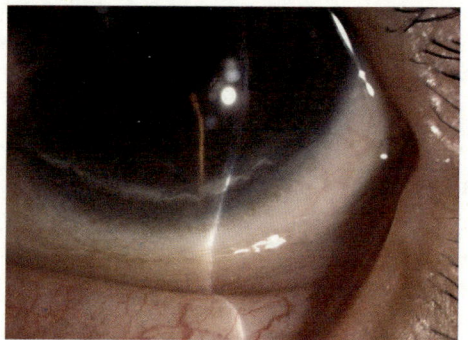

图7-11 Terrien角膜边缘变性

注：图示4点钟~7点钟周边角膜基质层白色混浊。

（一）临床表现

患者通常无症状，但偶尔会有轻微刺激症状，只有出现角膜明显变薄、膨隆形成后，造成明显的角膜散光、视力下降且难以矫正时才来就诊。有些患者伴有表层巩膜炎、春季角结膜炎，多因出现眼部炎症性症状而就诊。本病多单眼或双眼对称性角膜边缘部变薄扩张，鼻上象限多见，部分患者下方角膜周边部亦变薄扩张，若干年后变薄区在3点或9点汇合，形成全周边缘性角膜变薄扩张区域，通常厚度仅为正常的1/4~1/2，最薄处仅残留上皮和膨出的后弹力层，部分患者继发轻微创伤而穿孔，但自发穿孔少见。变薄区有浅层新生血管。进展缘可有类脂质沉积。角膜变薄扩张导致不规则近视散光，视力进行性减退且无法矫正。

（二）治疗

目前没有阻止这种疾病进展的治疗方法，但疾病的进展比较缓慢，如果没有明显视力下降，大多数患者可以随诊观察。本病药物治疗无效，以手术治疗为主。早期可验光配镜提高视力，患眼角膜进行性变薄，有自发性穿破或轻微外伤导致破裂的危险者，可行板层角膜移植术。如果角膜小范围穿孔，仍可行部分或全板层角膜移植，穿孔范围较大且伴眼内容物脱出者，需行部分穿透性角膜移植。

四、大泡性角膜病变

大泡性角膜病变（bullous keratopathy）是由于各种原因严重损毁角膜内皮细胞，导致角膜内皮细胞失代偿，使其失去液体屏障和主动液泵功能，引起角膜基质和上皮下持续性水肿的疾病（图7-12）。常见原因为眼球前段手术尤其是白内障超声乳化术，无晶状体眼的玻璃体疝接触内皮，绝对期青光眼，单纯疱疹病毒或带状疱疹病毒感染损伤内皮，角膜内皮营养不良的晚期阶段等。

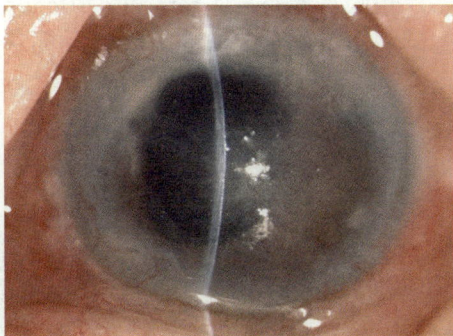

图 7-12 大泡性角膜病变

注：图示角膜中央上皮下多个水泡样隆起。

（一）临床表现

患者多有上述病史。患眼雾视，轻症者晨起最重，午后可有改善。重者刺激症状明显，疼痛流泪，难以睁眼，特别是在角膜上皮水泡破裂时最为明显。结膜不同程度地混合性充血，裂隙灯检查见角膜基质增厚水肿，上皮气雾状或有大小不等的水泡，角膜后层切面不清或皱褶混浊。病程持久者，角膜基质新生血管形成，基质层混浊，视力明显减退。

（二）治疗

轻症可局部应用高渗剂和角膜营养剂，上皮有缺损时应加用上皮营养药及用抗生素眼药预防感染。症状顽固，对视功能影响较大者应考虑角膜内皮移植术。

五、角膜脂质变性

角膜脂质变性（corneal lipid degeneration）发病原因不明，常与继发性陈旧眼部外伤、角膜溃疡、烧伤、炎症和全板层角膜移植有关。有原发性与继发性二种，原发性脂质变性罕见，病因未明，可能与角膜缘血管通透性增加有关。引起继发性脂质变性的疾病通常有角膜基质炎、外伤、角膜水肿及角膜溃疡，常发生于出现新生血管的角膜。

临床上表现为突然发生的视力急剧下降。角膜病灶为灰色或黄白色。脂质变性形状像扇形，有羽毛状边缘，常出现于无炎症反应、无活动性的新生血管区域，病灶边缘可见胆固醇结晶。急性炎症的区域则多为致密的圆盘状病灶。

本病脂质沉着可位于角膜中央或周边部，在周边部时外观上像扩大的老年环。一般药物治疗对其效果不好，抗炎药物能缓解症状。本病除影响外观外，还可影响视力，如果已影响视力，视病情选择部分板层角膜移植或者穿透性角膜移植术。

六、角膜营养不良

角膜营养不良（corneal dystrophy）是一组双侧的、对称的、缓慢进行的，与环境或全身因素无关的遗传性角膜疾病（图7-13）。此类疾病进展缓慢或静止不变。在患者出生后或青春期确诊。

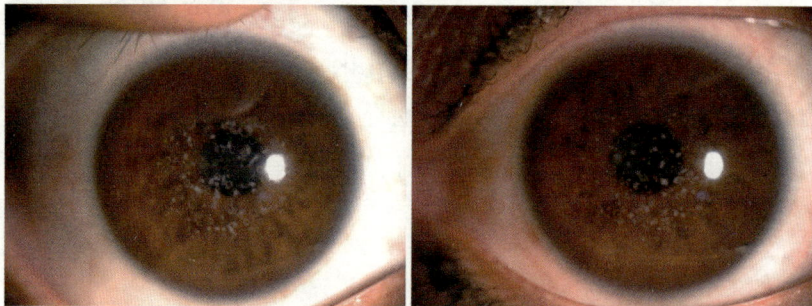

图 7-13　双眼颗粒状角膜营养不良
注：图示角膜中央浅基质层大量点状、线状、面包屑样混浊。

角膜营养不良可根据其遗传模式、解剖部位、临床表现、病理组织学等的不同而分类。临床上多采用解剖部位分类法，根据受犯角膜层次而分为角膜前部、实质部及后部角膜营养不良三类，包括上皮基底膜营养不良、角膜基质营养不良和Fuchs角膜内皮营养不良。

第四节　角膜的形态异常

一、圆锥角膜

圆锥角膜（keratoconus）是中央角膜变薄和前突而呈锥形改变的疾病（图7-14）。该疾病的发生过程是非炎症的，不发生细胞浸润和新生血管形成。尽管双眼的表现明显不对称，但圆锥角膜通常是双眼发病。该病的典型表现是病变累及角膜中央，角膜圆锥的锥顶，一般位于该区域的中央，正好位于视轴下方，中央角膜基质明显变薄和前凸，往往只有正常角膜的1/3厚度，该病的发展最终导致不同程度的视力损害，视力变差的主要原因是角膜前凸造成的不规则散光。

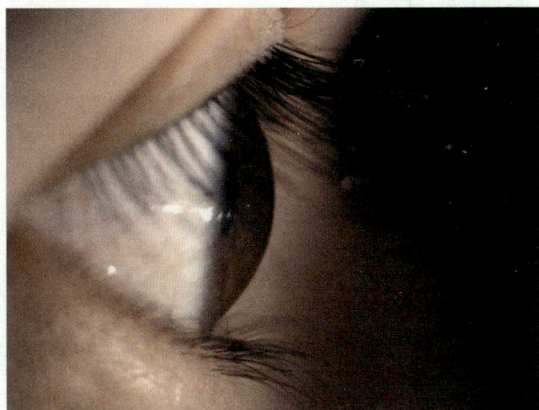

图 7-14　圆锥角膜
注：角膜侧面观，中央角膜前凸呈圆锥形。

（一）临床表现

本病好发于15~20岁青年人，但在9~40岁之间均可发病，一般认为发病年龄越小，病程进展越快。一般双眼发病，视力进行性下降，初时能以近视镜片矫正，后因不规则散光而需配戴接触镜增视。典型特征为角膜中央或旁中央锥形扩张，圆锥可大可小，为圆形或卵圆形，角膜基质变薄区在圆锥的顶端最明显。

圆锥突起可导致严重的不规则散光及高度近视，视力严重下降。后弹力层破裂发生急性圆锥角膜时，角膜急性水肿，视力明显下降。一般6~8周急性水肿消退，遗留中央区局灶性角膜混浊，后弹力层也有不同程度混浊瘢痕。临床上把圆锥角膜分为四期：潜伏期、初期、完成期、变性期。其中完成期出现典型的圆锥角膜症状，视力下降明显，角膜曲率大于50.00D。

（二）诊断

本病的诊断难点主要是早期诊断及如何避免角膜屈光术后的角膜扩张。首先需详细询问病史，结合生物显微镜、角膜曲率计、角膜地形图和角膜OCT等进行仔细评估，主要是角膜凸出度和厚度分析，角膜厚度的改变从角膜最薄处开始，并向外、向周边延伸。目前最直接有效的早期诊断方法为角膜地形图检查，显示角膜中央地形图畸变，颞下象限角膜变陡斜，随着病变进展，角膜陡斜依次扩张到鼻下、颞上、鼻上象限。对可疑的进行性近视散光的青少年，应常规进行角膜地形图检查。

（三）治疗

轻症患者可根据验光结果配戴框镜或角膜接触镜提高视力。对早期的规则散光或低度数不规则散光可用框架眼镜矫正。硬质的高透氧隐形眼镜（RGP）适用于无角膜瘢痕的初、中期患者，其可以延缓圆锥角膜的发展。

角膜基质环的植入主要适用于病情轻度或中度、不能耐受接触镜且角膜中央没有瘢痕的圆锥角膜者。角膜胶原交联术是通过光氧化治疗增加角膜基质的坚固性，可以减缓或阻止圆锥角膜的发展进程，术后通过降低角膜曲率和散光可提高视力，对于病情进展轻的圆锥角膜患者，角膜胶原交联术是最合适的，对于完成期的圆锥角膜和角膜屈光术后发生角膜扩张的患者效果欠佳。

配戴接触镜不能满意矫正视力，或圆锥角膜发展较快，应行角膜移植。规范、精确的显微技术进行穿透性角膜移植，可降低手术源性散光，使患者获得满意视力。早中期的圆锥角膜且角膜中央无混浊者，可考虑行深板层角膜移植，但术后视力不及穿透性角膜移植，飞秒激光辅助的个体化深板层角膜移植术治疗完成期圆锥角膜目前已应用于临床。急性圆锥角膜宜延期手术。

二、大角膜

大角膜（macrocornea）是一种角膜直径较正常大而眼压、眼底和视功能在正常范围的先天性发育异常。伴有系统性胶原合成疾病的患者发生大角膜，与角膜胶原的产生异常有关。

男性多见，多为双侧性，无进展。角膜横径大于13mm，垂直径大于12mm，眼前段不成比例扩大。大角膜透明，角膜缘界限清晰。诊断大角膜时应与先天性青光眼鉴别，后者角膜大而混浊，角膜缘扩张而界限不清，伴眼压升高等。

三、小角膜

小角膜（microcornea）是一种角膜直径小于正常，同时常伴有其他眼部异常的先天性发育异常。发生小角膜的原因不明，可能与婴儿生长停滞有关。常染色体显性或隐性遗传，无性别差异性。

单眼或双眼发病，无性别差异。角膜直径小于10mm，角膜扁平，曲率半径增大，眼前节不成比例缩小。小角膜常伴浅前房，易出现拥挤综合征，可发生闭角型青光眼。不伴有闭角型青光眼的患者中，20%的人以后可能会发展为开角型青光眼。

四、扁平角膜

扁平角膜（flat cornea）是一种角膜曲率低于正常，同时常伴有其他眼部异常的先天性发育异常。

角膜和相邻巩膜平坦，其曲率半径增大使其屈光力低于43.00D，通常为20.00D~30.00D。导致远视，由于眼球体积的不规则，各种不同的屈光不正均可出现。扁平角膜通常因为前房狭小，易出现拥挤综合征，可伴有闭角型青光眼，或由于房角畸形可发生开角型青光眼。扁平角膜往往伴随角膜硬化或小角膜同时出现。

第五节　角膜肿瘤

一、角结膜皮样瘤

角结膜皮样瘤（corneal dermoid）是一种先天性角膜良性实体肿瘤，大约十万分之一的发病率，肿物内由纤维组织和脂肪组织构成，来自胚胎性皮肤，它属于迷芽瘤（图7-15）。

（一）临床表现

出生就存在的肿物，随年龄增长和眼球发育略有增大。肿物多位于角巩膜颞下方，少数侵犯全角膜。外表色如皮肤，边界清楚，可有纤细的毛发存在。

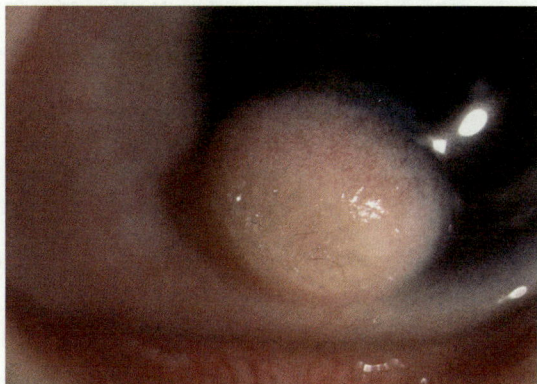

图7-15　角结膜皮样瘤
注：瘤体上可见纤细的毛发存在。

（二）治疗

角结膜皮样瘤治疗的唯一方法是手术切除，肿物切除联合板层角巩膜移植是最理想的手术方式。手术前后应及时验光配镜，对矫正视力不良者应配合弱视治疗，以期达到功能治愈。

二、原位癌

原位癌（carcinoma in situ）又称上皮内肿瘤，角膜也可发生。该病变病程进展缓慢，呈灰白色半透明隆起，界限清楚，可局限生长，是一种单眼发病，病程缓慢的上皮样肿瘤。

（一）临床表现

多见于老年，单眼发病，病程缓慢。病变多好发于角膜结膜交界处，缓慢生长的半透明或胶冻样新生物，微隆起呈粉红色或霜白色，表面布满新生血管。活检及组织病理学可确诊。

（二）治疗

手术刮除乳头状增生上皮，可保留Bowman层，如病变侵犯达角膜基质层，可在手术切除时联合部分板层角膜移植术。

第六节　眼局部用药的角膜毒性作用

近几年药物源性角膜病变的发生率有逐年上升趋势。眼科局部药品制剂种类繁多，眼科医生在用药时不应只关注药物的疗效，需要全面了解药物的特性，尤其是药物的不良反应。与其他眼组织相比，局部应用药物可使角膜和结膜出现显著的短时高浓度，导致其细胞功能损伤，同时防腐剂和赋形剂也起到协同损害作用。因此，要对药物的毒性有清晰的认识，避免产生药源性角膜损害。

（一）常见的可引起角膜上皮毒性的滴眼液

主要是造成眼表角膜、结膜上皮损伤，这些药物主要包括以下几类。①抗生素类，其中氨基糖苷类药物在眼用抗生素中对角结膜上皮损害作用最明显；②抗病毒药物；③抗真菌药物；④表面麻醉剂；⑤非甾体类抗炎滴眼剂；⑥抗青光眼类药；⑦各种类型的防腐剂，包括苯扎氯铵、氧化性防腐剂等。

（二）眼局部用药的注意事项

临床眼科医生要重视眼局部用药的毒性，在选择药物时，根据疾病种类、眼部微环境、药物特性和毒副作用等综合考虑。

局部频繁使用具有角膜毒性药物可使角膜、结膜出现显著的短时药物高浓度，导致上皮损伤，当角膜缘干细胞异常或角膜上皮功能障碍时，这一毒害作用对脆弱的角结膜上皮将是致命的打击。在可能的情况下，应替代使用无防腐剂药物。药物毒性的角膜病变一旦发生，首要治疗方式是停用原有药物，角结膜损害后恢复较慢，通常停药后2~6周症状和体征才能改善，需要与患者充分沟通，使其很好的配合治疗。

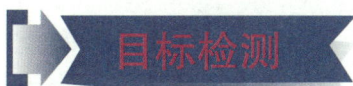

目标检测

答案解析

选择题

A型题（最佳选择题）

1.关于正常人的角膜，下列说法不正确的是（　　）

　A.组织学分为5层　　　　　　B.在屈光系统中，屈光力最强

　C.中央薄，周边厚　　　　　　D.前弹性层和后弹性层有再生能力

　E.免疫学处于相对"赦免"地位

2.铜绿假单胞菌导致角膜迅速溶解坏死的主要原因是（　　）

　A.铜绿假单胞菌生长速度快

　B.角膜的微环境适合铜绿假单胞菌的生长

　C.铜绿假单胞菌分泌的胶原酶降解角膜胶原纤维

　D.引起了机体的抗原—抗体反应

　E.以上都不正确

3.下述哪项不是单纯疱疹病毒性角膜炎（HSK）的特点（　　）

　A.角膜溃疡表现为树枝状、地图状

　B.角膜溃疡表现为"伪足""卫星灶"或"免疫环"

　C.角膜溃疡表面较"干净"，分泌物少，可见新旧不一的多处病灶

　D.容易复发，复发的诱因通常为感冒、发热、疲劳等

　E.可以出现深达基质深层的溃疡，甚至发生溃疡穿孔，可伴有明显的前房积脓等虹膜睫状体炎的表现

4.患者，男，45岁，左眼被谷粒射伤后出现红、痛、视力下降1月余。眼部检查：左

眼视力0.04，眼睑轻度红肿，睑痉挛（±），混合充血（+++），角膜中央偏下方见菊花团样灰白色病灶，大小约5mm×6mm，略高于角膜表面，病灶中央部溃疡，前房下方见黄白色积脓，高2mm，瞳孔7mm×7mm（曾用过1%阿托品）。根据上述表现，最可能的诊断是（　　）

  A.细菌性角膜溃疡   B.真菌性角膜炎

  C.坏死型角膜基质炎   D.棘阿米巴角膜炎

  E.盘状角膜炎

5.穿透性角膜移植病因中占首位的病种是（　　）

  A.角膜白斑   B.圆锥角膜

  C. Fuchs 内皮营养不良   D.角膜瘘

  E.角膜化学伤

（唐　聪）

书网融合……

小结

第八章 巩膜病

学习目标

通过本章内容学习，学生能够：

1.重点掌握表层巩膜炎、巩膜炎的定义、病因及临床特点；熟悉巩膜的结构及生理特点、巩膜异常的病因；了解巩膜病的发病机制。

2.学会使用裂隙灯显微镜、直接检眼镜等为巩膜病患者进行检查。

3.具备严谨、实事求是的学习态度和关爱患者的素质。

情境导入

情境描述 患者，女，45岁。因右眼疼痛3周就诊。检查：颞上方巩膜局限性紫红色充血，血管扭曲。可见结节样隆起，压痛明显，不能推动。眼底未见明显异常。

讨论 1.请问该患者最可能的诊断是什么？

2.表层巩膜炎、前巩膜炎和后巩膜炎的临床表现有何不同？

第一节 概 述

巩膜是由三层坚韧的结缔组织组成的具有一定的弹性的纤维膜，是眼球的外壁。巩膜最外层是表层巩膜，为结缔组织，有较多血管；中间是巩膜基质层，包含少量成纤维细胞和色素细胞，缺乏血管；内侧为巩膜棕黑层。由于巩膜血管和神经较少，代谢缓慢，通常不易发病，但是一旦发生炎症，因组织修复能力差，对药物治疗反应不明显，病程较长、易迁延反复，巩膜伤口也较难愈合。在巩膜疾病中，以巩膜炎（scleritis）最为常见，其次是巩膜变形，巩膜肿瘤少见。

第二节 表层巩膜炎

（一）定义

表层巩膜炎（episcleritis）是一种易复发、病程短、预后好、具有自限性的非特异性炎症。炎症常累及赤道前巩膜，多见于角膜缘至直肌附着点的区域内，并以睑裂暴露部位最常见。女性发病率是男性的3倍，好发于20~50岁的青壮年。约1/3的患者双眼同时或先后发病。

（二）病因

目前表层巩膜炎的病因尚未完全清楚，可能与免疫反应相关。患者可伴系统性红斑狼疮、类风湿关节炎、痛风或胶原血管病等。

（三）临床表现

根据临床表现不同，表层巩膜炎可分为结节性表层巩膜炎和单纯性表层巩膜炎。

1.结节性表层巩膜炎 结节性表层巩膜炎（nodular episcleritis）最常见，常急性发病，有疼痛和压痛，可伴有眼红、畏光、流泪等症状，一般不影响视力。病变以局限性充血性结节为特征，多为单发，也可多发。结节呈暗红色，直径2~3mm，可被推动，提示病变位于浅层。结节及周围结膜充血和水肿。病程持续2~4周，炎症逐渐消退，大部分患者可多次复发。

2.纯性表层巩膜炎 单纯性表层巩膜炎（simple episcleritis）呈急性、周期性发作，发作时间短，数小时到数天可痊愈。症状较轻，表现为灼热感、轻微疼痛和流泪，有时可伴有眼睑神经血管性水肿，视力多不受影响。发病时病变部位巩膜表层和球结膜呈扇形局限性或弥漫性充血水肿，呈暗红色外观。本病可多次反复发病，妇女多于月经期发作，但复发部位不固定（图8-1）。

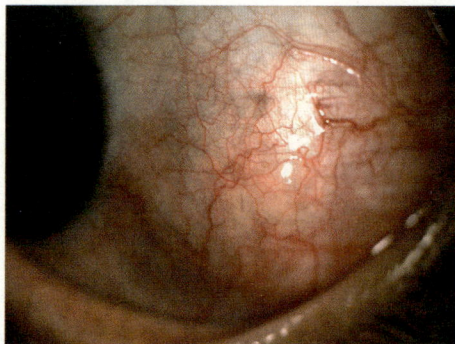

图 8-1 单纯性表层巩膜炎
注：巩膜表层和球结膜弥漫性充血、水肿。

（四）诊断

根据病史和临床表现即可诊断表层巩膜炎。

表层巩膜炎应与结膜炎、巩膜炎相鉴别。结膜炎充血弥漫，且多伴有分泌物，而巩膜炎多局限在角膜缘至直肌附着点的区域内，不累及睑结膜。

表层巩膜炎充血和水肿仅局限在巩膜表层，不累及其下的巩膜，滴肾上腺素后血管迅速收缩变白；巩膜炎充血为紫红色，滴肾上腺素后不褪色。

（五）治疗

本病多为自限性，通常可在1~2周内自愈，一般无须特殊处理。局部滴用血管收缩剂或预冷人工泪液可减轻充血。若患者感觉疼痛，可用0.5%可的松滴眼液或0.1%地塞米松滴眼液滴眼，必要时可全身应用非甾体抗炎药或糖皮质激素药物。

第三节　巩膜炎

（一）定义

巩膜炎又称深层巩膜炎（deep scleritis），是以巩膜全层的水肿和细胞浸润为特征。本病不常见，呈急性发病，常伴角膜炎及葡萄膜炎，可对眼的结构和功能造成一定程度破坏，病情和预后远比表层巩膜炎严重。

本病好发于40~60岁人群，女性多见，50%双眼发病。

（二）病因

巩膜炎的原因复杂，主要包括以下几个方面。

1.与多种全身感染性疾病有关　如与结核、麻风、梅毒有关，也可能与感染引起的过敏反应有关。

2.与自身免疫性结缔组织疾病有关　如与风湿性关节炎、系统性红斑狼疮等有关。

3.与代谢性疾病有关　如痛风可能与巩膜炎发病有关。

4.其他原因　如外伤或结膜创面感染扩散，附近组织炎症直接蔓延也可引起巩膜炎。

（三）分类及临床表现

根据解剖位置，巩膜炎可分为前巩膜炎、后巩膜炎和全巩膜炎。

1.前巩膜炎　前巩膜炎（anterior scleritis）是巩膜炎中最常见的，病变位于赤道部前，双眼先后发病。眼部疼痛、压痛，有刺激症状，部分患者在夜间疼痛更明显。如病变位于直肌附着处时，眼球运动可使疼痛加剧。有时也可表现同侧头部疼痛，视力可轻度下降，眼压可有增高。充血的巩膜血管走行紊乱，不可推动。裂隙灯下可见巩膜表层和巩膜本身均有水肿。炎症消退后，病变区巩膜被瘢痕组织代替，巩膜变薄，葡萄膜颜色显露而呈蓝色。此外，本病尚可并发葡萄膜炎、角膜炎、白内障，因房角粘连可形成继发性青光眼。本病发作可持续数周，反复发作，病程迁延可达数月或数年。前巩膜炎可分为弥漫性、结节性和坏死性三种类型。

（1）弥漫性前巩膜炎（diffuse anterior scleritis） 本病症状最轻，预后较好，约占40%。巩膜呈弥漫性充血，球结膜水肿。炎症可累及一个象限或整个前部巩膜。

（2）结节性前巩膜炎（nodular anterior scleritis） 起病隐匿，疼痛伴随逐渐加重的眼红、眼球压痛和巩膜结节。约占巩膜炎的44%。局部巩膜呈紫红色充血，炎症浸润与肿胀形成结节样隆起，结节质硬，压痛，不能推动。其中40%的病例可有数个结节，并可伴有表层巩膜炎。

（3）坏死性前巩膜炎（necrotizing anterior scleritis） 是一种破坏性较大、较凶险的类型，是常引起视力损害的巩膜炎症，约占14%，可致视力下降或失明。本病可以是全身血管性疾病发病的前兆。发病初期表现为局部巩膜炎性斑块，病灶边缘炎性反应较中心重。病理改变为巩膜外层血管发生闭塞性脉管炎，病灶及其周围出现无血管区，受累巩膜可坏死变薄。如果未及时治疗，巩膜病变可迅速向后和向周围蔓延扩展。炎症消退后，巩膜可呈蓝灰色外观，且有粗大吻合血管围绕病灶区。

坏死性巩膜炎如炎性征象不明显则为穿孔性巩膜软化症。女性多见，常累及双眼，并有长期类风湿关节炎病史。患者疼痛不明显，主要表现为进行性巩膜变薄、软化和坏死。患者可并发角膜炎、前葡萄膜炎和青光眼等。

2.后巩膜炎 后巩膜炎（posterior scleritis）为发生于赤道后方巩膜及视神经周围的一种肉芽肿性炎症，是严重的潜在致盲性眼病，所以正确早期诊断非常关键。本病较为少见，以单眼发病为主。

临床上常表现为不同程度的眼痛、压痛和视力减退，也可以表现为头痛，有时眼痛和头痛剧烈，伴眼睑及球结膜水肿。充血不明显或无充血，眼球可轻度突出，因眼外肌受累可致眼球运动受限及复视。较常见的眼底改变包括视网膜脱落、脉络膜皱褶和条纹，视盘和黄斑水肿。影像学检查显示巩膜增厚。

3.全巩膜炎 全巩膜炎，炎症累及全部巩膜及视神经周围，临床表现见于上述的前巩膜炎和后巩膜炎。

（四）诊断

根据典型的临床表现，前巩膜炎的诊断并不困难，后巩膜炎一般眼前部无明显改变，诊断较困难。巩膜炎患者常伴有全身免疫性疾病，因此通常应做系统性检查，特别要注意皮肤、关节、心血管和呼吸系统病变。实验室检查如血常规、血沉、结核菌素试验、C-反应蛋白、血清学分析以及胸部影像学检查有助于病因学诊断或类型诊断。A型超声波、B型超声波、CT扫描或MRI显示后部巩膜增厚，有助于后巩膜炎的诊断。眼底检查在后巩膜炎的诊断中十分重要。荧光素眼底血管造影则有助于与其他眼底疾病的鉴别。本病应与眶蜂窝织炎鉴别，眶蜂窝织炎眼球突出更明显，并伴有发热、血常规异常等全身表现。

（五）治疗

巩膜炎常作为全身胶原病的眼部表现，尽早发现和及时治疗十分重要。

1.病因治疗　如有感染存在，可采用抗生素治疗；对于全身性疾病相关性巩膜炎，应予以相应治疗。

2.对症治疗　如对单纯性表层巩膜炎可通过冷敷或滴用预冷人工泪液以减轻症状。

3.抗炎治疗　局部滴用糖皮质激素可减轻结节性或弥漫性前巩膜炎的炎性反应，如仅局部滴药不能控制炎症，可根据病情选用非甾体抗炎药，如吲哚美辛口服，每次25~50mg，每天2~3次，常用于缓解炎症和疼痛。对于严重病例则应局部和全身应用足量糖皮质激素，球周注射适用于非坏死性巩膜炎患者，但有可能造成巩膜穿孔，应慎用。若糖皮质激素无效时，可考虑采用免疫抑制剂治疗，如甲氨蝶呤、硫唑嘌呤、环磷酰胺、环孢素等。如果巩膜有坏死表现，可考虑联合用药。

4.手术治疗　对坏死、穿孔的巩膜部位可试行巩膜加固术或异体巩膜移植术。

5.并发症治疗　如并发青光眼时应及时降低眼压；并发虹膜睫状体炎，应予以散瞳治疗。

第四节　巩膜异常

一、蓝色巩膜

巩膜外观呈均匀的亮蓝色或蓝灰色，角膜缘外有淡白色，属于先天性异常，与遗传性疾病有关，一般视功能没有影响，眼部可并发绕核性白内障、圆锥角膜、青光眼、色盲等，常伴有全身其他组织发育异常，如蓝巩膜—骨脆综合征，表现为蓝色巩膜、耳聋及骨脆病，易产生骨折。正常新生儿巩膜发育不成熟也呈淡蓝色，如出生后3年，巩膜仍为蓝色才诊断为本病。无特殊治疗。

二、巩膜色素斑

巩膜色素斑是在巩膜前表现出的一些棕色或蓝紫色、黑色的色素斑，属于先天性异常。偶尔前巩膜表面有边界清楚、无一定形状、不隆起、形似地图状黑色大理石的色素斑，称巩膜黑变病（scleral melanosis）。临床上无特殊意义，一般没有视功能障碍，无须特殊治疗。

三、巩膜葡萄肿

由于巩膜的先天性缺陷或病理损害使其变薄、抵抗力减弱时，在眼内压作用下巩膜以及深层的葡萄膜向外扩张膨出，并显露出葡萄膜颜色而呈蓝黑色，称为巩膜葡萄肿。患者多有严重视力障碍。变薄的膨出位于睫状体区者称为前巩膜葡萄肿，常见于炎症、外伤或手术后局部巩膜变薄，或眼内肿瘤扩张合并继发性青光眼；赤道部巩膜葡萄肿多为巩膜炎或绝对期青光眼的并发症；后巩膜葡萄肿位于眼底后极部及视盘周围，多见于发育不良和高度近视眼，常伴有后部脉络膜萎缩。治疗除对因治疗外，前巩膜葡萄肿早期可试行减压术，以缓解葡萄肿的发展和扩大。若患眼已无光感且疼痛时，可考虑眼球摘除术。

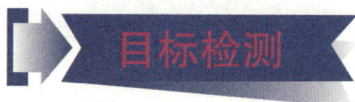

目标检测

答案解析

选择题

A 型题（最佳选择题）

1. 巩膜炎的药物治疗首选是（　　）

　　A. 抗细菌性滴眼液　　　　　　　　B. 抗病毒性滴眼液

　　C. 糖皮质激素滴眼液　　　　　　　D. 抗真菌性滴眼液

　　E. 免疫抑制剂

2. 下列症状不会出现在后巩膜炎中的是（　　）

　　A. 眼痛　　　　　　　　　　　　　B. 视力下降

　　C. 眼球突出　　　　　　　　　　　D. 畏光

　　E. 结膜水肿

3. 最具破坏性的巩膜炎是（　　）

　　A. 坏死性前巩膜炎　　　　　　　　B. 结节性前巩膜炎

　　C. 弥漫性前巩膜炎　　　　　　　　D. 表层巩膜炎

　　E. 后巩膜炎

4. 有关巩膜炎的治疗，哪项不正确（　　）

　　A. 禁止结膜下注射，以防造成巩膜穿孔

　　B. 针对病因处理

　　C. 禁止糖皮质激素

　　D. 可采用免疫抑制剂

　　E. 可部分使用人工泪液

5.下列关于单纯性表层巩膜炎描述中不正确的是（　　）

　　A.急性发病，周期性发作　　　　　　B.一般不影响视力，有自限性

　　C.表层巩膜和球结膜弥漫充血水肿　　D.可引起虹膜睫状体炎

　　E.发作时间短，易复发

（陈　千）

书网融合……

小结

第九章 晶状体疾病

PPT

学习目标

通过本章内容学习，学生能够：

1.重点掌握年龄相关性白内障的临床表现、诊断、治疗原则及术后的屈光矫正方法；熟悉晶状体相关的解剖及生理功能；了解先天性、外伤性、并发性、代谢性、药物及中毒性和后发性白内障的临床表现特点及治疗原则。

2.学会分辨晶状体混浊、对皮质性白内障进行分期、判断白内障的手术时机。

3.在对白内障患者诊治过程中，有良好的沟通能力、坚强的心理素质、稳定的工作情绪和默契的医技合作精神。

情境导入

情境描述 患者，男，68岁。双眼渐进性视力下降3年，加重半年。双眼无红肿疼痛、畏光流泪等，无头痛、恶心呕吐等全身不适。双眼视力指数/20cm，晶状体完全混浊，其他眼部检查未见异常。否认有糖尿病等病史。

讨论 1.该患者诊断为何种眼病？

2.该眼病应如何治疗？

第一节 概 述

一、晶状体的相关解剖与生理

眼的屈光系统由角膜、房水、晶状体、玻璃体组成，而房水、晶状体和玻璃体属于眼球内容物。其中晶状体是眼屈光系统的重要组成部分，为屈光力约+19.00D双凸面、无血管、无色素的透明组织，位于虹膜与瞳孔的后面、玻璃体的前面（图9-1）。晶状体的主要生理功能：①透光性、②屈光性、③调节性。晶状体病变主要表现在透明度的改变（即白内障）和形态、位置的异常（包括异形、异位和脱位）。这些病变都会引起严重的视力障碍，但临床上晶状体形态、位置的异常并不常见，故本章主要叙述白内障。

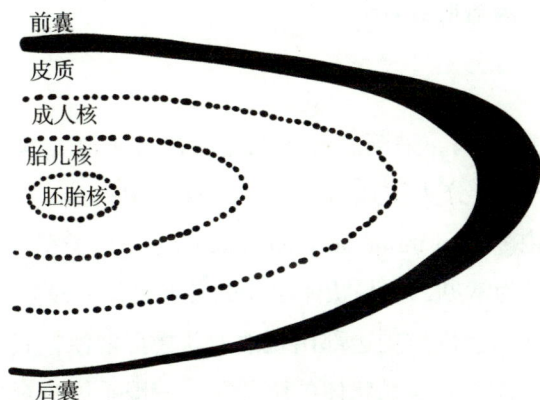

图 9-1　晶状体结构图

二、白内障的定义

当房水成分和晶状体囊膜的通透性发生改变或晶状体的代谢紊乱时，晶状体发生混浊称为白内障。世界卫生组织从群体防盲治盲的角度出发，将晶状体混浊并导致矫正视力低于 0.5 者，称为有临床意义的白内障。白内障是全球第一位致盲性眼病。

三、晶状体疾病的分类

白内障的分类方法很多，若按病因可分为年龄相关性、先天性、外伤性、代谢性、并发性、药物及中毒性和后发性白内障等。晶状体形态、位置的异常包括异形、异位和脱位，其中晶状体脱位分为全脱位与半脱位。

第二节　年龄相关性白内障

（一）定义

年龄相关性白内障（age-related cataract）是最为常见的白内障类型，多见于 45 岁以上的中老年人，随着年龄增长，患病率明显增高。由于它主要发生在老年人群中，所以又称为老年性白内障（senile cataract）。

（二）病因

年龄相关性白内障的发病机制尚不完全清楚，可能是环境、营养、代谢和遗传等多种因素，对晶状体长期综合作用的结果。流行病学研究证明过强紫外线照射、过量饮酒、长期吸烟、动脉硬化等与白内障形成有关。

（三）临床表现

多为双眼同时或先后发病，呈渐进性、无痛性视力减退。本类白内障根据其晶状体混浊开始形成的部位不同，分为皮质性白内障（cortical cataract）、核性白内障（nuclear cataract）和后囊下性白内障（posterior capsular cataract）三种类型。

1.皮质性白内障　最为常见，按晶状体混浊的发展过程一般分为4期。

（1）初发期　晶状体前后皮质周边部出现放射状楔形混浊，其基底位于赤道部，尖端指向瞳孔中心。此时浑浊尚未累及晶状体的瞳孔区，一般不影响视力。晶状体混浊发展缓慢，可持续数年（图9-2）。

（2）未成熟期（或称膨胀期）　晶状体混浊继续加重，晶状体皮质因吸收水分而膨胀，增大的晶状体将虹膜向前推移，前房变浅，可诱发急性闭角型青光眼，散瞳检查时要注意眼压的变化。裂隙灯显微镜检查可见晶状体呈不均匀的灰白色混浊，有水泡、水裂和透明皮质。此期视力明显减退，眼底已难窥清（图9-3）。

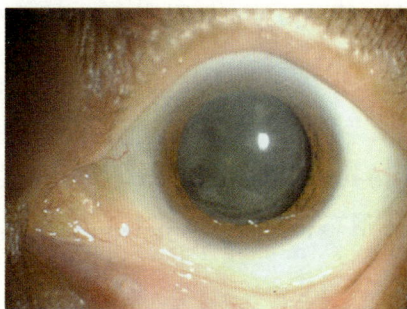

图 9-2　初发期白内障

注：晶状体周边出现楔形混浊。

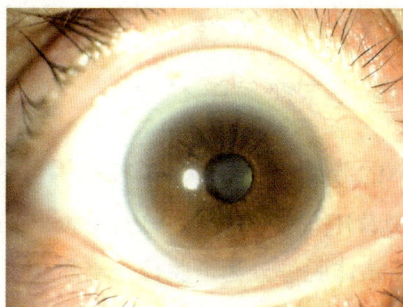

图 9-3　膨胀期白内障

注：出现新月形虹膜投影。

（3）成熟期　随着膨胀消退，晶状体体积恢复正常大小，前房恢复正常深度，晶状体完全混浊。视力降至眼前指数、手动或光感，但光定位和色觉正常。按照传统观点，此期是手术的最佳时期（图9-4）。

（4）过熟期　成熟期持续较长时间，一般经过数年，随着内部水分继续丢失，晶状体体积变小，囊膜皱缩，虹膜震颤，晶状体皮质分解液化呈乳糜状，棕黄色硬核沉于下方，上方前房加深，称为莫干氏（morgagnian）白内障。晶状体核可随体位变化而移动，核下沉后视力可有所提高。此期液化的皮质外渗可引起晶状体蛋白过敏性葡萄膜炎和晶状体溶解性青光眼。过熟期白内障的晶状体悬韧带常发生退行性变，容易发生晶状体脱位（图9-5）。

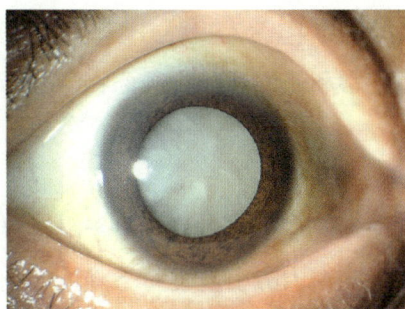

图9-4　成熟期白内障
注：晶状体完全混浊呈乳白色。

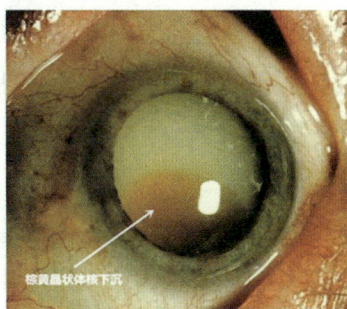

图9-5　过熟期白内障
注：棕黄色晶状体核下沉

2. 核性白内障　发病年龄较早，一般40岁左右开始，进展缓慢。混浊开始于晶状体的胎儿核或成人核，前者较多见，逐渐发展到成人核完全混浊。初期晶状体核呈黄色，逐渐变为棕黄色或棕黑色，散瞳后检查晶状体中央呈盘状混浊。早期视力影响较小，随着晶状体核密度增加，屈光力增强，可发生屈光指数性近视；后期视力极度减退，难以窥清眼底后极部（图9-6）。

3. 后囊下性白内障　晶状体后囊膜下浅层皮质出现棕黄色混浊，其中有小空泡和结晶样颗粒，外观似锅底状。由于晶状体混浊区位于视轴，所以早期即出现视力障碍。后期可合并晶状体皮质和核混浊，也可发展为成熟期白内障（图9-7）。

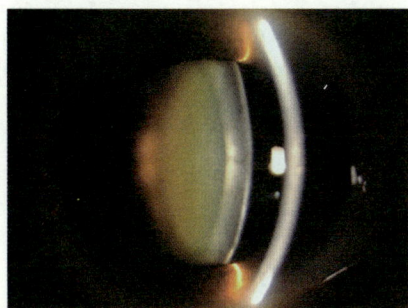

图9-6　核性白内障
注：晶状体核呈黄褐色。

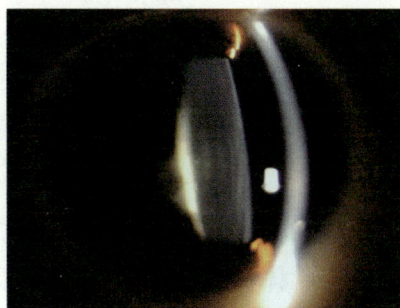

图9-7　后囊下性白内障
注：晶状体后囊下呈灰白色混浊。

（四）诊断

根据患者的年龄、典型病史、晶状体混浊形态，并排除引起白内障的其他原因如糖尿病、葡萄膜炎等，即可诊断为年龄相关性白内障。为充分了解晶状体混浊的情况，应该散瞳，在裂隙灯显微镜下进行详细检查。当视力下降与晶状体混浊程度不相符时，应进一步作检眼镜、眼压、视野、B型超声波、光学相干断层成像术（OCT）、视觉电生理等检查，防止遗漏其他病变如青光眼、视网膜脱离、视神经病变等。

（五）治疗

目前尚无有效药物治疗白内障，仍以手术治疗为主。

1.药物治疗 目前尚无使晶状体代谢恢复正常和使混浊吸收的药物，故药物治疗效果未能肯定。

2.手术治疗

（1）手术时机选择 既往认为白内障成熟期为最佳手术时机，由于眼科显微手术器械和技术的进步以及人工晶状体的广泛应用，如今当白内障引起视力下降，影响工作和生活时，即可手术治疗。

（2）术前检查 全身检查：①血压，应控制在正常或接近正常范围；②血糖，对于糖尿病患者空腹血糖最好控制在8.3mmol/L（150mg/dl）以下；③胸片、心电图和肝功能等检查，除外严重的心、肺和肝脏疾病；④血、尿常规及出、凝血时间检查。眼部检查：①视功能检查，包括远视力、近视力、矫正视力、光定位和红绿色觉；②裂隙灯显微镜检查，包括角膜情况、有无虹膜炎症、晶状体混浊情况及晶状体核硬度分级；③测量眼压；④测量角膜曲率和眼轴长度，以计算人工晶状体度数；⑤如病情需要，应行角膜内皮镜、眼电生理及眼部B超检查等。

3.手术方法

（1）白内障囊内摘除术（intracapsular cataract extraction，ICCE） 将包括囊膜在内的晶状体完整摘除。操作较简单，但较易发生玻璃体脱出和视网膜脱离等并发症。

（2）白内障囊外摘除术（extracapsular cataract extraction，ECCE） 摘除晶状体核及皮质，保留晶状体后囊膜。减少了术中及术后并发症，并为后房型人工晶状体植入准备了条件。但手术切口相对较大，因术后角膜散光等因素，影响了术后视力的恢复效果。

（3）白内障超声乳化术（phacoemulsification） 该术式也属白内障囊外摘除术，因其较传统的囊外摘除术有较多优点，故单独讲述。该术式采用较小的角巩膜切口，应用超声乳化仪将晶状体核粉碎成乳糜状后吸出。由于手术切口小，故具有愈合快、术后角膜散光小、手术用时短、反应轻和视力恢复迅速等优点，目前已成为白内障的首选术式。

（4）飞秒激光辅助的白内障超声乳化手术（femto-second laser assisted cataract surgery） 飞秒激光辅助技术可以施行以下三个步骤。①精准撕囊：飞秒激光在晶状体前囊膜上制作一个理想直径的前囊口。②核的预切割：用飞秒激光进行预切割或软化晶状体核。③切口制作：在角膜上制作两个理想大小的手术切口。完成了以上三个步骤，随后进行白内障超声乳化手术。

4.白内障术后的视力矫正　白内障摘除后的无晶状体眼呈高度远视状态，一般达+8.00D~+12.00D，为矫正视力可植入人工晶状体或术后配戴框架眼镜及角膜接触镜。

（1）人工晶状体　人工晶状体为无晶状体眼屈光矫正的最佳方法，从20世纪90年代开始被广泛应用。后房型人工晶状体仅使物像放大1%~2%，术后可迅速恢复良好视力、双眼单视和立体视觉，无环形暗点，周边视野正常。为了解决人工晶状体无法调节的问题，目前已研发出多焦点和可调节的人工晶状体，并开始应用到临床。

（2）框架眼镜　这是传统采用的白内障术后视力矫正方法，就是采用高度数正球面镜片恢复无晶状体眼的屈光力。此法经济、方便，但缺点是镜片可使物像放大20%~35%，如果单眼配戴，会因双眼物像不等，不能融合而发生复视，故不能用于单眼白内障术后。框架眼镜戴用后可能产生环形暗点、视野缩小及球面像差等。

（3）角膜接触镜　配戴角膜接触镜（俗称隐形眼镜），物像放大7%~12%，无环形暗点，周边视野正常。可用于单眼白内障术后，但摘戴不便，且有继发角膜、结膜病变的隐患。

第三节　先天性白内障

（一）定义

先天性白内障（congenital cataract）是儿童常见眼病，为出生时或出生后第一年内发生的晶状体混浊（图9-8）。

（二）病因

先天性白内障的病因有内源性和外源性两种。内源性与染色体基因异常有关，有遗传性。外源性与母体在孕前6个月内患某些疾病有关，如病毒性感染（风疹、麻疹、腮腺炎、水痘等）、甲状腺功能低下、营养和维生素极度缺乏、糖尿病和应用某些药物等。

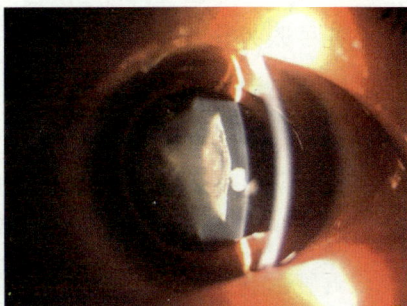

图9-8　先天性白内障

（三）临床表现

先天性白内障是造成儿童视力障碍和弱视的重要原因，为儿童主要的可治疗致盲性眼病之一。晶状体混浊多为双侧、静止性。根据晶状体混浊部位、形态和程度分为多种类型，常见的有前极白内障、后极白内障、绕核性白内障、核性白内障、点状白内障、全白内障和膜状白内障等。此外，先天性白内障常合并斜视、眼球震颤、先天性小眼球等。

（四）诊断

根据发病年龄、晶状体混浊的形态和部位可诊断先天性白内障，但注意与其他眼病导致的白瞳症相鉴别。

（五）治疗

先天性白内障治疗目的是恢复视力。如前极、冠状和点状白内障，对视力影响不大，一般不需手术，可定期观察。明显影响视力者，如绕核性白内障、后极白内障、全白内障，可选择手术治疗，手术越早获得良好视力的机会越大。一般认为，单眼先天性白内障儿童最佳手术年龄在4~6周，中央致密混浊3mm以上的双眼先天性白内障最佳手术年龄是8周前，手术方法参见本章第二节"年龄相关性白内障"。

术后需进行屈光矫正和视力训练，防治弱视，并促进双眼融像功能的发育。由于眼科显微手术技术和人工晶状体质量的提高，先天性白内障术后植入人工晶状体已被广泛应用，一般最小年龄掌握在2岁左右。

第四节　其他类型的白内障

一、外伤性白内障

各种眼外伤（包括眼球穿通伤、钝挫伤、爆炸伤、辐射伤和电击伤等）引起的晶状体混浊称为外伤性白内障（traumatic cataract）。由于外伤的性质和程度不同，表现为晶状体局限性或完全性混浊（图9-9）。

对视力影响不大的晶状体局限性混浊，可随诊观察。明显影响视力者，应及时行白内障摘除术。外伤性白内障多为单眼，往往伴有眼部其他损伤或并发症，治疗时要全面考虑，综合处理，白内障摘除术后符合条件者应Ⅰ期或Ⅱ期植入人工晶状体。

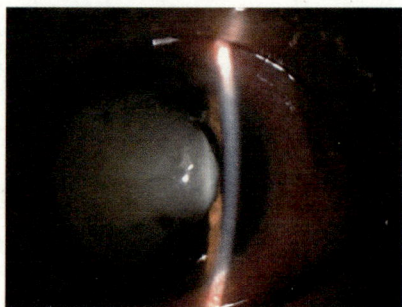

图9-9　外伤性白内障

二、代谢性白内障

（一）糖尿病性白内障

糖尿病性白内障（diabetic cataract）是糖尿病患者由于血糖增高而导致的晶状体混浊。

本类白内障多为双眼发病，发展迅速。开始时在前后囊下出现典型的白点状或雪片状混浊，迅速扩展为完全性白内障，常伴有屈光变化。

糖尿病性白内障主要是积极治疗糖尿病。发病早期严格控制血糖，晶状体混浊可能部分消退。当白内障明显影响视力时，可在血糖控制后行白内障摘除和人工晶状体植入术。术后尽早做眼底检查，及时发现和治疗糖尿病性视网膜病变。

（二）低血钙性白内障

低血钙性白内障（hypocalcemic cataract）又称手足搐搦性白内障（tetanic cataract），多见于甲状腺切除时误切了甲状旁腺，先天性甲状旁腺功能不足或营养障碍使血钙过低。低血钙增加了晶状体囊膜的渗透性，影响了晶状体代谢，从而导致晶状体混浊。

患者有手足搐搦、骨质软化和白内障三个典型病变。晶状体前后皮质内有辐射状或条纹状混浊，与囊膜间有透明带隔开。囊膜下可见多种色彩的结晶微粒，也可形成全白内障。

本类白内障的治疗主要是治疗原发病，如补充足量维生素D及钙剂，必要时可给予甲状旁腺制剂。当白内障明显影响视力时，可行白内障摘除术。

三、并发性白内障

并发性白内障（complicalced cataract）是由于眼部炎症、退行性病变，使晶状体营养或代谢发生障碍而引起的白内障。常并发于葡萄膜炎、视网膜脱离、视网膜色素变性、青光眼、眼内肿瘤、低眼压和高度近视等眼病。

患眼有原发病的表现，多为单眼，也有双眼。典型的并发性白内障的表现：于晶状体后极部囊膜及囊膜下皮质出现颗粒状灰黄色混浊，并有较多空泡形成，以后逐渐向晶状体核及周边部扩展，终致晶状体完全混浊。

本类白内障的治疗主要是治疗原发病。原发病已经控制并基本稳定后，根据病情选择进行白内障手术，但应慎重考虑是否植入人工晶状体。

四、药物及中毒性白内障

某些药物或化学物质被吸入体内或眼内，可使晶状体发生不同程度的混浊，称为药物性白内障或中毒性白内障（toxic cataract）。常见的药物有糖皮质激素、氯丙嗪、缩瞳剂等；化学物品有三硝基甲苯、二硝基酚、萘和汞等，其中以三硝基甲苯中毒者较为多见。

患者有药物或化学物品的接触史。三硝基甲苯中毒者的眼部表现为晶状体周边部多数尖端指向中心的楔形混浊，其相互连接构成环形，重者混浊致密，呈兰花瓣状或盘状，或发展为全白内障。

如长期接触可能致白内障的药物和化学物品时，应定期检查晶状体。若发现晶状体混浊应停用药物，脱离与化学物品的接触。当白内障已影响工作和生活时，可行白内障摘除联合人工晶状体植入术。

五、后发性白内障

后发性白内障（after-cataract）是指白内障囊外摘除术后残留的晶状体上皮细胞增生，或外伤性白内障晶状体皮质吸收后形成的晶状体后囊混浊（图9-10）。

白内障囊外摘除术后后发性白内障发生率可高达50%，儿童期白内障术后几乎均发生后发性白内障。表现为晶状体后囊膜出现厚薄不均的机化组织和Elschnig珠样小体，常伴有虹膜后粘连及不同程度的视力减退。

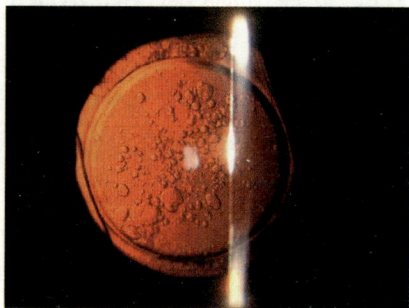

图 9-10　白内障摘除术后后囊膜 Elschnig 珠样小体形成及混浊

当后发性白内障影响视力时，可用Nd：YAG激光将瞳孔区的后囊膜切开。如无条件施行激光治疗，或囊膜过厚时，可手术切除或剪开。

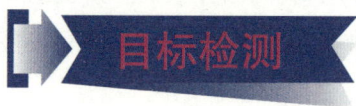

目标检测

答案解析

一、选择题

A型题（最佳选择题）

1.白内障是眼球哪一部分的疾病（　　）

　　A.角膜　　　　　　　　　　　　　　B.房水

　　C.瞳孔　　　　　　　　　　　　　　D.晶状体

　　E.玻璃体

2.晶状体混浊并导致矫正视力低于多少者，称为有临床意义的白内障（　　）

　　A. 0.1　　　　　　　　　　　　　　B. 0.2

　　C. 0.3　　　　　　　　　　　　　　D. 0.4

　　E. 0.5

3.下列哪项属代谢性白内障（　　）

　　A.年龄相关性白内障　　　　　　　　B.糖尿病性白内障

    C.外伤性白内障   D.并发性白内障

    E.先天性白内障

4.下列哪项属年龄相关性白内障（　　）

    A.皮质性白内障   B.核性白内障

    C.后囊下性白内障   D.以上都是

    E.以上都不是

5.下列哪项是治疗白内障的有效方法（　　）

    A.药物治疗   B.手术治疗

    C.激光治疗   D.以上都是

    E.以上都不是

二、思考题

1.简述晶状体的相关解剖与生理。

2.试述白内障术后的视力矫正。

（钟景贤）

书网融合……

小结

第十章　青光眼

PPT

学习目标

通过本章内容学习，学生能够：

1.重点掌握青光眼定义、分类，眼压与青光眼的关系；熟悉急性闭角型青光眼的临床表现、分期、诊断及治疗措施；了解各类青光眼的临床表现和诊治原则，对青光眼患者给予正确的健康指导。

2.学会周边前房深度检查、眼压测量。

3.在对青光眼患者诊治过程中，有良好的沟通能力、坚强的心理素质、稳定的工作情绪和默契的医技合作精神。

情境导入

情境描述　患者，女，61岁。主诉：左眼胀痛1小时。患者傍晚吃饭后，观看电视时自觉左眼胀痛，休息1小时后胀痛无缓解，并骤然加重，伴有同侧头疼、恶心呕吐及视力下降，随即由家人陪同到医院眼科就诊。眼科检查：右眼视力0.4，左眼视力指数/20cm，不能矫正。右眼晶状体轻度混浊，其他无明显异常；左眼混合性充血，角膜水肿混浊，瞳孔散大约5mm×6mm，呈竖椭圆形，对光反射消失，晶状体混浊，眼底未能窥清。眼压右眼18mmHg，左眼50mmHg。

讨论　1.该患者诊断为何种眼病？

　　　　2.该病应如何治疗？

第一节　概　述

一、青光眼的定义

青光眼（glaucoma）是病理性眼压增高所致的一组特征性视神经萎缩和视野缺损的眼

部疾病。青光眼是全球第二位致盲性眼病，而且其导致的视功能损害是不可逆的，有一定的遗传倾向。

二、青光眼的相关解剖与生理

前房浅、眼轴短、晶状体厚、角膜直径短，导致前房角狭窄，房水排出障碍，眼压升高，青光眼形成。

病理性眼压升高涉及房水的生成、循环和排出，也涉及前房角、小梁网的解剖生理。特征性视神经萎缩涉及视神经纤维的解剖生理。视野缺损涉及视网膜神经节细胞及纤维排列的解剖生理。

（一）前房

眼球的前房是位于角膜后和虹膜前的一个小腔，前房轴深2.5~3.0mm，周边深度约1.5mm，其内充满房水，容积约为0.25ml。近视者前房较深，远视者前房较浅（图10-1、图10-2、图10-3）。

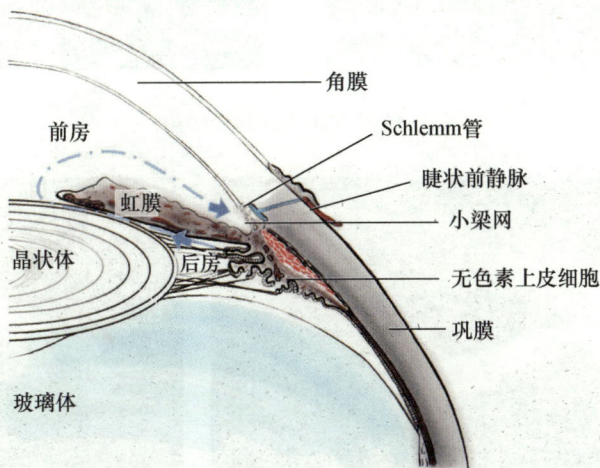

图 10-1　前房角及房水主要引流途径

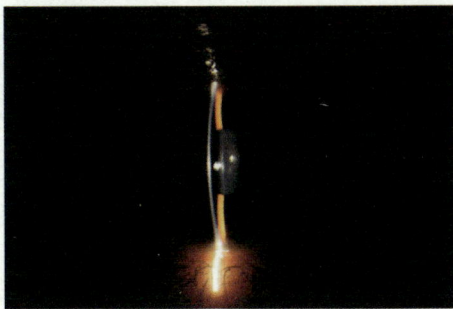

图 10-2　裂隙灯所见前房深度

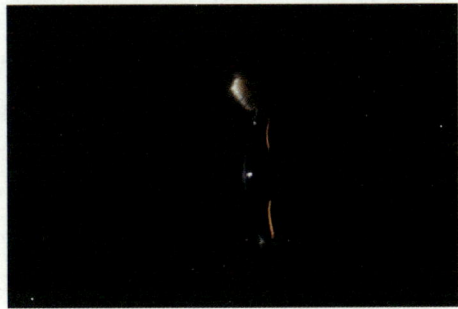

图 10-3　裂隙灯检查周边前房深度

1.前壁与后壁 前房前壁是角膜和一部分巩膜。前房后壁由虹膜前表面、瞳孔区暴露的晶状体前表面和极少部分睫状体构成。

2.前房角 前房周边是由角膜、巩膜、睫状体和虹膜一起构成的环形夹角，称为前房角，简称房角。前房角（特别其中的小梁网）是房水排出的主要通道，与青光眼的发生密不可分。前房角内从前到后由以下结构组成：Schwalbe线（角膜后弹力层止端）、小梁网、Schlemm管、巩膜突、睫状带和虹膜根部。小梁网为一疏松海绵样网状结构，其网眼和间隙只能使房水从小梁网排出而不能反流。小梁网细胞通过改变其形状而改变网眼大小，从而调节房水排出速度，当小梁网阻塞或细胞病变时，房水排出受阻，引起眼压升高，导致青光眼（图10-4、图10-5）。

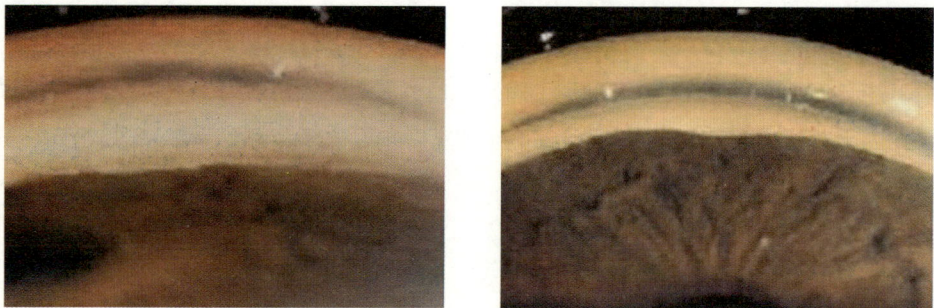

A.房角开放   B.房角关闭

图 10-4 房角镜检查房角

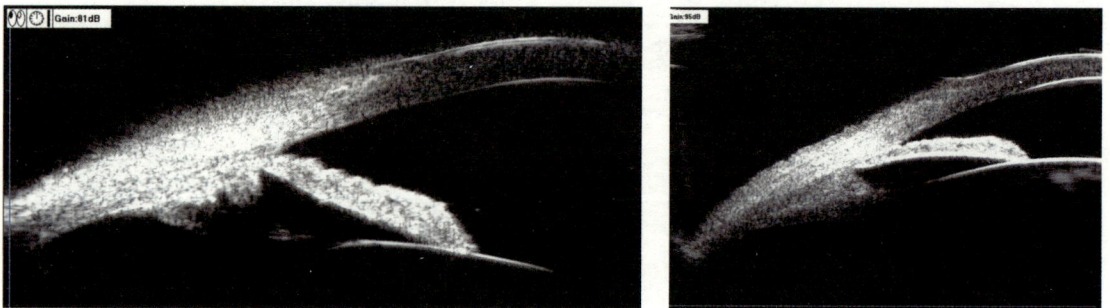

A.房角开放   B.房角关闭

图 10-5 UBM 检查房角

（二）后房

后房为虹膜后面、睫状体前端、晶状体悬韧带前面及晶状体前面形成的环形间隙，通过瞳孔与前房相通，其内充满房水，容积约为0.06ml。

（三）房水

眼球内容物包括房水、晶状体和玻璃体。房水由睫状体的睫状突上皮细胞分泌产生，为无色透明液体，充满于前房和后房，总量约为0.25ml，大约每1.5小时更新一次。

房水循环途径：房水经睫状突分泌产生后，先进入后房，主要通过小梁网途径外流（占75%~80%），即经瞳孔进入前房，再经前房角和小梁网进入Schlemm管，然后进入集液管和房水静脉，最后经睫状前静脉，进入血液循环。

房水的一个重要生理功能是维持眼压，房水的产生量和排出量在各种调节控制下保持着动态平衡，从而维持正常眼压。

（四）视盘

视网膜上的视神经纤维汇集眼球后部穿出眼球，在该处形成边界清晰的淡红色圆形结构，称为视神经乳头，简称视乳头（或视盘），视乳头中央凹陷区称为生理凹陷（又叫视杯）。杯盘比（C/D）是指视盘直径与视杯直径之比，正常C/D约为0.3，不超过0.5，双眼差值不大于0.2。视乳头仅有神经纤维没有视细胞，因此视乳头不能形成视觉，在视野中形成生理盲点。

青光眼病理性眼压升高会造成视神经受损，长期受压则视盘萎缩，表现为视盘苍白、视杯扩大（图10-6），并有相应的视功能下降、视野缺损。

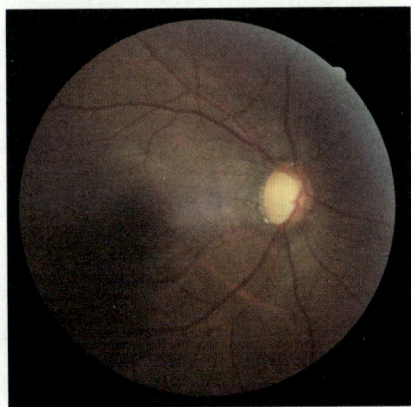

图 10-6　青光眼患者眼底

注：视盘苍白、视杯扩大。

（五）视野

视野是指眼球固视正前方不动时所能见到的空间范围，即周边视力。视野检查是诊断和监测视网膜及中枢神经系统疾病的重要方法，也用于早期诊断青光眼。视野分为周边视野和中心视野。青光眼视野缺损包括旁中心暗点、弓形暗点、环形暗点、管状视野及颞侧视岛（图10-7）。

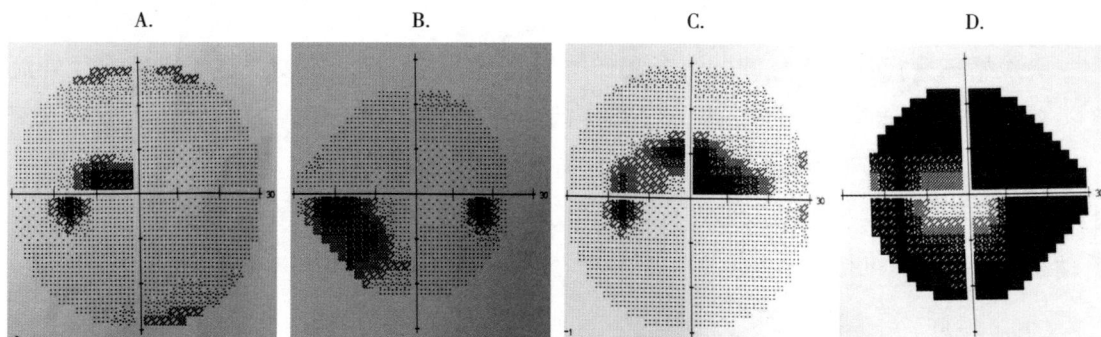

图 10-7　青光眼患者视野改变

注：A.旁中心暗点；B.鼻侧阶梯；C.弓形暗点；D.管状视野。

三、青光眼与眼压

眼内压是眼球内容物作用于眼球内壁的压力，简称眼压。正常人眼压平均值为16mmHg（1mmHg=0.133kPa）（mmHg为毫米汞柱，kPa为千帕），标准差3mmHg。经统计学分析，通常将正常眼压范围定义在10~21mmHg。临床上，有部分人的眼压虽已超过统计学正常上限，但长期随访发现其并未出现视神经和视野损害，称为高眼压症（ocular hypertension）；而有部分人眼压在正常范围，却发生了典型的青光眼的视神经萎缩和视野缺损，称之为正常眼压性青光眼（normal tension glaucoma，NTG）。由此可见，高眼压并非都是青光眼，而正常眼压也不能排除青光眼。因此认识正常眼压及病理性眼压，对青光眼的诊断和治疗都有非常重要的意义。

正常眼压不仅反映在眼压的绝对值上，还有双眼对称、昼夜压力相对稳定等特点。正常人一般双眼的眼压差异不大于5mmHg，24小时眼压波动范围不应大于8mmHg。生理性眼压的稳定性，有赖于房水生成量与排出量的动态平衡。眼压的高低主要取决于房水循环中的三个因素：睫状突生成房水的速率、房水通过小梁网流出的阻力和上巩膜静脉压力。

四、青光眼的分类

根据前房角形态（开角或闭角）、病因机制（明确或不明确），以及发病年龄三个主要因素，一般将青光眼分为三大类：原发性青光眼、继发性青光眼和先天性青光眼。

五、青光眼的常规检查与诊断

青光眼的常规检查项目包括对眼压、房角、视野和视神经乳头（视盘）的检查。

第二节 原发性青光眼

原发性青光眼是指病因机制尚未充分阐明的一类青光眼。根据眼压升高时前房角的状态——关闭或是开放，分为闭角型青光眼和开角型青光眼。

一、原发性闭角型青光眼

原发性闭角型青光眼，是由于周边虹膜堵塞小梁网，或与小梁网产生永久性粘连，房水外流受阻，引起眼压升高的一类青光眼。根据眼压升高是骤然发生还是逐渐发展，分为急性闭角型青光眼和慢性闭角型青光眼。

（一）急性闭角型青光眼

是一种以眼压急剧升高导致眼前段组织改变并伴有相应症状为特征的眼病，为眼科急症（图10-8）。

1.病因 病因尚未充分阐明。眼部局部结构变异，如眼轴较短、角膜较小、前房浅、房角较狭窄、晶状体较厚、位置相对靠前，使瞳孔与晶状体前表面接触

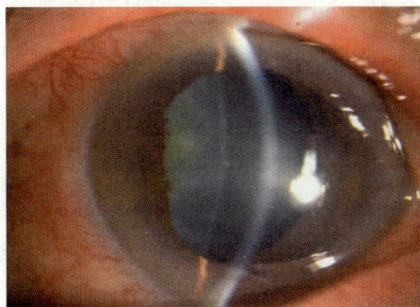

图10-8 急性闭角型青光眼

紧密，房水通过瞳孔时阻力增加，后房压力相对高于前房，并推挤虹膜向前膨隆，使前房变浅，房角进一步变窄。近年应用超声生物显微镜（UBM）活体观察虹膜形态和房角结构，进一步揭示了瞳孔阻滞、周边虹膜异常肥厚堆积和睫状体前移是急性闭角型青光眼房角关闭的病因。房角关闭，眼压急剧升高，引起急性发作。

2.临床表现 急性闭角型青光眼典型的急性发作有几个不同的临床阶段，一般分为六期，各期有其特征表现及治疗原则。

（1）临床前期 急性闭角型青光眼为双侧性，当一眼急性发作确诊后，另一眼即使没有任何症状也可以诊断为临床前期。另外，有些急性闭角型青光眼在急性发作以前，可没有自觉症状，当有浅前房、虹膜膨隆、房角狭窄等表现，在一定诱因下，如暗室试验后眼压明显升高，也可以诊断为本病的临床前期。

（2）先兆期 患眼出现一过性或多次反复的小发作。发作时，患眼突感雾视、虹视、患侧眼眶、额部或同侧鼻根部胀痛或酸痛。眼压升高，常在40mmHg以上。经休息后症状可以自行缓解，多不留下永久损害。

（3）急性发作期 表现为剧烈头痛、眼痛、畏光、流泪，视力严重减退，可伴有恶心、呕吐等全身症状。此外，可出现眼睑水肿，结膜混合性充血，角膜上皮水肿。裂隙灯

显微镜下可见角膜上皮呈小水珠状，角膜后壁色素沉着［KP（+）］，前房极浅，周边前房几乎完全消失。房水可有浑浊，甚至出现絮状渗出物。瞳孔中等散大，常呈竖椭圆形，对光反射消失，瞳孔缘处有时可见虹膜局限性后粘连。眼压急剧升高，常在50mmHg以上。眼底多已看不清，有时可见视网膜动脉搏动、视盘水肿或视网膜静脉阻塞。高眼压缓解后，眼前段常留下永久性组织损伤，如角膜后壁色素沉着、虹膜扇形萎缩、色素脱失、局限性后粘连等，瞳孔无法恢复正常形态和大小，房角常有广泛性粘连。晶状体前囊下有时可见小片状白色混浊（称为青光眼斑）。

（4）间歇期　指小发作的自行缓解阶段，其标准是①有明确的小发作史；②房角开放或大部分开放；③眼压可稳定在正常水平。

（5）慢性期　患眼急性大发作或反复小发作后，房角广泛粘连（通常大于180°），小梁网功能严重损害，眼压中度升高，眼底可见青光眼性视杯凹陷，并有相应的视野缺损。

（6）绝对期　患眼持续高眼压，造成眼组织（特别是视神经）严重破坏，视力严重下降至无光感，也可因眼压过高或角膜变性而剧烈疼痛。

3.诊断　根据反复或一过性发作的典型病史，特征性的浅前房、窄房角、高眼压等临床表现，急性闭角型青光眼的诊断多无困难。经治疗后眼压下降，甚至低于正常，房水有不同程度混浊时，容易和急性虹膜睫状体炎相混淆，青光眼患眼具有以下几点特征，可助鉴别：①角膜后壁沉着物为棕色色素而不是灰白色细胞；②前房极浅；③瞳孔中等扩大而不是缩小；④虹膜有节段性萎缩；⑤可能有青光眼斑；⑥以往可有小发作病史；⑦对侧眼具有前房浅、虹膜膨隆、房角窄等解剖特征。

由于急性闭角型青光眼急性发作期常伴有恶心、呕吐和剧烈头痛，临床上应注意鉴别，以免误诊为胃肠道疾病和颅脑疾患或偏头痛而贻误治疗。

4.治疗　急性闭角型青光眼的基本治疗原则是手术，术前应积极采用药物进行综合治疗，如缩小瞳孔、开放房角、迅速控制眼压、减少组织损伤等。

（1）缩小瞳孔　主要缩瞳剂为1%~2%的毛果芸香碱滴眼液。先兆期小发作时，每半小时滴眼一次，2~3次后一般即可达到缩小瞳孔、开放前房角、降低眼压的目的。急性大发作时，每隔5分钟滴眼一次，共滴三次，然后每隔30分钟一次，共四次，以后改为每小时一次，如瞳孔括约肌未受损害者可达缩瞳目的。每次滴药时应压迫泪囊部数分钟，以免药液经泪道流入鼻腔后通过鼻黏膜吸收而引起全身中毒症状。

（2）降低眼压　①碳酸酐酶抑制剂：常用醋氮酰胺口服，每日2~3次，每次0.25g，首次剂量加倍。②β–肾上腺能受体阻滞剂：常用0.25%~0.5%噻吗心安滴眼液，每日滴药2次，支气管哮喘、心束支传导阻滞、窦房结功能不全者忌用。③高渗剂：常用50%甘油盐水和20%甘露醇注射液。前者供口服，2~3ml/kg，后者静脉快速滴注，1~1.5g/kg。

（3）手术治疗　如房角大部分开放，粘连范围小于1/3周者，可作周边虹膜切除术或激光虹膜切开术。如房角已有广泛粘连，应行滤过性手术，通常可采用烧灼滤过术、巩膜咬切术、小梁切除术等。

（二）慢性闭角型青光眼

慢性闭角型青光眼的眼球与正常人比较，也有前房较浅，房角狭窄等解剖变异，但其程度较急性闭角型青光眼者为轻，瞳孔阻滞现象也不如急性者明显。

1.临床表现　房角处的周边虹膜与小梁网发生粘连，其粘连是由点到面逐步发展，小梁网损害为渐进性，眼压水平也随着房角粘连范围的缓慢扩展而逐步上升，所以没有眼压急剧升高的相应症状，眼前段组织也没明显异常，视乳头在高眼压的持续作用下，渐进性萎缩，形成凹陷，视野也随之发生进行性损害。

2.诊断　慢性闭角型青光眼的诊断依据：①周边前房浅，中央前房深度略浅或接近正常；②房角为中度狭窄，有程度不同的虹膜周边前粘连；③眼压中等度升高，常在40mmHg；④眼底有典型的青光眼性视盘凹陷；⑤伴有不同程度的青光眼性视野缺损。

3.治疗　慢性闭角型青光眼治疗原则为控制眼压，可应用毛果芸香碱滴眼液滴眼，口服醋氮酰胺，或应用高渗剂（如50%甘油盐水和20%甘露醇注射液），必要时可以采用手术治疗（如激光房角成形术或滤过性手术）。

二、原发性开角型青光眼

原发性开角型青光眼，其特点是眼压虽高，前房角始终开放，即房水外流受阻于小梁网—Schlemm管系统。

（一）临床表现

1.症状　发病隐匿，时有眼胀，除少数人在眼压升高时出现雾视，多数人可无任何症状，常直到晚期，视功能遭严重损害时才发现。

2.眼压　早期表现不稳定，测量24小时眼压较易发现眼压高峰和较大的波动值，随病情进展，眼压逐渐增高。

3.眼底　青光眼视乳头改变主要表现：①视盘凹陷进行性扩大和加深；②视盘上、下方局限性盘沿变窄，垂直径C/D值增大，或形成切迹；③双眼视盘凹陷不对称，C/D差值大于0.2；④视盘上或盘周浅表线状出血；⑤视网膜神经纤维层缺损。

4.视功能　视功能受损，特别是视野缺损。早期表现为孤立的旁中心暗点和鼻侧阶梯暗点。病情进展，旁中心暗点逐渐扩大，形成弓形暗点，上下弓形暗点可连接成环形暗点。同时周边视野亦向心性缩小，并与旁中心暗点缺损汇合成象限型或偏盲型缺损。晚期，仅残存管状视野和颞侧视岛。可伴色觉障碍，视觉对比敏感度下降，以及视网膜电图

（ERG）、视觉诱发电位（VEP）等异常。

（二）诊断

1. 眼压升高 测定24小时眼压有助于发现眼压高峰值及其波动范围。

2. 视神经损害 视乳头直径与视乳头凹陷之比（C/D）大于0.6，或双眼C/D之差值大于0.2时，应引起重视。

3. 视野缺损 详见上述。

眼压升高、视神经损害和视野缺损三大诊断指标，其中二项为阳性，前房角检查属开角，诊断即可成立。尚有一些辅助指标，如房水流畅系数减低、相对性传入性瞳孔障碍、对比敏感度下降、某些视觉电生理的异常，以及阳性青光眼家族史等，对原发性开角型青光眼的诊断也有一定参考价值。

（三）治疗

原发性开角型青光眼治疗的目的是控制眼压保护视功能，治疗方法包括以下内容：

1. 药物治疗 ①拟副交感神经药；②β受体阻滞剂；③肾上腺素能神经药物；④前列腺素制剂；⑤碳酸酐酶抑制剂。

2. 激光治疗 对于原发性开角型青光眼，非损伤性激光小梁成形术已成为介于药物治疗及滤过性抗青光眼手术之间的一种治疗方法。

3. 手术治疗 一般认为开角型青光眼以药物治疗为主，只有当用最大可耐受的药物治疗仍不能控制病情进展者才做滤过性抗青光眼手术，如小梁切除术。

第三节 继发性青光眼

继发性青光眼（secondary glaucoma）是由于其他眼病、全身病或用药反应引起的青光眼。继发性青光眼的治疗除采取降眼压措施外，应同时去除发病因素。

一、炎症相关性青光眼

常见的是青光眼睫状体炎综合征，其表现为：发作性眼压升高，出现少数较粗大的角膜后壁沉着物，前房深，房角开放，房水无明显混浊，不引起瞳孔后粘连，数天内能自行缓解，预后较好，但易复发。治疗原则为抗炎和降眼压，可滴用噻吗心安、类固醇激素眼药水、服用醋氮酰胺等治疗（图10-9A、图10-9B）。

二、晶状体相关性青光眼

白内障所致继发性青光眼：年龄相关性白内障膨胀期晶状体体积增加，推挤虹膜前移可使前房更浅、房角关闭而发生类似急性闭角型青光眼的急性眼压升高（图10-9C）。治疗原则为晶状体摘除术，如前房角已有广泛粘连，则可考虑白内障和青光眼联合手术。

白内障过熟期，晶状体皮质液化并漏入前房，被巨噬细胞吞噬。吞噬了晶状体蛋白的巨噬细胞以及大分子晶状体蛋白本身均可堵塞小梁网，使眼压升高。治疗措施为应用药物控制眼压后行白内障摘除术。

三、外伤性青光眼

眼外伤所致的继发性青光眼：眼球钝挫伤后短期内发生的急性眼压升高，常和前房出血或小梁网直接损伤有关。

眼内出血特别是玻璃体出血有时可发生溶血性青光眼或血影细胞性青光眼，其发病机制为吞噬了血红蛋白的巨噬细胞和退变的红细胞阻塞小梁网，房水流出受阻而使眼压升高。外伤性或自发性晶状体脱位，也可引起眼压升高，脱位的晶状体常嵌顿在瞳孔区，或脱入前房。

眼球钝挫伤数月或数年后还可能发生房角后退性青光眼（图10-9D）。临床表现与原发性开角型青光眼相似。

凡因眼外伤所致的角膜穿孔，可使周边虹膜和小梁网发生永久性粘连，使房角关闭而引起继发性闭角型青光眼。

本类青光眼在积极治疗眼外伤的同时，应用药物或手术控制眼压。

四、新生血管性青光眼

新生血管性青光眼是以虹膜和房角新生血管形成为特征的难治性青光眼（图10-9E）。该类青光眼由广泛累及眼后节缺氧或局部性的眼前节缺氧性疾病所引起，房角新生血管伴有的纤维组织膜可阻塞小梁网引起开角型青光眼，最终纤维血管膜收缩，形成周边前粘连，房角关闭。虹膜前表面的纤维血管膜收缩，造成瞳孔缘的色素上皮层外翻，瞳孔固定扩大。

发生虹膜新生血管时，可采用全视网膜光凝术或冷凝术。药物治疗可选用血管内皮生长因子（VEGF）拮抗剂眼内注射。手术首选青光眼引流阀植入术，无效的患者可以考虑行冷冻术或光凝术破坏睫状体，减少房水生成，降低眼压。

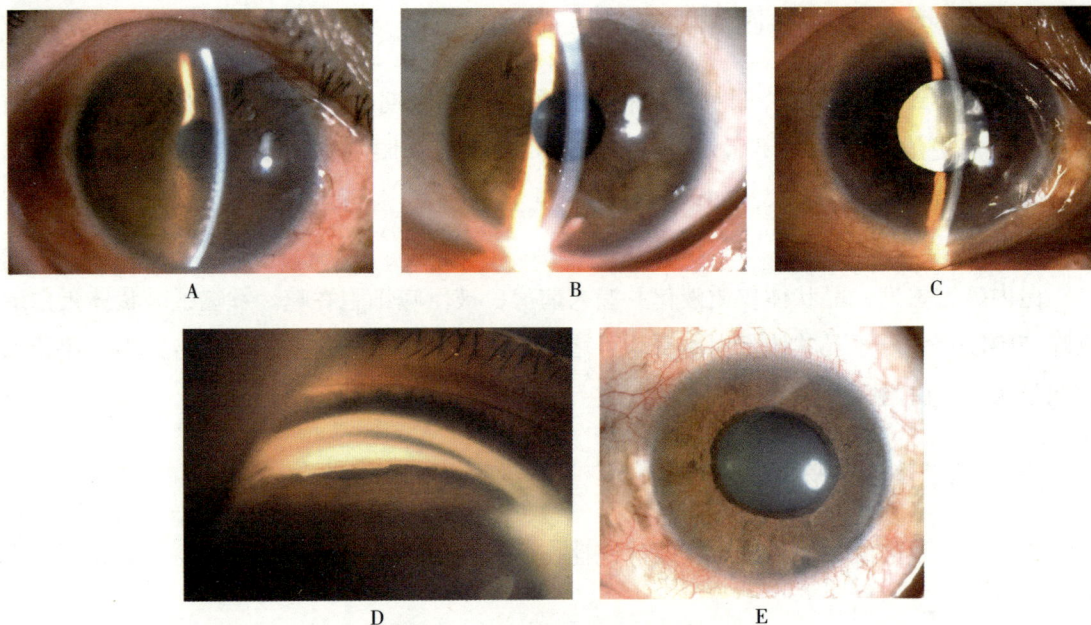

图 10-9　常见的继发性青光眼

注：A.虹膜睫状体炎继发青光眼；B.青光眼睫状体炎综合征；C.白内障膨胀期继发青光眼；
D.房角后退性青光眼；E.新生血管性青光眼。

五、睫状环阻塞性青光眼

睫状环阻塞性青光眼又称恶性青光眼，是一种继发性闭角型青光眼，多见于滤过性抗青光眼手术之后。发病机制为晶状体或玻璃体与水肿的睫状环相贴，后房的房水不能进入前房而向后逆流并积聚在玻璃体内，同时将晶状体和虹膜向前推挤，使前房消失。因此，内眼手术后如前房不形成，并有眼压升高、充血、疼痛等表现时，要考虑到发生睫状环阻塞性青光眼的可能性。

一旦确诊，应尽快滴用1%~2%阿托品滴眼液充分麻痹睫状肌，局部或全身应用类固醇激素控制炎症反应，静脉滴注高渗剂（如20%甘露醇）、服用醋氮酰胺降低眼压。如药物治疗无效，应抽吸玻璃体内积液以期重建前房。必要时作晶状体摘除及前段玻璃体切割术，或行后部巩膜开窗。

六、激素性青光眼

类固醇激素性青光眼：长期应用此类激素药物，可引起眼压升高。多数病例停用此类药物后眼压可逐渐恢复正常。

第四节 先天性青光眼

先天性青光眼（congenital glaucoma）与遗传有一定关系，系胚胎时期房角发育异常，如中胚叶组织残留，小梁发育不良阻碍房水流出，致使眼压升高。先天性青光眼，又称为发育性青光眼，一般分为婴幼儿型青光眼、青少年型青光眼和伴有其他先天异常的青光眼三种类型。

（一）临床表现

1.症状　畏光、流泪、不愿睁眼是本病的常见症状，视力减退乃至失明。

2.体征

（1）角膜增大，横径超过12mm，上皮水肿，角膜混浊，后弹力层（狄氏膜）破裂及条状基质混浊。

（2）瞳孔扩大，对光反应迟钝。

（3）巩膜蓝灰色。

（4）眼压升高及青光眼性视乳头凹陷。

（二）治疗

手术是治疗先天性青光眼的主要措施，通过房角切开术或小梁切开术控制眼压，晚期病例，则选用小梁切除术。

第五节 高眼压症

眼压高于统计学正常上限，但缺乏可检测出的视神经和视野损害，房角开放，临床上称为高眼压症或可疑青光眼。高眼压症的诊断仅依靠单一眼压标准，在测量眼压时应充分注意测量误差。

对高眼压症是否进行治疗，目前意见并不一致。一般认为，可选择治疗有危险因素的患者，如眼压超过30mmHg、阳性青光眼家族史、高度近视眼、患有心血管疾病或糖尿病。无论治疗与否，都应定期随访。

第六节　青光眼保健与预防

（1）向患者及家属宣教青光眼的病因及防治知识，如告知患者应保持平和的心态，不过度用眼和过长时间近距离工作，不宜配戴有色眼镜，以防眼压升高。

（2）积极宣传青光眼防治的意义，社区内指导可疑人群（如40岁以上有青光眼家族史者）学会自我监测，如出现眼胀、头痛应立即就诊。

（3）有闭角型青光眼史及家族史者，应警惕青光眼的发作，以减少青光眼盲。

（4）告知患者早期诊断、早期治疗的重要性，及时复查和遵医嘱坚持治疗甚至终身治疗，保护视功能。

（5）告知家长婴幼儿有畏光、流泪应尽早就诊；眼球明显增大患儿，注意防护，避免外伤；提倡优生优育，避免近亲结婚。

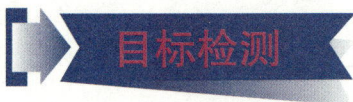

目标检测

答案解析

一、选择题

A型题（最佳选择题）

1.急性闭角型青光眼的解剖特征错误的是（　　）

　　A.眼轴过短　　　　　　　　　　　B.眼轴过长

　　C.前房浅　　　　　　　　　　　　D.房角窄

　　E.角膜直径小

2.引起手、脚麻木的降压药是（　　）

　　A.0.25%噻吗心安眼药水　　　　　B.1%毛果芸香碱眼药水

　　C.20%甘露醇溶液　　　　　　　　D.乙酰唑胺（醋氮酰胺）

　　E.以上都是

3.原发性开角型青光眼的早期诊断最有意义的是（　　）

　　A.眼压测量　　　　　　　　　　　B.自觉症状

　　C.前房角检查　　　　　　　　　　D.暗室实验

　　E.24小时眼压曲线

4.对青光眼患者健康教育正确的是（　　）

　　A.适宜配戴有色眼镜　　　　　　　B.眼压升高和情绪无关

　　C.手术以后不需要再测量眼压　　　D.长时间的近距离工作和眼压无关

　　E.保持和平的心态、清淡的饮食、劳逸结合

5.关于先天性婴幼儿型青光眼的描述正确的是（　　）

　　A.与房角的发育无关　　　　　　　B.确诊后主要药物治疗

C.确诊后早期手术治疗　　　　　　　　D.眼压升高，眼球外观正常

E.一般角膜直径小于10mm

6.患者，女，53岁，前房较浅，因散瞳检查眼底，数小时后出现双眼雾视、虹视、头痛欲呕吐。该病最可能的诊断是（　　）

A.角膜炎　　　　　　　　　　　　　　B.急性结膜炎

C.闭角型青光眼急性发作　　　　　　　D.高血压发作

E.急性胃肠炎

7.对于闭角型青光眼急性发作的患者，治疗措施正确的是（　　）

A.广谱抗生素眼药水滴眼　　　　　　　B.1%阿托品眼药水点眼

C.1%毛果芸香碱滴眼液滴眼　　　　　　D.立即手术

E.手术有风险，禁止手术

8.急性闭角型青光眼急性发作期的体征不包括（　　）

A.混合性充血　　　　　　　　　　　　B.角膜雾状混浊

C.瞳孔散大　　　　　　　　　　　　　D.瞳孔缩小

E.眼压升高

9.适合于急性闭角型青光眼的激发试验是（　　）

A.眼压测量　　　　　　　　　　　　　B.24小时眼压曲线

C.视野检查　　　　　　　　　　　　　D.暗室实验

E.眼底检查

10.引起婴幼儿流泪的眼病不包括（　　）

A.先天性白内障　　　　　　　　　　　B.先天性青光眼

C.先天性睑内翻　　　　　　　　　　　D.急性结膜炎

E.先天性泪囊炎

二、思考题

患者，男，38岁。因双眼视疲劳1年而就诊。患者双眼近视-6.00D。眼部检查：双眼矫正视力均0.8；右眼眼压28mmHg，左眼眼压32mmHg；外眼检查正常；角膜透明，前房深浅正常；眼底C/D约0.7；视野检查见双眼视野环形缺损。

请问：1.患者可能的诊断是什么？

2.如何对患者进行健康教育？

（张伟星）

书网融合……

小结

第十一章 葡萄膜疾病

PPT

学习目标

通过本章内容学习，学生能够：

1.重点掌握葡萄膜炎常见病因、分类方法；熟悉前葡萄膜炎、中间葡萄膜炎、后葡萄膜炎和全葡萄膜炎的临床表现、诊断要点及治疗原则；了解葡萄膜的解剖结构和生理功能特点以及交感性眼炎、Behcet病、强直性脊柱炎伴发的葡萄膜炎临床表现、诊断和治疗原则。

2.学会鉴别睫状充血与结膜充血，辨识房水细胞。

3.在对葡萄膜患者诊治过程中，有良好的沟通能力、眼局部与全身疾病综合分析能力以及默契的医技合作精神。

情境导入

情境描述 患者，男，25岁。右眼红、眼痛伴视力下降3天就诊。否认眼外伤和手术史。眼部检查：右眼矫正视力0.8，右眼睫状充血，角膜后可见粉尘样KP，房水内可见细胞浮游，房水闪辉。晶状体透明，眼底视乳头边界清，黄斑中心凹反光可见。左眼未见明显异常改变。既往患者有腰骶部疼痛病史多年。

讨论 1.该患者诊断为何种眼病？

2.该病应如何治疗？

第一节 概 述

一、葡萄膜的解剖结构与生理功能特点

葡萄膜（uvea）为眼球壁的第二层膜，富含黑色素和血管，因此又称血管膜、色素膜，

由前向后分为虹膜、睫状体和脉络膜，三者相互衔接，三个相连续部分（图11-1）。

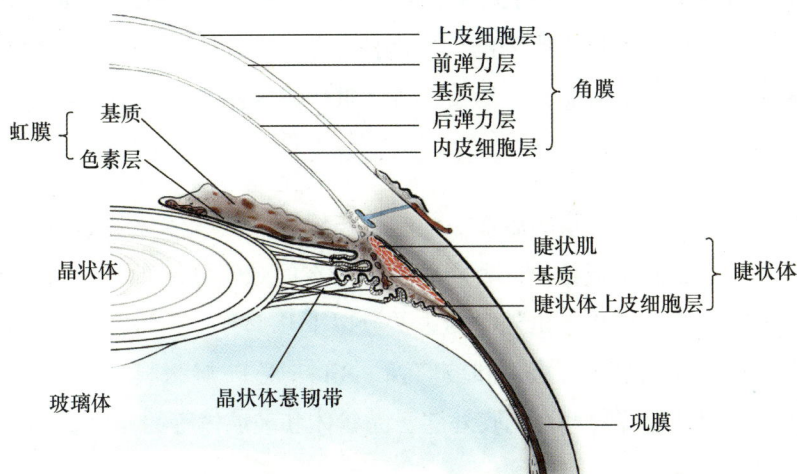

图 11-1 睫状体横切面示意图

（一）虹膜

虹膜（iris）是葡萄膜最前部分，位于角膜后与晶状体前，将眼球前部腔隙间隔成前房与后房。虹膜形如圆盘，中央有一直径为2.5~4mm的圆孔，称为瞳孔（pupil）（图11-2）。虹膜表面有凹陷的隐窝和辐射状皱褶称虹膜纹理。虹膜与睫状体相连处称虹膜根部。瞳孔可随光线的强弱而改变其大小，称瞳孔对光反射。

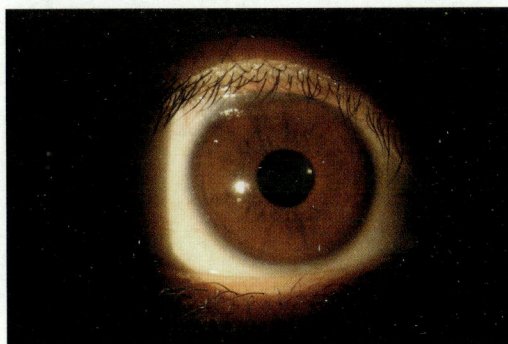

图 11-2 裂隙灯显微镜所见虹膜与瞳孔

虹膜的组织结构主要分为二层。前面为虹膜基质层，由疏松结缔组织和虹膜色素细胞组成，血管、神经走行其间，为眼前段提供营养物质。后层为色素上皮层，为富含致密黑色素的二层细胞构成。

（二）睫状体

睫状体（ciliary body）是葡萄膜的中间部分，前接虹膜根部，后端以锯齿缘为界移行于脉络膜。睫状体分为两部分：前1/3宽约2mm，较肥厚，称睫状冠，其内侧面有70~80个纵行放射状突起叫睫状突，主要功能是产生房水。后2/3宽4~4.5mm，薄而平坦称睫状体平坦部，为视网膜玻璃体手术进入眼内的切口部位。组织学上，从内向外将睫状体分为五个部分：无色素睫状上皮、色素上皮、基质、睫状肌和睫状体上腔。

（三）脉络膜

脉络膜（choroid）为葡萄膜的后部，前起锯齿缘，和睫状体扁平部相连；后止于视乳头周围。脉络膜和巩膜联系疏松，二者之间存有潜在间隙叫脉络膜上腔；其与视网膜色素上皮层则连接紧密。组织结构上由外向内主要分以下几部分：脉络膜上腔、血管层（包括大血管层、中血管层和毛细血管层）和玻璃膜（Bruch膜）。脉络膜含有丰富的色素，有遮光作用。其富有血管，起着营养视网膜外层、晶状体和玻璃体等的作用。

二、葡萄膜疾病的特点

葡萄膜富含黑色素相关抗原，附近的视网膜及晶状体也含有多种具有致葡萄膜活性的抗原，脉络膜血流丰富且缓慢，这些特点都使其易于受到自身免疫、感染、代谢、血源性、肿瘤等因素的影响。葡萄膜疾病是常见病，对视功能影响较大。其中以炎症最为常见，其次为肿瘤，另外先天异常、退行性改变等疾病亦不罕见。

不同部位以及不同性质的葡萄膜疾病临床表现多种多样。如急性前葡萄膜炎，早期即可引起患者出现明显眼红、眼痛等急性炎症表现；而急性后葡萄膜炎，患者往往无眼红眼痛，而表现为视力下降。另外，葡萄膜肿瘤可以为原发，也可为全身其他部位肿瘤转移而来，若无影响视力，往往早期诊断较困难。因此，熟练掌握葡萄膜解剖结构和组织特点，对于理解葡萄膜疾病的临床表现和治疗有重要意义。

第二节　葡萄膜炎

一、葡萄膜炎总论

葡萄膜炎（uveitis）指的是虹膜、睫状体、脉络膜的炎症。虹膜和睫状体的血液供给同为虹膜大环，故二者经常同时发炎，总称为虹膜睫状体炎。如果脉络膜也同时发炎，则称为全葡萄膜炎。葡萄膜炎是一种多发于青壮年的眼病，种类繁多，病因相当复杂，常反复发作，治疗棘手，可引起一系列严重并发症，治疗不当可导致失明。

（一）病因和发病机制

1.感染因素 细菌、真菌、病毒、寄生虫、立克次体等可通过直接侵犯，也可通过诱发抗原抗体及补体复合物反应而引起葡萄膜炎，还可通过病原体与人体或眼组织的交叉反应而引起免疫反应和炎症。

2.自身免疫因素 正常眼组织中的抗原，如黑色素相关抗原，在机体免疫功能紊乱时，被免疫系统所识别，并引起免疫反应，通过Th17细胞和（或）Th1细胞及其产生的细胞因子而引起葡萄膜炎；调节性T细胞功能紊乱或数量降低，不能有效地抑制免疫反应，也是重要机制之一。

3.创伤及理化损伤 创伤和理化损伤主要通过激活花生四烯酸代谢产物而引起葡萄膜炎。

4.免疫遗传机制 已发现多种类型的葡萄膜炎与特定的HLA抗原相关，如强直性脊柱炎伴发的葡萄膜炎与HLA-B27抗原密切相关。

（二）葡萄膜炎的分类

葡萄膜炎有多种分类方法，互为补充。常用的分类方法有以下几种。

1.按病因分类 按病因可将其分为感染性和非感染性两大类，前者包括细菌、真菌、螺旋体、病毒、寄生虫等引起的感染，后者包括特发性、创伤性、自身免疫性疾病伴发的葡萄膜炎、伪装综合征等类型。

2.按解剖部位分类 该分类方法较为常用。根据解剖位置可将葡萄膜炎分为前葡萄膜炎、中间葡萄膜、后葡萄膜炎和全葡萄膜炎。

3.根据临床和病理分类 根据炎症的临床和组织学改变，可将其分为肉芽肿性和非肉芽肿性葡萄膜炎。

二、前葡萄膜炎

前葡萄膜炎（anterior uveitis）包括虹膜炎、虹膜睫状体炎和前部睫状体炎3类。它是葡萄膜炎中最常见的类型。

临床上依据病因和病程常将前葡萄膜炎分为3类：①急性前葡萄膜炎，此类患者常合并人类白细胞抗原B27阳性，可合并有强直性脊柱炎等自身免疫性疾病；②慢性前葡萄膜炎，如Fuchs综合征等，最新研究表明此类葡萄膜炎患者可能与眼部疱疹病毒、巨细胞病毒等病毒感染有关；③既可出现急性炎症又可出现慢性炎症，如结核、梅毒等均可引起此类炎症。

（一）临床表现

1.症状 急性前葡萄膜炎患者可出现眼红、眼痛、畏光、流泪等急性炎症刺激症状，慢性患者一般无眼部刺激症状。当炎症导致前房出现大量纤维蛋白渗出或出现反应性黄斑和视盘水肿时，可引起视力下降，尤其是慢性前葡萄膜炎发生并发性白内障和继发性青光眼时，可导致视力严重下降。

2.体征

（1）睫状充血或混合性充血　睫状充血是指位于角膜缘周围的表层巩膜血管的充血（图11-3），常需要和结膜充血进行鉴别。其为急性前葡萄膜炎最常见体征。

（2）角膜后沉着物　炎症细胞或色素沉积于角膜后表面，被称为角膜后沉着物（KP）（图11-4）。KP分类：①粉尘状KP，由淋巴细胞及浆细胞构成，多见于非肉芽肿性葡萄膜炎；②羊脂状KP，由类上皮细胞及巨噬细胞构成，多见于肉芽肿性葡萄膜炎；③色素性KP，小色素颗粒附着于角膜内皮上；④玻璃样KP，提示既往曾患虹膜睫状体炎。

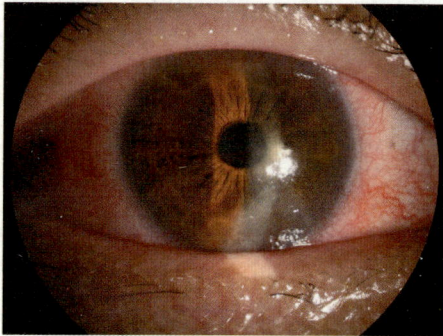

图11-3　睫状充血

注：角膜缘周围的睫状部血管扩张引起充血。

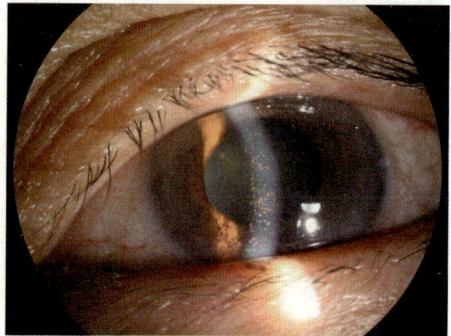

图11-4　角膜后沉着物

注：裂隙灯显微镜检查见色素性KP。

（3）前房闪辉　是由于血-水屏障功能破坏，血浆中蛋白成分进入房水造成，裂隙灯检查时表现为白色的光束。前房闪辉并不一定代表有活动性炎症。

（4）前房细胞　葡萄膜炎时前房中主要为炎症细胞，裂隙灯检查可见到大小一致的灰白色尘状颗粒。和前房闪辉不同，前房炎症细胞是眼前段活动性炎症的可靠指标。

（5）虹膜改变　可出现虹膜水肿、纹理不清，慢性患者可出现虹膜脱色素甚至虹膜萎缩等改变。虹膜炎可出现三种结节：①在瞳孔缘的灰白色半透明结节，称Koeppe结节，主要见于非肉芽肿性炎症；②发生于虹膜实质内的白色或灰白色半透明结节，主要见于肉芽肿性炎症，称Busacca结节；③在虹膜实质中的单个粉红色不透明的结节，也称虹膜肉芽肿，主要见于结节病所引起的前葡萄膜炎。

（6）瞳孔改变　炎症时因睫状肌痉挛和瞳孔括约肌的持续性收缩，可引起瞳孔缩小；虹膜部分后粘连不能拉开，散瞳后常出现多形状的瞳孔外观，如梅花状、梨状、不规则状，如虹膜发生360°的粘连，则称为瞳孔闭锁（图11-5）。

（7）晶状体改变　前葡萄膜炎时色素可沉积于晶状体前表面，在新鲜的虹膜后粘连被拉开时晶状体表面可遗留下环形色素（图11-6）。慢性前葡萄膜炎患者由于持续炎症影响晶状体代谢，可出现并发性白内障，导致视力下降。

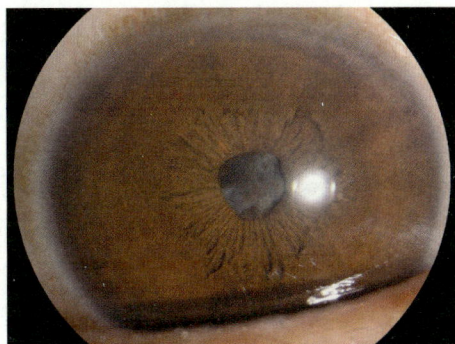

图 11-5 瞳孔闭锁

注：裂隙灯显微镜检查可见瞳孔缘虹膜360°后粘连。

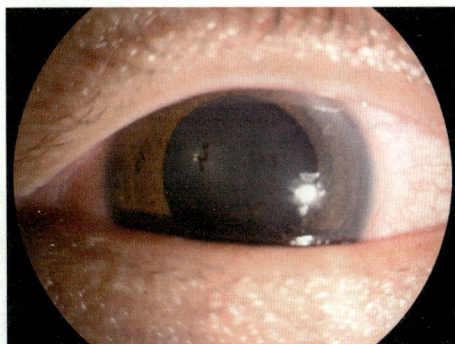

图 11-6 晶状体改变

注：虹膜后粘连被拉开时晶状体前表面遗留半圆形色素。

（8）玻璃体及眼后段改变 在急性虹膜睫状体炎时，前玻璃体内可出现炎症细胞，偶尔可出现反应性黄斑囊样水肿和视盘水肿（图11-7）。

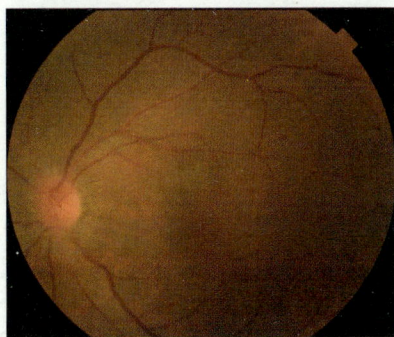

图 11-7 黄斑水肿

注：急性前葡萄膜炎患者出现反应性黄斑水肿。

（二）并发症

1.并发性白内障 炎症反复发作或慢性化造成房水改变，眼内炎症因子释放以及炎症细胞作用，导致晶状体蛋白变性，出现晶状体混浊，多表现为晶状体后囊下混浊。此外，在前葡萄膜炎时，由于长期使用糖皮质激素滴眼液，也可引起晶状体后囊下混浊。

2.继发性青光眼 前葡萄膜炎时，可因以下因素引起眼压升高或继发性青光眼：①炎症细胞、炎性渗出等物质阻塞小梁网，导致房水流出受阻；②炎症导致周边虹膜前粘连或小梁网自身炎症，使房水流出受阻；③瞳孔闭锁、瞳孔膜闭阻断了房水由后房进入前房，导致房水产生和流出失衡，引起眼压升高。

3.低眼压及眼球萎缩 炎症反复发作可导致睫状体脱离或萎缩，房水分泌减少，引起眼压下降，严重者可致眼球萎缩。

（三）急性前葡萄膜炎

1.临床表现　常有突发眼痛、眼红、畏光、流泪等症状，检查时可见睫状充血、尘状KP、前房闪辉、前房细胞，亦可出现纤维素渗出、前房积脓、瞳孔缩小、虹膜后粘连等改变（图11-8）。

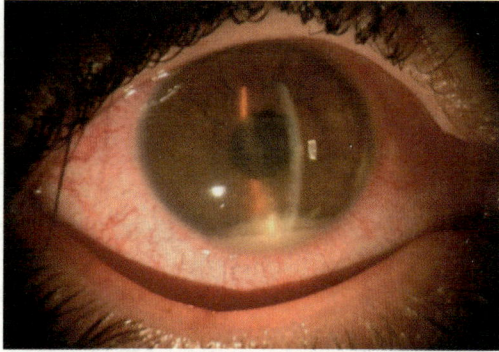

图 11-8　急性前葡萄膜炎患者出现睫状充血、前房积脓，瞳孔缩小

2.诊断　根据患者临床表现可做出诊断。由于多种全身性疾病都可引起急性前葡萄膜炎，因此对此类患者应详细询问病史，关注点包括有无腰骶部疼痛、关节红肿、尿道炎、消化道异常、呼吸系统异常、银屑病、皮肤病等全身病变，以确定是否伴有强直性脊柱炎、反应性关节炎、炎症性肠道疾病、银屑病关节炎、结核病、梅毒等疾病。实验室检查包括血常规、血沉、C-反应蛋白及HLA-B27抗原分型等，对怀疑病原体感染致病者，应进行相应的病原学检查。

3.鉴别诊断

（1）急性结膜炎　呈急性发病，有异物感、烧灼感，分泌物多，检查见眼睑肿胀，结膜充血，二者不难鉴别。

（2）急性闭角型青光眼　急性闭角型青光眼呈急性发病，视力突然下降，头痛、恶心、呕吐、角膜上皮水肿、角膜基质雾状混浊、前房浅等，瞳孔呈椭圆形散大，眼压增高。急性前葡萄膜炎呈角膜透明、前房深度正常、房水炎症细胞、瞳孔缩小、眼压正常或偏低等，易于鉴别。

（3）与能引起前葡萄膜炎的全葡萄膜炎相鉴别　一些类型的葡萄膜炎，如Behcet病性葡萄膜炎、Vogt-小柳原田病的某一阶段等均可表现为前葡萄膜炎，但这两类葡萄膜炎往往伴有眼外表现，因此在诊断时应注意鉴别。

4.治疗　治疗原则：立即扩瞳以防止和拉开新鲜的虹膜后粘连，迅速抗炎以防止眼组织破坏和并发症的发生。

（1）散瞳　发病之初即应快速、充分散瞳。重症者可滴用1%~2%硫酸阿托品滴眼液，每日2~3次，以防止和拉开虹膜后粘连。若不能拉开粘连，即采用散瞳合剂（1%硫酸阿托品注射液0.3ml、1%可卡因注射液0.3ml、0.1%肾上腺素注射液0.3ml的混合液）0.1~0.3ml作结膜下注射，但对有严重心血管疾患者忌用。恢复期可用1%~1.5%托品卡胺滴眼液散瞳，每日1~2次。

（2）糖皮质激素滴眼液 糖皮质激素滴眼液在前葡萄膜炎治疗中的作用非常重要。常用的制剂有醋酸氢化可的松（0.2%、2.5%）、醋酸氟美松龙（0.1%）、醋酸泼尼松龙（0.12%、0.125%、0.5%、1%）等。对严重的急性前葡萄膜炎，早期可适当增加滴眼频次，待炎症消退后逐渐减少点眼次数。

（3）非甾体抗炎药 非甾体抗炎药常作为激素类滴眼液的有力补充，可以减少激素滴眼液的用量和疗程。

（4）糖皮质激素眼周和全身治疗 对于出现反应性视乳头水肿或黄斑囊样水肿的患者，可给予地塞米松2.5mg后Tenon囊下注射。对于不宜后Tenon囊下注射者，或双侧急性前葡萄膜炎出现反应性黄斑水肿、视乳头水肿者，可给予泼尼松口服。

（5）全身免疫抑制剂治疗 对伴有全身自身免疫性疾病者可考虑给予糖皮质激素联合其他免疫抑制剂治疗，如白塞病引起的葡萄膜炎。

（6）并发症治疗 ①继发性青光眼：可首先给予抗青光眼药物滴眼治疗，必要时联合口服或静脉滴注降眼压药，对有瞳孔阻滞者应在积极抗炎治疗下，尽早行激光虹膜切开术或行虹膜周边切除术，如果房角粘连广泛者可行滤过性手术。②并发性白内障：应在炎症得到很好控制的情况下，行白内障超声乳化摘除联合人工晶状体植入术。

（四）慢性前葡萄膜炎

1.临床表现 患者常无睫状充血，KP可表现为尘状、中等大小或羊脂状，可出现Koeppe结节和（或）Busacca结节、色素脱失、虹膜萎缩和后粘连等改变，常合并有并发性白内障、继发性青光眼等（图11-9）。

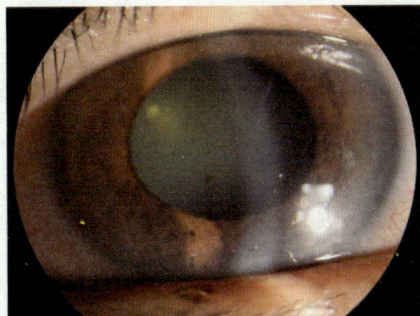

图11-9 一例单纯疱疹病毒所致慢性前葡萄膜炎患者出现色素性KP、虹膜局灶性萎缩改变

2.诊断 根据病史和临床表现可明确诊断，但应注意合并的全身性疾病，如梅毒引起

的全身感染、白塞病等自身免疫性全身疾病。

3.治疗 睫状肌麻痹剂、糖皮质激素和非甾体抗炎药是常用的局部治疗药物。对于合并有全身性疾病的患者，如白塞病、Vogt-小柳原田综合征等患者，除了局部用药外，尚需全身使用激素、免疫抑制剂等。

三、中间葡萄膜炎

中间葡萄膜炎（intermediate uveitis）是指睫状体平坦部、玻璃体基底部、周边视网膜和脉络膜的炎症性和增殖性疾病。本病多发于40岁以下人群，无性别差异。一般为双眼同时或者先后发病，病程较长。中间葡萄膜炎病因尚不完全清楚。

（一）临床表现

1.症状 中间葡萄膜炎发病隐匿，一些患者可无任何临床症状，多数患者诉有眼前黑影、视物模糊。出现黄斑囊样水肿或并发性白内障时可出现显著的视力下降。在出现急性玻璃体积血、视网膜脱离时，可出现突然的严重视力下降。

2.体征

（1）眼前段炎症 多数患者出现轻度至中度的眼前段炎症反应。

（2）玻璃体和睫状体平坦部病变 玻璃体改变是中间葡萄膜炎常见且最重要体征，主要表现为玻璃体炎症细胞凝集而成的雪球状混浊。特征性改变为雪堤样改变，表现为发生于睫状体平坦部而伸向玻璃体中央的一种舌样病灶，多见于下方。

（3）视网膜脉络膜改变 中间葡萄膜炎可以引起多种视网膜病变，如黄斑囊样水肿、视网膜血管炎和周边部的视网膜炎、视网膜脉络膜炎。

（4）视盘改变 视盘水肿和炎症是活动性中间葡萄膜炎的一种常见改变，但如无明显的黄斑囊样水肿，视盘水肿和炎症一般很少引起严重的视力下降。

（二）并发症

中间葡萄膜炎的常见并发症有黄斑囊样水肿、黄斑前膜以及并发性白内障、视网膜新生血管膜、玻璃体积血、增殖性玻璃体视网膜病变以及视盘水肿等。

（三）诊断

一般依据典型的玻璃体雪球状混浊、雪堤样改变以及下方周边视网膜血管炎等改变可做出诊断。

（四）治疗

对视力大于0.5，且无明显眼前段炎症者可不给予治疗，但应定期进行观察，根据病情变化及时施加治疗。对视力下降至0.5以下并有明显的活动性炎症者，应积极治疗。包括①药物治疗，单眼受累者，应给予糖皮质激素后Tenon囊下注射。双侧受累者应选用糖皮质激素口服。在炎症难以控制时，可加用其他免疫抑制剂。②药物治疗无效者，可行睫状体扁平部冷凝。出现视网膜新生血管，可行激光光凝治疗或玻璃体内注射抗VEGF药物治疗。玻璃体切割术可清除玻璃体内炎症介质等，有助于控制顽固性炎症。③眼前段受累者，应给予糖皮质激素滴眼剂和睫状肌麻痹剂、非甾体抗炎药。

四、后葡萄膜炎

后葡萄膜炎（posterior uveitis）是一组累及脉络膜、视网膜、视网膜血管和玻璃体的炎症性疾病，临床上包括脉络膜炎、视网膜炎、脉络膜视网膜炎、视网膜血管炎等多种类型。

（一）临床表现

1.**症状**　主要取决于炎症的类型、受累部位及严重程度。一般无眼部疼痛，玻璃体炎症可引起眼前黑影、闪光感。炎症波及黄斑部时视力下降明显，并伴视物变形；炎症位于周边部时可表现为轻度视力下降。合并全身性疾病者则有相应的全身症状。

2.**体征**　常见体征包括①玻璃体内炎症细胞和玻璃体混浊；②急性期眼底呈散在或弥漫性边界不清的黄白色渗出病灶，至后期眼底呈现弥漫性细小的色素分布及脱色现象，如为散在性病源则表现为边界清楚的白色脉络膜萎缩斑，常有色素沉着；③视网膜血管炎，出现血管白鞘、血管闭塞和出血等；④视网膜水肿。此外，还可出现渗出性视网膜脱离、增生性玻璃体视网膜病变、视网膜新生血管、脉络膜新生血管或玻璃体积血等改变。偶尔可出现前房闪辉、房水中少量炎症细胞（图11-10）。

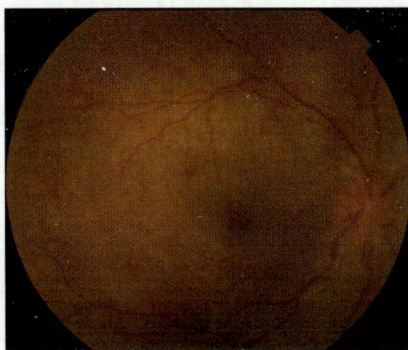
图11-10　非感染性全葡萄膜炎所致视盘充血水肿及黄斑囊样水肿

（二）诊断

根据典型的临床表现可做出诊断。荧光素眼底血管造影检查对视网膜炎、视网膜血管炎的诊断和鉴别诊断有重要意义。吲哚青绿血管造影检查主要用于脉络膜病变的判断，在评价脉络膜的炎症部位、活动性等方面也有较好的作用。眼部B超、OCT、CT和MRI也有重要临床价值。根据患者的眼部临床表现和全身情况可选择相应的实验室检查，以明确感染性或非感染性病因。

（三）治疗

（1）确定为感染因素所致者，应针对病原体给予相应的抗感染治疗。

（2）由免疫因素引起的炎症主要使用糖皮质激素和免疫抑制剂治疗。特别值得一提的是，单抗类的TNF-α抑制剂，在葡萄膜炎的治疗中起效快，效果好，且不良反应不像糖皮质激素那么大，越来越成为严重葡萄膜炎治疗的重磅武器。

（3）单眼受累者可给予糖皮质激素后Tenon囊下注射治疗，双眼受累或单眼受累不宜行后Tenon囊下注射者，可全身使用糖皮质激素、免疫抑制剂及生物制剂。对于全身药物治疗不耐受或者疗效不佳患者，可以采用氟轻松玻璃体植入剂用于治疗累及眼后段的慢性非感染性葡萄膜炎。

（4）对于出现视网膜新生血管或脉络膜新生血管者可考虑给予激光光凝、抗VEGF等治疗。

五、全葡萄膜炎

全葡萄膜炎（panuveitis）是指累及整个葡萄膜的炎症，常伴有视网膜和玻璃体的炎症。眼内炎是比较特殊的一种全葡萄膜炎，是由感染因素引起的发生在玻璃体或房水的炎症。国内常见的全葡萄膜炎主要为Vogt-小柳原田病、Behcet病性全葡萄膜炎。

六、常见的特殊葡萄膜炎

（一）交感性眼炎

交感性眼炎（sympathetic ophthalmia）是一种罕见的双侧肉芽肿性葡萄膜炎，由外伤或内眼手术引起的眼部抗原暴露以及随后对该组织的双侧自身免疫反应引起。受伤或手术眼为诱发眼，对侧眼为交感眼。

1.病因 外伤或内眼手术造成眼内抗原暴露并到达局部淋巴结，导致眼内组织抗原接触淋巴系统而引起自体免疫反应。

2.临床表现 交感性眼炎在外伤后的潜伏时间，短者几小时，长者可达40年以上，最危险的时间在受伤后4~8周。特别是伤及睫状体或伤口内有葡萄膜嵌顿，眼内有异物则更容易发生。一般发病隐匿，临床表现包括不同程度的视力下降、疼痛、畏光或眼前黑影。交感眼最初多出现前节炎症，也可由后部开始。当病情进展、炎症加重，则出现角膜羊脂状KP、虹膜睫状体炎，玻璃体混浊，眼底视盘肿胀、充血，视网膜弥漫性水肿，渗出性视网膜脱离等改变。视网膜周边部多出现黄白色点状如同玻璃疣样改变，称为Dalen-Fuchs

结节。病变稳定后眼底后极部多遗留色素斑和色素脱失，也可呈"晚霞"样眼底。部分病例反复发作加重，引起继发性青光眼、并发性白内障、视神经视网膜萎缩等严重并发症，甚至眼球萎缩。眼外表现包括头痛、耳鸣、听力下降、毛发变白、白癜风和脑膜刺激征等改变。

3.诊断 眼球穿通伤或内眼手术史对此病诊断具有重要价值，也是与VKH综合征（葡萄膜大脑炎）相鉴别的重要依据。FFA检查可见早期多灶性渗漏及晚期染料积存现象，可伴有视盘着染；疾病晚期可见视网膜色素上皮损害、Dalen-Fuchs结节所致的强荧光、脉络膜新生血管和片状脉络膜萎缩。ICGA早期可表现为后极部脉络膜血管扩张及强荧光渗漏，后期视盘周围、后极部有弱荧光。OCT可以评估黄斑水肿、渗出性视网膜脱离程度。诊断交感性眼炎之前必须排除其他可能引起肉芽肿性葡萄膜炎的疾病。如葡萄膜渗漏综合征、外伤性虹膜睫状体炎；感染性疾病如梅毒、结核等；自身免疫性疾病如VKH、结节病及多灶性脉络膜炎。

4.治疗 应用糖皮质激素是主要的治疗方法。急性期静脉注射甲基强的松龙冲击治疗可使眼后节变化迅速减轻。除了糖皮质激素外，还应使用免疫抑制剂。对于眼前段受累者，可给予糖皮质激素滴眼剂和睫状肌麻痹剂滴眼等治疗。

5.预防 眼球穿通伤后及时修复创口，避免葡萄膜嵌顿及预防感染，对此病可能有预防作用。

（二）Behcet病

Behcet病（Behcet's disease）是一种全身性血管疾病，可影响多种器官系统。主要病理改变是闭塞性血管炎，临床上以葡萄膜炎、口腔溃疡、皮肤损害及会阴部溃疡为特征。

1.病因 目前原因不明，因本病患者常有多种自身抗体出现，因此有可能是一种自身免疫疾病，或是由病毒感染诱发自身免疫反应致病。鉴于HLA-B51（特别是HLA-B5101）与Behcet病相关，有人提出存在遗传易感性。

2.临床表现

（1）眼部病变 表现为非肉芽肿性反复发作的全葡萄膜炎。患者可有眼红、眼痛、畏光、流泪、视力下降等症状。眼前段检查可见睫状充血、KP、房水混浊、虹膜后粘连等改变。眼后段检查可有玻璃体混浊、视网膜脉络膜渗出灶、视网膜静脉迂曲扩张并出血等，还可出现视乳头水肿、黄斑水肿，后期多出现视网膜血管闭塞。常见的并发症为并发性白内障、继发性青光眼、增殖性玻璃体视网膜病变和视神经萎缩。

（2）口腔溃疡 为多发性，反复发作，通常多于3次/年，疼痛明显。痛性口腔溃疡通常是Behcet病的首发症状，也是最常见的临床表现。

（3）皮肤损害 呈多形性改变，主要表现为结节性红斑、痤疮样皮疹、溃疡性皮炎等。

（4）生殖器溃疡　为疼痛性，可发生在男性的阴囊或阴茎上，或女性的外阴和阴道黏膜上，愈合后可遗留瘢痕。

（5）其他　可出现关节红肿、血栓性静脉炎、神经系统损害、消化道溃疡、附睾炎等。

3.**诊断**　Behcet病的诊断基于临床表现。日本Behcet病研究委员会和国际Behcet病研究组制定的标准最为常用。国际Behcet病研究组制定的诊断标准如下。

（1）复发性口腔溃疡（一年内至少复发3次）；

（2）下面四项中出现两项即可确诊：①复发性生殖器溃疡或生殖器瘢痕；②眼部损害（前葡萄膜炎、后葡萄膜炎、玻璃体内细胞或视网膜血管炎）；③皮肤损害（结节性红斑、假毛囊炎或脓丘疹或发育期后的痤疮样皮疹）；④皮肤过敏反应试验阳性。

4.**治疗**　治疗药物包括睫状肌麻痹剂、糖皮质激素滴眼液及全身应用糖皮质激素和免疫抑制剂。近年来一些生物制剂已开始试用于顽固性Behcet病的治疗，如抗肿瘤坏死因子的单克隆抗体、干扰素α-2a等，但有关这些制剂的适应证、治疗时间及注意事项等尚需更多的研究方能确定。

5.**其他**　并发性白内障待炎症稳定后手术治疗，继发性青光眼应给予相应的药物治疗，药物治疗不能控制者，应考虑给予相应的手术治疗。

（三）强直性脊柱炎伴发的葡萄膜炎

强直性脊柱炎（ankylosing spondylitis）是一种病因尚不完全清楚的慢性自身炎症性疾病，主要累及中轴骨骼，可伴发关节外表现，临床上约90%的患者HLA-B27阳性，约20%~25%的患者并发急性前葡萄膜炎。

1.**临床表现**　此病多发于青壮年，男性较多见，常有腰骶部疼痛和僵直，早晨最为明显，活动后减轻。绝大多数患者眼部表现为急性、非肉芽肿性前葡萄膜炎。多为双眼受累，但一般先后发病，易复发，双眼往往呈交替性发作。严重者有纤维素渗出和前房积脓，可引起虹膜后粘连、继发性青光眼、并发性白内障等。

2.**诊断**　主要根据腰骶部疼痛，骶髂关节、脊柱改变和葡萄膜炎的临床特点确诊。X线检查可发现软骨板模糊、骨侵蚀、骨硬化、关节间隙纤维化、钙化、骨化及骨性强直等改变，磁共振或CT检查可能发现骶髂关节的早期改变，HLA-B27抗原阳性对诊断有一定帮助。

3.**治疗**　遵循前葡萄膜炎的治疗常规，使用糖皮质激素滴眼液抗炎，及早使用睫状肌麻痹剂防止后粘连等。全身病变则应给予糖皮质激素和其他免疫抑制剂，必要时应请有关科室治疗。

（四）其他

1.**Fuchs综合征（Fuchs syndrome）**　Fuchs综合征是一种以虹膜脱色素为特征的慢性非

肉芽肿性葡萄膜炎，90%为单眼受累。此病也被称为Fuchs虹膜异色性虹膜睫状体炎或Fuchs虹膜异色性葡萄膜炎。确切病因尚不清楚，近些年文献报道可能与巨细胞病毒感染有关。

（1）临床表现　病程多缓慢，常无自觉症状，可有视物模糊、眼前黑影。常因眼压升高、晶状体后囊下混浊导致视力下降。检查可见中等大小KP或星形KP，多呈弥漫分布，前房轻度闪辉和少量细胞，虹膜弥漫性脱色素或萎缩导致虹膜呈现虫蚀样外观。可出现Koeppe结节，但不发生虹膜后粘连。前玻璃体内可有混浊和细胞。

（2）诊断　主要依据以下临床表现：①虹膜弥漫性脱色素或萎缩；②特征性KP；③轻度的前葡萄膜炎；④无虹膜后粘连。

（3）治疗　本病无特殊疗法，尽管炎症持续存在，但患者通常预后良好。前房炎症明显而眼压不高时，可给予糖皮质激素滴眼液短期点眼。对于并发性白内障，可在炎症控制后行超声乳化白内障摘除联合人工晶状体植入术。对眼压升高者，给予降眼压药物，个别需行抗青光眼手术治疗。

2. Vogt-小柳原田综合征（Vogt-Koyanagi-Harada syndrome，VKH综合征）　Vogt-小柳原田综合征是一种特发性多系统自身免疫性疾病，以双侧肉芽肿性全葡萄膜炎为特征，伴或不伴眼外表现。又称为"特发性葡萄膜大脑炎"，常伴有脑膜刺激征、听觉障碍、白癜风、毛发变白。本病由自身免疫反应所致，与遗传因素有一定关系，病毒感染也是可能的诱发因素。

（1）临床表现　疾病的不同阶段临床表现不一。典型的临床表现：①前驱期（葡萄膜炎发病前1~2周），类似于病毒感染性疾病，患者可有发热、头痛、头晕、耳鸣、颈项强直、听力下降和头皮过敏等；②后葡萄膜炎期（葡萄膜炎发生后2周内），典型表现为双侧弥漫性脉络膜炎、视盘炎、多发性浆液性视网膜神经上皮层脱离等；③前葡萄膜受累期（发病后2周~2个月），除后葡萄膜炎期的表现外，出现尘状或羊脂状KP、前房闪辉、前房细胞等非肉芽肿性前葡萄膜炎改变；④前葡萄膜炎反复发作期（发病2个月后），典型表现为复发性肉芽肿性前葡萄膜炎，眼底出现色素脱失及萎缩病灶，出现晚霞状改变和Dalen-Fuchs结节，眼部并发症随之出现。除上述表现外，在疾病的不同时期，还可出现脱发、毛发变白、白癜风等眼外改变。常见的并发症有并发性白内障、继发性青光眼或渗出性视网膜脱离。

（2）诊断　根据临床特点，诊断依据：①无穿透性眼外伤或内眼手术史；②初发者主要表现为双侧弥漫性脉络膜炎或伴有渗出性视网膜脱离、视盘水肿，FFA显示早期多发性强荧光渗漏点，晚期扩大融合成多湖状强荧光；OCT显示双眼渗出性视网膜脱离；③复发者主要表现为双侧肉芽肿性前葡萄膜炎和晚霞状眼底改变；④眼外表现如头痛、颈项强直、脱发、白发、耳鸣、听力下降、白癜风等。

（3）治疗　对初发者主要给予糖皮质激素治疗，在急性期，通常建议静脉内大剂量冲击，然后逐渐减量并改口服，治疗多需1年以上。对于复发的患者，一般应给予免疫抑制剂，通常联合小剂量糖皮质激素。对于继发性青光眼和并发性白内障，应给予相应的药物或手术治疗。

3.急性视网膜坏死综合征 急性视网膜坏死综合征是一种炎症性疾病，可能由疱疹病毒感染引起，包括VZV（水痘带状疱疹病毒）和HSV，特征是以重度全葡萄膜炎伴视网膜动脉炎为主的血管炎，视网膜坏死，玻璃体混浊和后期的视网膜裂孔和脱离。多单眼受累，视力预后差。

（1）临床表现 多发病隐匿，急性炎症时出现眼红、眼痛、畏光、流泪或眶周疼痛，早期出现视物模糊、眼前黑影，病变累及黄斑时视力可严重下降。眼前段可有轻至中度的炎症反应，如睫状充血、尘状或羊脂状KP、前房炎症细胞。视网膜坏死病灶呈黄白色斑块状，边界清晰，早期多见于周边部，以后逐渐融合并向后极部推进。视网膜血管炎是另一重要体征，动脉、静脉均可受累，但以动脉炎为主，动脉变细，小动脉闭塞，可伴有视网膜出血。疾病早期可有轻度至中度玻璃体混浊，以后发展为显著的混浊，并出现纤维化。在恢复期，坏死区或坏死区与正常视网膜之间的交界处常形成多个视网膜裂孔，引起视网膜脱离。

（2）诊断 主要根据临床表现诊断。但对于不典型病例，需借助实验室检查，如聚合酶链反应可用于检测眼内液中水痘-带状疱疹病毒、单纯疱疹病毒DNA。

（3）治疗 ①抗病毒药物，包括全身抗病毒治疗以及玻璃体腔注射抗病毒药物；②糖皮质激素；③视网膜激光光凝；④玻璃体手术。

4.感染性葡萄膜炎 感染性葡萄膜炎是由病原体引起的葡萄膜炎或视网膜炎，常见以下几种。

（1）结核性葡萄膜炎 由结核分枝杆菌直接侵犯葡萄膜组织，或继发于对结核分枝杆菌的免疫反应而发生肉芽肿性炎症。临床可表现为结核性前葡萄膜炎或结核性脉络膜炎。诊断主要依据全身结核感染情况以及眼部临床表现。治疗方法包括抗结核药物全身应用及眼部对症治疗。

（2）梅毒性葡萄膜炎 致病菌为梅毒螺旋体，直接感染或间接由免疫因素引起。先天梅毒性葡萄膜炎常表现为急性虹膜睫状体炎或脉络膜视网膜炎，获得性梅毒性葡萄膜炎除上述表现外，还可以表现为梅毒瘤。血清学病原体检查结合眼部表现可确定诊断。治疗方法为全身使用青霉素。

5.伪装综合征 伪装综合征是一类能够引起葡萄膜炎表现的非炎症性疾病。病因包括眼内原发恶性肿瘤、恶性肿瘤眼内转移、眼部退行性病变、陈旧性视网膜脱离等。葡萄膜炎表现为前房积脓、虹膜结节、玻璃体混浊。此类疾病往往对糖皮质激素不敏感，对可疑患者应结合超声、CT、MRI、眼活体组织检查以及全身有关检查，以明确诊断。

第三节　葡萄膜先天异常

葡萄膜先天异常多与早期发育为胚眼的过程中胚裂闭合不全有关。

一、永存瞳孔膜

永存瞳孔膜（persistent pupillary membrane）又称瞳孔残膜，临床多见。表现为虹膜小环区组织延展跨越瞳孔缘，在虹膜前面编织如网；或者增厚的虹膜瞳孔板没入肥厚的虹膜基质，环绕瞳孔。通常无须治疗，但对于影响视力的瞳孔残膜，可行手术或激光治疗。

二、虹膜缺损

若脉络膜裂在虹膜处未完全闭合，造成虹膜下方缺损，致使圆形的瞳孔呈钥匙孔样，称虹膜缺损（coloboma of iris）。分为典型虹膜缺损和单纯性虹膜缺损二类。典型虹膜缺损是位于下方的完全性虹膜缺损，形成梨形瞳孔，尖端向下，常伴有其他眼部先天畸形，如脉络膜缺损等。单纯性虹膜缺损为不合并其他葡萄膜异常的虹膜缺损，表现为瞳孔边缘的切迹、虹膜的孔洞、虹膜周边缺损、虹膜基质和色素上皮缺损等。

三、脉络膜缺损

脉络膜缺损（coloboma of choroid）是脉络膜及视网膜色素上皮层的缺损。典型的脉络膜缺损多双眼发生，位于视盘下方，也有包括视盘在内。缺损区表现为无脉络膜，通过菲薄的视网膜透见白色巩膜，边缘多整齐，有色素沉着，常伴有小眼球、虹膜异常、视神经异常、晶状体缺损以及黄斑部发育异常等。非典型者较多见，多为单眼，可位于眼底任何部位，黄斑区缺损最多见，中心视力丧失，其他表现与典型者相似。根据临床表现即可诊断，无特殊治疗。

四、无虹膜

无虹膜（aniridia）是一种少见的眼部先天性畸形，几乎均为双眼受累。虹膜完全缺失，可见到晶状体赤道部边缘、悬韧带及睫状突。可有畏光及视力低下，多数患者因进行性角膜、晶状体混浊或青光眼而失明。根据临床即可确诊，无特殊治疗方法。

目标检测

答案解析

一、选择题

A 型题（最佳选择题）

1.中间葡萄膜炎导致视力下降的最常见原因是（　　）

　　A.雪堤样渗出　　　　　　　　B.玻璃体雪球状混浊

　　C.眼红痛　　　　　　　　　　D.并发性白内障

　　E.角膜后沉着物

2.Fuchs 异色性虹膜睫状体炎的眼部表现不包括（　　）

　　A.虹膜后粘连　　　　　　　　B.并发性白内障

　　C.继发性青光眼　　　　　　　D.弥漫性虹膜萎缩

　　E.灰白星形 KP

3.下列表现都可能出现在 VKH（葡萄膜大脑炎），其中最具特征性的是（　　）

　　A.晚霞状眼底　　　　　　　　B.D–F 结节

　　C.脱发，皮肤出现白斑　　　　D.病变慢性，迁延不愈

　　E.双眼发病

4.已经确诊的 Behcet 病患者，有时需要住院治疗，下列考虑不妥的是（　　）

　　A.病情严重，目前的治疗疗效不理想，希望进行综合性治疗

　　B.全身情况不容许使用大剂量有严重不良反应的药物

　　C.希望通过住院彻底治愈

　　D.探讨一个最佳的个体治疗方案

　　E.便于及时复查，把握病情，并随时调整治疗方案

5.前房炎性细胞计数（++）是指以 1mm×3mm 范围内有（　　）

　　A.5~10 个细胞　　　　　　　　B.11~20 个细胞

　　C.21~30 个细胞　　　　　　　D.11~30 个细胞

　　E.31~50 个细胞

6.关于葡萄膜炎治疗中的激素使用有以下原则，不够准确的是（　　）

　　A.局部使用激素类眼药水只对前葡萄膜炎有效

　　B.Fuchs 异色性虹膜睫状体炎的患者不需要使用激素类药物

　　C.只要是大剂量地使用激素，都应当逐步缓慢减量，以防反弹

　　D.慢性双侧葡萄膜炎，如果威胁视力，应当全身使用激素

　　E.急性期的 VKH 是全身使用激素的适应证

7.患者男，25 岁。反复左眼红、痛，视力下降。眼科检查：右眼前后段未见异常。左眼最佳矫正视力 1.2，眼压 35mmHg；角膜羊脂状 KP；视乳头 C/D=0.6，黄斑未见异常。该患者考虑诊断为（　　）

A.病毒性前葡萄膜炎　　　　　　B. Fuchs异色性虹膜睫状体炎

C.强直性脊柱炎相关性葡萄膜炎　　D.青光眼睫状体炎综合征

E.原发性青光眼

8.患者男，25岁，双眼反复视力下降3个月，加重1周，无头痛，无耳鸣，无畏光流泪。既往有反复的疼痛性口腔溃疡。检查：矫正视力Vou 0.5；角膜透明，KP（－），房水Tyndall征（＋），细胞（＋）；晶状体透明，玻璃体细胞（＋＋），混浊（＋）；视盘充血，稍水肿，视网膜静脉迂曲扩张，黄斑区囊样水肿。FFA示：视网膜毛细血管通透性普遍增加，视网膜毛细血管炎表现。考虑诊断为（　　）

A.急性视神经炎　　　　　　　　B. Leber视神经病变

C. Behcet病　　　　　　　　　　D.中间葡萄膜炎

E.视网膜静脉周围炎

9.患者，女，35岁。因双眼视力下降伴头痛7天，检查矫正视力Vou 0.3，结膜混合充血，角膜羊脂状KP（＋），前房闪辉，前房细胞（＋＋），虹膜无粘连，玻璃体混浊（＋），视乳头充血，轻度水肿，视网膜后极部神经上皮浅脱离，视网膜血管无扩张。最可能的诊断是（　　）

A. Behcet病　　　　　　　　　　B.视乳头视网膜炎

C.渗出性视网膜脱离　　　　　　D. Fuchs综合征

E. Vogt–小柳原田综合征

10.青年患者，自诉双眼先后多次交替发病，之后视力逐渐下降。以往在当地治疗使用激素好转，停药后一段时间又发病。有时自己不知原因发病，又不治自愈。可能的病变是（　　）

A.慢性中间葡萄膜炎　　　　　　B.迁延未愈的VKH

C. Reiter综合征　　　　　　　　D. Behcet病

E. Fuchs虹膜异色性葡萄膜炎

二、思考题

患者，男，18岁，学生。因右眼视力下降伴眼红、眼痛及畏光2天就诊。眼部检查：右眼矫正视力0.8，左眼矫正视力1.0；右眼睫状充血（＋），角膜后粉尘样KP；房水内可见炎症细胞浮游（＋）及Tyndall征（＋），虹膜表面未见结节，瞳孔局部后粘连；晶状体透明，玻璃体未见混浊，眼底视乳头边界清，黄斑中心凹反光可见。左眼未见明显异常改变。

请问：1.患者可能的诊断是什么？

2.如何对患者进行健康教育？

（黄文志）

书网融合……

小结

第十二章　玻璃体视网膜疾病

PPT

学习目标

通过本章内容学习，学生能够：

1.重点掌握玻璃体视网膜疾病常见病因、分类方法，临床表现、诊断要点和治疗；熟悉玻璃体视网膜的解剖结构和生理功能特点；了解原发性视网膜色素变性的临床表现。

2.学会玻璃体视网膜常见疾病如黄斑前膜、黄斑裂孔、视网膜血管病变等检眼镜检查的基本技能。

3.具备对飞蚊症、黄斑视网膜前膜、黄斑裂孔、视网膜动静脉阻塞、糖尿病性视网膜病变等常见疾病的眼底照相等检查报告的阅读及解答的能力及基本素质。

情境导入

情境描述　患者，男，50岁。双眼视力逐渐下降2年，右眼严重。15天前右眼视力突然下降，自用活血化瘀药物效果不佳。检查：Vod手动/20cm，Vos 0.3，双眼眼压正常；双眼结膜无充血，角膜透明，前房清；双眼晶状体轻度混浊，右眼玻璃体混浊（+++），视网膜窥不见，左眼玻璃体混浊（+），后极部视网膜散在片状出血、硬性及软性渗出，黄斑区微血管瘤（++）。全身情况：2型糖尿病病史7年，平时控制良好，无高血压及其他病史。B超检查显示右眼玻璃体混浊，视网膜前少许增殖膜样物存在，无视网膜脱离。

讨论　1.该患者诊断为何种眼病？

2.该眼病应如何治疗？

第一节 概 述

一、玻璃体、视网膜的解剖结构与生理功能特点

（一）玻璃体（vitreous body）

主要是由纤细的胶原和亲水的透明质酸组成的透明胶质体，容积约4.5ml。玻璃体的主要成分是胶原和透明质酸，玻璃体凝胶是由带负电荷的双螺旋透明质酸分子和胶原纤维相互作用形成的网状结构。玻璃体是眼内屈光间质的主要组成，具有导光作用；玻璃体为黏弹性胶质，对视网膜起支撑作用，具有缓冲外力及抗振动作用；玻璃体构成血–玻璃体屏障（又称视网膜玻璃体屏障），能阻止视网膜血管内的大分子进入玻璃体；正常玻璃体能抑制多种细胞的增生，维持玻璃体内环境的稳定。玻璃体包括三部分：玻璃体皮质、中央玻璃体、中央管。

1.**玻璃体皮质**（vitreous cortex） 是玻璃体外周贴近睫状体及视网膜的部分，此处玻璃体致密。以锯齿缘为界分为玻璃体后皮质和前皮质。玻璃体后皮质较厚，厚度为2~3mm，紧贴视网膜，前方止于锯齿缘。玻璃体前皮质较薄，在晶状体后面，是玻璃体的前界。

2.**中央玻璃体**（central vitreous） 为玻璃体的中央部分，从视乳头边缘开始向前伸展。

3.**中央管**（central canal） 为玻璃体中央的空管，是cloquet管退化后残留的组织，前界为玻璃体前膜，向后伸延至视乳头。管壁为玻璃体浓缩形成，为胚胎发育中的原始玻璃体所在部位，有时有透明样动脉残留，cloquet管宽1~2mm，如果它缩聚在晶状体后，可以在裂隙灯下看到，称Mittendorf点，另一端附着在视盘边缘。如果玻璃体动脉退化不完全，持续存在于视盘上，称Bergmeister视乳头。

（二）视网膜（retina）

前界为锯齿缘，后界止于视盘，是眼球壁最内层组织。视网膜由神经感觉层与色素上皮层组成。神经感觉层有三级神经元：视网膜光感受器（视锥细胞和视杆细胞）、双极细胞和神经节细胞。神经节细胞的轴突构成神经纤维层，汇集组成视神经，是形成各种视功能的基础。神经感觉层包含有神经元和神经胶质细胞、视网膜血管系统（图12-1）。

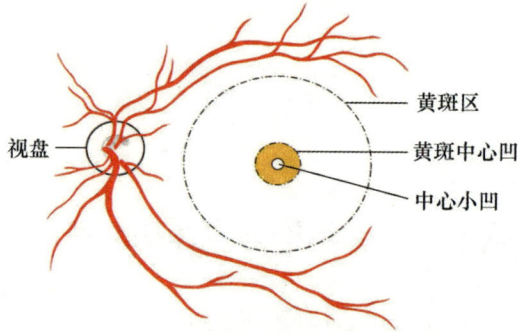

图 12-1　视网膜黄斑和视盘示意图

　　视网膜由神经外胚叶发育而成，胚胎早期神经外胚叶形成视杯，视杯的内层和外层分别发育分化形成视网膜感觉层（神经上皮层）和视网膜色素上皮（RPE）层。神经上皮层和RPE层间黏合不紧密存在潜在间隙，是这两层易发生分离（视网膜脱离）的组织学基础（图12-2、图12-3）。

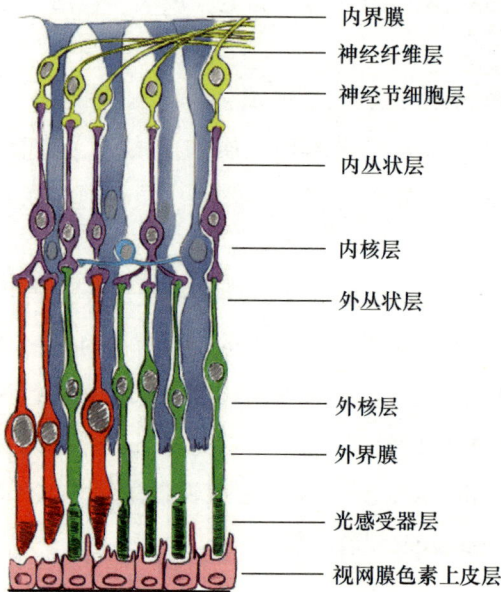

图 12-2　视网膜结构

　　RPE有复杂的生物学功能，包括为感觉层视网膜的外层细胞提供营养，吞噬和消化光感受器细胞外节盘膜，维持新陈代谢等重要功能。RPE与脉络膜最内层的玻璃膜（Bruch膜）粘连极紧密，并与脉络膜毛细血管层共同组成一个统一的功能单位，即RPE—玻璃膜—脉络膜毛细血管复合体，对维持光感受器微环境有重要作用。很多眼底病如年龄相关性黄斑变性、视网膜色素变性、各种脉络膜视网膜病变等与该复合体的损害有关。

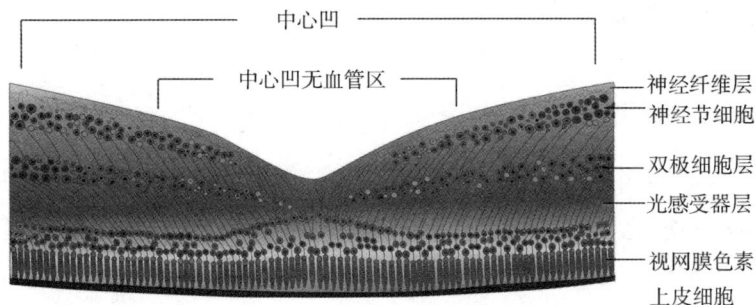

图 12-3 视网膜结构示意图

视网膜的供养来自两个血管系统，内核层以内的视网膜由视网膜血管系统供应，其余外层视网膜由脉络膜血管系统供养。黄斑中心凹无视网膜毛细血管，其营养来自脉络膜血管（图12-4）。

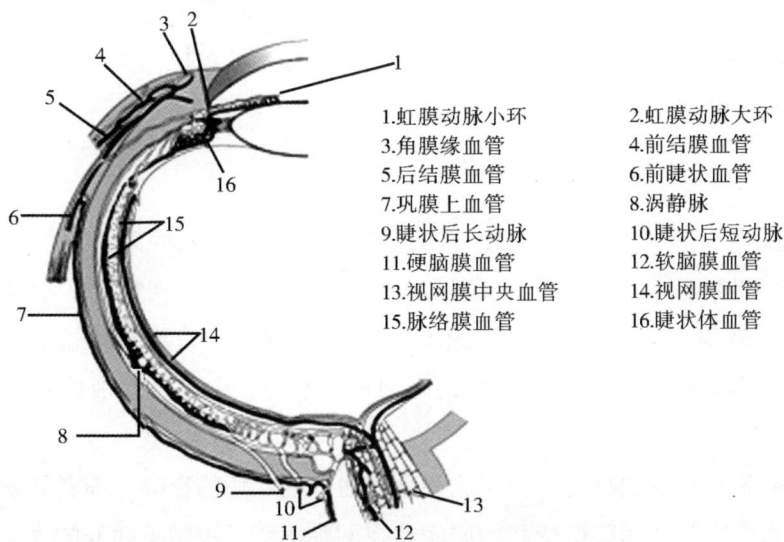

1.虹膜动脉小环　　　　2.虹膜动脉大环
3.角膜缘血管　　　　　4.前结膜血管
5.后结膜血管　　　　　6.前睫状血管
7.巩膜上血管　　　　　8.涡静脉
9.睫状后长动脉　　　　10.睫状后短动脉
11.硬脑膜血管　　　　　12.软脑膜血管
13.视网膜中央血管　　　14.视网膜血管
15.脉络膜血管　　　　　16.睫状体血管

图 12-4 眼球供血系统

正常视网膜有两种血-视网膜屏障（blood-retina barrier，BRB）使其保持干燥而透明，即视网膜内屏障和外屏障。视网膜毛细血管内皮细胞间的闭合小带（zonula occludens）和壁内周细胞形成视网膜内屏障；RPE和其间的闭合小带构成了视网膜外屏障。上述任何一种屏障受到破坏，血浆等成分必将渗入神经上皮层，引起视网膜神经上皮层水肿或脱离。

视网膜通过视神经与大脑相通，视网膜的内面与玻璃体连附，外面则与脉络膜紧邻。因此，玻璃体、脉络膜、神经系统病变和全身性疾患（通过血管和血液循环）均可累及视网膜。

二、玻璃体疾病与视网膜疾病的特点

（一）玻璃体疾病特点

玻璃体位于眼球解剖中间位置，对眼球起支撑作用，随着年龄增长玻璃体逐渐液化。老年人玻璃体进一步液化导致玻璃体脱离，玻璃体和晶状体囊的分开称玻璃体前脱离，玻璃体和视网膜内界膜的分离称玻璃体后脱离（posterior vitreous detachment，PVD）。PVD在50岁以上人群发生率约58%，65岁以上人群为65%~75%。伴随着玻璃体液化的发生及发展，出现飞蚊症。向后累及视网膜界面，出现玻璃体视网膜界面异常，主要包括三种病变，即：①玻璃体黄斑牵拉综合征；②特发性视网膜前膜；③特发性黄斑裂孔。玻璃体黄斑牵拉综合征（vitreomacular traction syndrome，VMTS）是由于在黄斑部的玻璃体后皮质分离不完全，存在异常粘连和牵拉所致，黄斑部也可有浅脱离，可为双侧；有视物变形、视力下降。另外，玻璃体本身无血管存在，玻璃体积血多来自眼内血管病变所致。其次即为玻璃体发育及先天异常性疾病，如星状玻璃体变性、闪辉性玻璃体液化、先天性遗传性视网膜劈裂、玻璃体炎症等。

（二）视网膜疾病特点

视网膜是眼球后部最内层的组织，它的结构精细复杂，其前界为锯齿缘，后界止于视盘，视网膜由神经感觉层与色素上皮层组成，由于视网膜结构精细，功能复杂，特别是黄斑区位于后极部，所以该区视网膜组织结构和生理活动特殊，脉络膜血流量大，极易受到内外致病因素的影响，发生病变，比如黄斑水肿、中心性浆液性脉络膜视网膜病变等。

此外，视网膜容易受到自身血管疾病和全身血管性疾病的影响，前者如视网膜动脉阻塞等，后者如高血压性视网膜病变和糖尿病性视网膜病变，视网膜病变的表现特点主要分为几个部分，第一是视网膜血管的改变，第二是血-视网膜屏障破坏的表现，第三是视网膜色素改变，第四是视网膜增殖性改变，第五是视网膜变性。

第二节　常见玻璃体疾病

一、飞蚊症

飞蚊症（muscae volitantes）是指眼前有飘动的小黑影，尤其看白色明亮背景时症状更明显，可伴有闪光感。最常见的诱因是老龄化和高度近视眼轴变长引起的玻璃体后脱离，为退行性改变，部分可因后脱离过程导致周边视网膜裂孔等并发症。常见的飞蚊症为条索状片状和点状丝绒状，这类患者通常不会发生玻璃体后脱离，混浊物为玻璃体腔内胶原纤维塌陷。由于距离视网膜近，位于视轴区的混浊在视网膜上的投影更清晰，可引起明显的主观不适。此外，临床上常见到有"飞蚊"症状，经仔细检查，并未发现明显玻璃体病变。对主诉有飞蚊症的患者，应散瞳仔细检查眼底，包括三面镜检查。仅有玻璃体后脱离的患者无须特殊治疗；对有危害视力的病变如视网膜裂孔、玻璃体积血等，按有关治疗原则处理。

二、玻璃体炎症

玻璃体是细菌、微生物极好的生长基，细菌等微生物进入玻璃体可导致玻璃体炎，又称眼内炎。玻璃体炎症常继发于周围组织如中间葡萄膜炎、后葡萄膜炎等炎性疾病，也可由外伤或手术将病原微生物带入眼内引发。通常分为非感染性玻璃体炎症和感染性玻璃体炎症。

（一）非感染性玻璃体炎症

1.症状 炎性细胞进入玻璃体腔后可产生视物漂浮感，严重时视物模糊，玻璃体炎的症状主要来自原发病灶如虹膜睫状体炎或脉络膜炎。

2.眼部检查 玻璃体腔的炎性细胞，虹膜睫状体和前部葡萄膜的炎性细胞可进入前部玻璃体，脉络膜的炎性细胞可进入后部玻璃体，前者在裂隙灯下、后者在检眼镜下均可见到点状混浊。随着炎症的好转，点状混浊逐渐减少甚至消失。

3.治疗 非感染性玻璃体炎症的治疗同原发病的治疗（详见第十一章）。玻璃体混浊重者可在炎症控制后行玻璃体切割术。

（二）感染性玻璃体炎症

1.症状 视力模糊、眼痛、畏光、飞蚊症。术后细菌性眼内炎常发生于术后1~7天；真菌性感染常易发生于术后3周。

2.眼部检查 眼底检查可见脉络膜白色结节或斑块，边界清楚，可蔓延至视网膜前产生玻璃体混浊，也可发生前房积脓。细菌感染常有眼睑红肿，球结膜混合充血，伤口有脓液渗出，虹膜充血，前房积脓或玻璃体积脓。

3.治疗 首先给予广谱抗生素控制感染，再根据细菌培养和药物敏感试验的结果，选择敏感抗生素治疗。

三、玻璃体积血

玻璃体本身无血管，玻璃体积血多因眼内血管性疾患和损伤引起，也可由全身性疾患引起。

1.病因 玻璃体积血通常来自视网膜和葡萄膜破损的血管和新生血管出血。常见原因是视网膜血管类疾病如糖尿病性视网膜病变、视网膜静脉阻塞、视网膜血管炎等；视网膜裂孔区的血管被牵拉而破裂等导致血液进入玻璃体；眼外伤和内眼手术等导致眼血管破裂。

2.症状 玻璃体积血量少时，可有红色烟雾眼前飘动；出血量大时，视力急剧减退甚至仅存光感。

3.眼部检查 眼底检查可见玻璃体中有血性漂浮物，出血量大时视网膜遮蔽，眼底不可见（图12-5）。

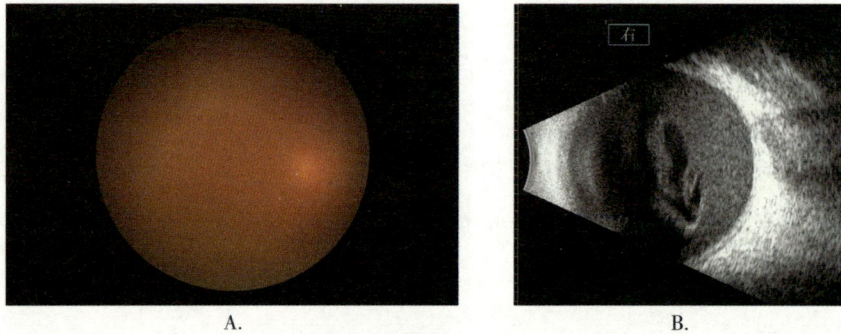

图 12-5 玻璃体积血

注：A.眼底照相；B.同一患者的眼部B超。

4.治疗 怀疑存在视网膜裂孔时，令患者卧床休息，待血下沉后及时给予激光光凝或视网膜冷冻封闭裂孔。大量出血吸收困难者，未合并视网膜脱离和纤维血管膜，可观察1~3月，如玻璃体积血仍不吸收时，可行玻璃体切割术；合并视网膜脱离时，应及时行玻璃体切割术。

第三节 玻璃体视网膜交界区疾病

一、黄斑视网膜前膜

视网膜前膜（epiretinal membrane，ERM）是由多种原因引起视网膜胶质细胞及RPE细胞迁徙至玻璃体视网膜交界面，并增殖形成纤维细胞膜。视网膜前膜可在视网膜任何部位发生，发生在黄斑及其附近的视网膜前膜称为黄斑视网膜前膜（macular epiretinal membrane），简称黄斑前膜。黄斑前膜分为特发性和继发性，特发性黄斑前膜见于无其他眼病的老年人，多有玻璃体后脱离。

1.病因 特发性黄斑视网膜前膜无确切病因，大多数黄斑视网膜前膜属于这一类。继发性黄斑视网膜前膜可发生于视网膜裂孔或视网膜脱离术后。

2.**症状**　大多数患者因前膜菲薄而无症状，若黄斑前膜较厚伴黄斑水肿，患者可表现为视力下降及视物变形。

3.**眼部检查**　眼底检查黄斑区呈不规则反光或强光泽，似覆盖一层玻璃纸。随着膜的增厚和收缩，可出现视网膜表面条纹和小血管扭曲。眼底可见后极部灰白纤维膜，边界不清，视网膜皱纹，黄斑区视网膜血管严重扭曲，可向中央牵拉移位（图12-6）。

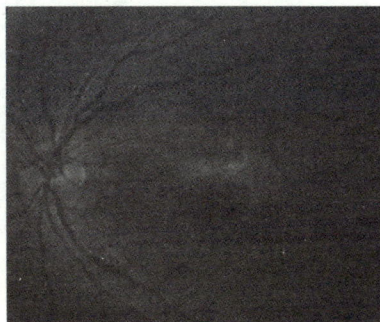

图 12-6　黄斑前膜

4.**治疗**　目前尚无有效治疗药物，如患眼视力轻度下降，无须处理。如视力进行性下降，有明显的视物变形，可行玻璃体切割黄斑前膜剥除术，视物变形可得到改善，约50%病例视力提高。

二、黄斑裂孔

黄斑裂孔（macular hole，MH）是指黄斑的神经上皮层的局限性全层缺损。按发病原因分为继发性和特发性黄斑裂孔。

1.**病因**

（1）继发性黄斑裂孔　可由眼外伤、黄斑变性、长期CME（黄斑囊样水肿）、高度近视眼等引起。

（2）特发性黄斑裂孔　发生在老年人无其他诱发眼病的相对健康眼，多见于女性，病因不明，目前认为玻璃体后皮质收缩对黄斑的切线向的牵拉力起到重要作用。

2.**症状**　患者视力的好坏取决于视网膜损伤的程度，如仅为较早期的板层孔，可保持较好的中心视力，如已形成全层黄斑裂孔，则中心视力锐减。

3.**眼部检查**　眼底检查黄斑区有一边界清晰的暗红色裂孔，呈圆形，孔底可有黄色颗粒。OCT检查可直观显示玻璃体后皮质与黄斑裂孔的关系，以及黄斑裂孔处组织病变状况，为黄斑裂孔的诊断和鉴别诊断提供了金标准（图12-7）。

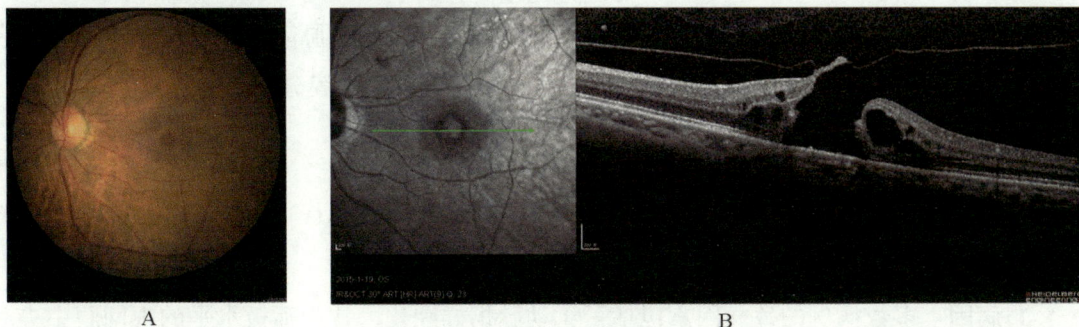

图 12-7　黄斑裂孔

注：A.黄斑中心圆形裂孔；B.OCT可见视网膜全层缺损。

4.治疗 继发于高度近视眼的黄斑裂孔发生视网膜脱离的危险很大，需行玻璃体切割术治疗。特发性黄斑裂孔一般不发生视网膜脱离，早期黄斑裂孔患眼视力多在0.5以上，手术治疗风险较高。对裂孔进行性发展，视力低于0.3者，可行玻璃体手术治疗。

三、增生性玻璃体视网膜病变

增生性玻璃体视网膜病变（proliferative vitreoretinopathy，PVR）是玻璃体内及视网膜表面无血管的纤维细胞的增生，是引起牵拉性视网膜脱离的重要原因，也是原发性视网膜脱离手术失败的主要原因。

1.病因 PVR发生的危险因素主要包括较长的手术时间，大范围的视网膜脱离，玻璃体积血、眼内炎症的存在，视网膜裂孔增大，以及广泛的冷凝和激光光凝，未能关闭视网膜裂孔，手术期间发生巩膜穿孔和玻璃体积血。PVR的发病机制包括细胞迁移，迁移细胞的增殖，增殖膜的发展与收缩，细胞外胶原蛋白的产生和视网膜固定皱褶的形成。

2.症状 其表现根据增生程度及牵拉视网膜脱离范围的不同而不同。若引起视网膜脱离，患者常主诉视力下降伴闪光感及黑影。

3.眼部检查 眼压可不同程度下降，眼底检查可见视网膜僵硬，出现皱褶。

4.治疗 其治疗方案取决于增生程度及范围，主要以手术为主。通过玻璃体切割术，辅以剥膜、激光、冷凝等治疗。

第四节　视网膜血管疾病

一、视网膜动脉阻塞

视网膜动脉阻塞是严重损害视力的急性发作的眼病。从颈总动脉到视网膜内微动脉之间任何部位的阻塞都会引起相应区域的视网膜缺血。视网膜动脉阻塞可有许多不同临床表现型，根据其阻塞部位不同可分为视网膜中央动脉阻塞和视网膜分支动脉阻塞。

（一）视网膜中央动脉阻塞

视网膜中央动脉阻塞（central retinal artery occlusion，CRAO）是以单眼急剧视力下降为主要表现的视网膜血管性病变。

1.病因 多数病例的致病因素包括：①动脉粥样硬化，常为筛板水平的视网膜中央动脉粥样硬化栓塞所致；②视网膜中央动脉痉挛，见于血管舒缩不稳定的青年人，早期高血压患者，也可发生于存在动脉硬化的老年人；③视网膜中央动脉周围炎，与全身性血管炎有关；④凝血病，如黏性血小板综合征、妊娠、口服避孕药等；⑤栓子栓塞，20%~40%的CRAO眼视网膜动脉系统内可查见栓子。

2.症状　患眼突发无痛性视力显著下降。某些病例发病前有阵发性黑矇史。90%的CRAO眼初诊视力在指数至光感之间。

3.眼部检查　患眼瞳孔散大，直接对光反射极度迟缓，间接光反射存在。眼底检查见视网膜弥漫性水肿混浊，后极部尤为明显，水肿混浊呈苍白色或乳白色，中心凹呈樱桃红斑，视网膜动、静脉变细（图12-8）。

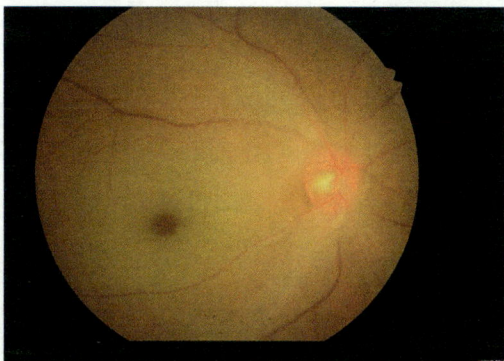

图 12-8　视网膜中央动脉阻塞

注：后极部视网膜水肿灰白，黄斑呈"樱桃红斑"。

4.治疗　应尽快予以抢救性治疗，包括降低眼压的措施，如眼球按摩、前房穿刺术等，使栓子松动向末支移动；吸入95%氧及5%二氧化碳混合气体；球后注射（妥拉苏林）或全身应用血管扩张剂，如亚硝酸异戊酯或硝酸甘油含片；全身应用抗凝剂，如口服阿司匹林等。此外，应系统性查找全身病因，对因治疗。

（二）视网膜分支动脉阻塞（branch retinal artery occlusion，BRAO）

1.病因　同CRAO，以栓子栓塞及炎症为主要原因。栓子的来源同CRAO，有心源性栓子、颈动脉或主动脉源性栓子以及长骨骨折的脂肪栓子。最常见为黄色闪光的胆固醇栓子，这种栓子常来自颈动脉粥样硬化沉积斑块。钙化栓子一般比胆固醇栓子大，多来源于心瓣膜，易引起更严重的阻塞。

2.症状　临床表现视力可有不同程度下降，视野某一区域有固定暗影。

3.眼部检查　眼底检查表现为阻塞支动脉变细，受累动脉供血区视网膜灰白水肿。沿阻塞的血管的后极部视网膜灰白水肿最明显。

4.治疗　应查找全身病因，对因治疗。其他治疗同CRAO。

二、视网膜静脉阻塞

视网膜静脉阻塞（retinal vein occlusion，RVO）是指视网膜中央静脉或分支静脉阻塞，是仅次于糖尿病性视网膜病变的第二位常见的视网膜血管病，按阻塞发生部位可分为中央型和分支型。

（一）视网膜中央静脉阻塞（central retinal vein occlusion，CRVO）

1.病因 静脉阻塞的病因较为复杂，与高血压、动脉硬化、血液黏滞度高和血流动力学异常等密切相关。此外眼局部因素如高眼压、视乳头玻璃疣等的压迫可使静脉内血液回流受阻，因而常为多因素共同致病。

2.症状 患者可处于各年龄段，多为单眼发病，视力有不同程度下降。

3.眼部检查 眼底检查可见各象限的视网膜静脉迂曲扩张，视网膜内出血呈火焰状，沿视网膜静脉分布（图12-9）；视盘和视网膜水肿，黄斑区尤为明显，久之，多形成黄斑囊样水肿，光学相干断层扫描可以观察并定量测量黄斑水肿程度（图12-10）。根据临床表现和预后可分为非缺血型和缺血型，见表12-1。

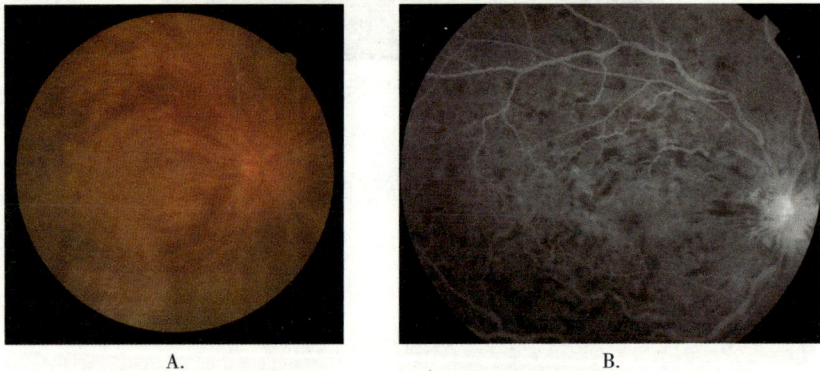

图 12-9　视网膜中央静脉阻塞

注：A.视盘水肿、充血，视网膜大量浅层出血；B.FFA显示视网膜广泛毛细血管无灌注区。

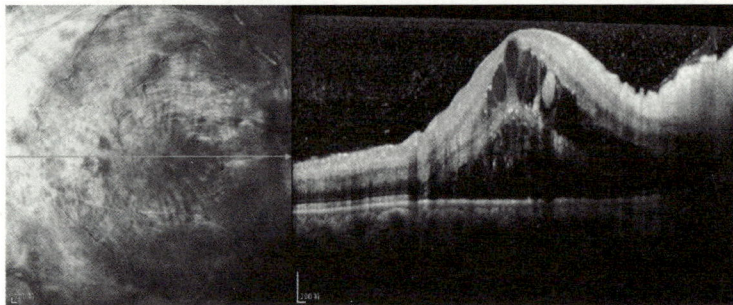

图 12-10　黄斑囊样水肿

注：左为眼底图，右为OCT。

表 12-1　视网膜静脉阻塞非缺血型与缺血型鉴别

		非缺血型	缺血型
视力		多轻度下降，无RAPD	明显下降，伴有RAPD
视野		周边正常，中心有或无相对暗点	周边缺损，中心暗点
眼底	早期	静脉迂曲，视网膜轻度迂曲、水肿，无棉绒斑	静脉明显怒张，大量出血，视网膜水肿明显，常可见棉绒斑
	晚期	视盘及视网膜无新生血管	视盘及视网膜可见新生血管
FFA		无或少量毛细血管无灌注区	大量毛细血管无灌注区（10PD以上）
新生血管		无	有
预后		好，多数视力可恢复正常	差，多不能恢复正常视力，约2/3可在两年内发生新生血管

4. 治疗　目前尚无有效治疗药物，不宜用止血剂、抗凝剂及血管扩张剂。应查找全身病因，治疗系统性疾病。眼局部重点在预防和治疗并发症，对于黄斑水肿，存在血管炎时，可口服糖皮质激素。玻璃体内注射曲安奈德或地塞米松缓释剂治疗黄斑水肿疗效明显，但有发生激素性白内障和青光眼的风险，部分患者易复发。近年来，临床上应用玻璃体内注射抗新生血管药物治疗黄斑水肿研究取得重大进展，疗效确切，水肿迅速消退，视力改善，但易复发。两者联合应用，可降低复发率。对于CRVO患者，应定期应用广角造影检查周边视网膜情况，若有无灌注区形成，可行周边视网膜光凝。对于缺血型CRVO，应立即行全视网膜光凝，防治眼新生血管性并发症。

（二）视网膜分支静脉阻塞

视网膜分支静脉阻塞（branch retinal vein occlusion，BRVO）以颞上静脉阻塞最常见，鼻侧支阻塞少见。

1. 病因　多因视网膜动静脉交叉处，增厚硬化的动脉壁对静脉壁的压迫所致。其次为局部和全身炎症诱发。

2. 症状　患者常有视力不同程度下降，依据阻塞部位，常出现固定视野缺损，随病程进展累及黄斑后，视力会出现明显下降。

3. 眼部检查　眼底检查可见阻塞支静脉区域扩张，受阻静脉引流区视网膜浅层出血、视网膜水肿及棉绒斑（图12-11）。

4. 治疗　基本同视网膜中央静脉阻塞。

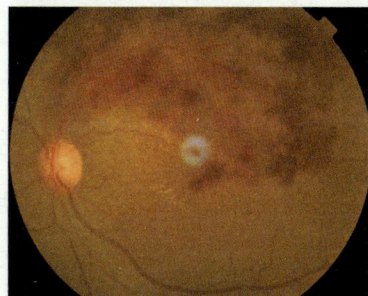

A

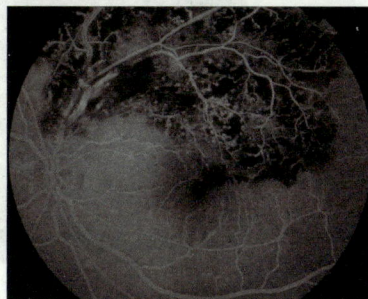

B

图 12-11　视网膜分支静脉阻塞

注：A.沿阻塞血管分布区可见火焰状视网膜出血；
　　B.FFA可见毛细血管无灌注区。

三、糖尿病性视网膜病变

糖尿病性视网膜病变（diabetic retinopathy，DR）是最常见的视网膜血管病，是40岁以上人群主要致盲眼病之一，是指在糖尿病的发生发展过程中出现视网膜循环障碍，导致眼底毛细血管无灌注区局限性视网膜循环缺血而导致一系列眼部并发症，是糖尿病最严重的并发症之一。

1. 病因 糖尿病是复杂的代谢性疾病，发病机制尚不完全明了。糖代谢紊乱是引起DR的根本原因，长期的高血糖可导致视网膜毛细血管内皮细胞受损，使其失去屏障功能而发生渗漏，从而引起视网膜水肿及小点状出血，毛细血管闭塞可导致视网膜缺血缺氧，会产生毛细血管代偿性末端膨大，形成微血管瘤及新生血管。

2. 症状 多数DR患者有糖尿病患者常有的症状如多饮、多尿、多食、消瘦等症状。早期一般无眼部自觉症状，随病程进展，病变累及黄斑后出现不同程度视力下降、视物变形，治疗不及时最终导致视力完全丧失。

3. 眼部检查 主要累及眼底改变，依据病变的发展阶段和严重程度，糖尿病性视网膜病变分为非增殖型糖尿病性视网膜病变和增殖型糖尿病性视网膜病变。

（1）非增殖型糖尿病性视网膜病变（NPDR） 眼底检查可见①眼底后极部微血管瘤，毛细血管扩张和渗漏；②视网膜前出血和视网膜点状出血；③棉绒斑和黄白色点状或片状硬性渗出；④累及黄斑区可出现水肿、渗出；⑤视网膜血管改变，小动脉闭塞、硬化，小静脉串珠样改变（图12-12）。

（2）增殖型糖尿病性视网膜病变（PDR） 眼底检查可见视盘周围及后极部新生血管形成，随病程进展可出现视网膜出血和玻璃体积血，进而形成增殖膜，皱缩牵拉视网膜脱离（图12-13）。

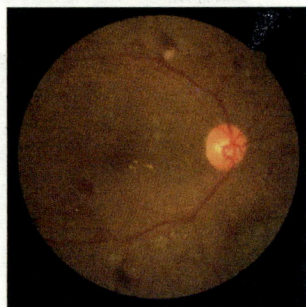

图 12-12 非增殖型糖尿病性视网膜病变
注：视网膜出血、硬性渗出。

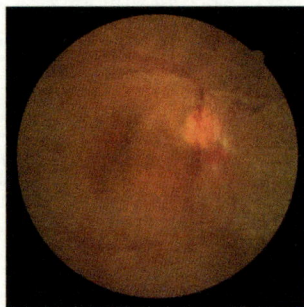

图 12-13 增殖型糖尿病性视网膜病变
注：视网膜增生性新生血管膜。

2002年国际眼科学术会议制定了DR新的临床分期标准，见表12-2。

表 12-2　糖尿病性视网膜病变新的国际临床分级标准（2002 年）

病变严重程度	散瞳眼底检查所见
无明显视网膜病变	无异常
轻度 NPDR	仅有微血管瘤
中度 NPDR	微血管瘤，存在轻于重度 NPDR 的表现
重度 NPDR	出现下列任一改变，但无 PDR 表现 （1）任一象限中有多于 20 处视网膜内出血 （2）在 2 个以上象限有静脉串珠样改变 （3）在 1 个以上象限有显著的视网膜内微血管异常
PDR	出现以下一种或多种改变： 新生血管形成、玻璃体积血或视网膜前出血
糖尿病性黄斑水肿分级	
无明显糖尿病性黄斑水肿	后极部无明显视网膜增厚或硬性渗出
轻度糖尿病性黄斑水肿	后极部存在部分视网膜增厚或硬性渗出，但远离黄斑中心
中度糖尿病性黄斑水肿	视网膜增厚或硬性渗出接近黄斑但未涉及黄斑中心
重度糖尿病性黄斑水肿	视网膜增厚或硬性渗出涉及黄斑中心

注：NPDR，非增殖型糖尿病性视网膜病变。PDR，增殖型糖尿病性视网膜病变。

4.治疗　应严格控制血糖，治疗高血压，定期检查眼底，根据 DR 所处阶段采取适当治疗。对于重度 NPDR 和 PDR，采取全视网膜光凝治疗，以防止或抑制新生血管形成，促使已形成的新生血管消退，阻止病变继续恶化。对已发生玻璃体积血长时间不吸收、牵拉性视网膜脱离，特别是黄斑受累时，应行玻璃体切割术，术中同时行全视网膜激光光凝治疗（panretinal photocoagulation，PRP）；如有黄斑水肿，对于局部黄斑水肿，可行局部光凝，对于弥漫性、囊样黄斑水肿可行黄斑格栅光凝。玻璃体内注射抗 VEGF 药物和（或）长效糖皮质激素可有效抑制视网膜血管渗漏，消除黄斑水肿，改善视力。

四、高血压和动脉硬化的眼底改变

（一）高血压性视网膜病变

高血压性视网膜病变是指由于高血压导致视网膜血管内壁损害的总称。

1.病因　血压升高初期，视网膜小动脉为控制血容量而痉挛，长期高血压作用于动脉管壁使血管内壁增厚、管壁平滑肌肥厚、玻璃样变性，最终血管硬化。血压的持续升高破坏了血-视网膜屏障，血管平滑肌与内皮细胞坏死，出现视网膜水肿、渗出、坏死。

2.症状　随高血压视网膜病变发生及发展而出现不同程度视力下降。患者多因视力下降而就诊。

3.眼部检查　眼底改变与年龄、血压升高的程度、病程的长短有关。年龄愈大、病程愈长，眼底改变的发生率愈高。视网膜动脉对高血压的反应是血管痉挛、变窄，血管壁增厚，严重时出现渗出、出血和棉絮斑（图12-14）。临床上依据病程改变分为慢性和急性。

（1）慢性高血压视网膜病变　依据进展及严重程度分为四级。Ⅰ级：主要为血管收缩、变窄；视网膜动脉普遍变细，动脉反光带增宽。Ⅱ级：视网膜动脉狭窄，动静脉交叉压迫。Ⅲ级：在上述病变基础上有眼底出血、棉絮状渗出。Ⅳ级：在上述病变基础上，伴有视盘水肿。

（2）急性高血压视网膜病变　常出现于高血压急症人群。高血压急症是指原发性或继发性高血压患者，在某些诱

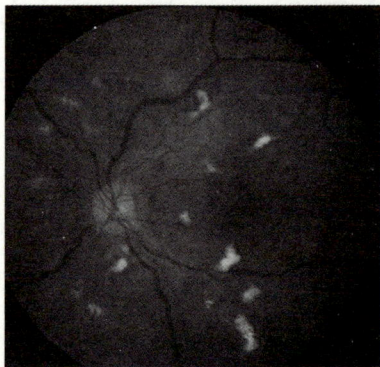

图 12-14　高血压性视网膜病变

因作用下，血压突然和明显升高（一般超过180/120mmHg），伴有进行性心、脑、肾等重要靶器官功能不全的表现。眼部改变是视盘水肿、视网膜出血和渗出。

4.治疗　积极治疗原发病，使血压稳定在正常范围内，高血压患者定期检查眼底；出现眼底情况对症治疗，服用维生素C及血管扩张剂，促进视网膜水肿、出血和渗出的吸收。

（二）动脉硬化性视网膜病变

动脉硬化的共同特点是动脉非炎症性、退行性和增生性的病变，一般包括老年性动脉硬化、动脉粥样硬化和小动脉硬化等。老年性动脉硬化多发生在50~60岁，为全身弥漫性动脉中层玻璃样变性和纤维样变性。动脉粥样硬化主要损害大动脉和中动脉，也可累及小动脉，最常见于主动脉、冠状动脉和脑动脉。在眼部多累及视网膜中央动脉视神经内段、视盘筛板区及视盘附近的主干动脉。小动脉硬化是对血压缓慢而持续升高的一种反应性改变，常与高血压同时存在。

眼底所见的视网膜动脉硬化为老年性动脉硬化和小动脉硬化。在一定程度上，反映了脑血管和全身其他血管系统的情况，又称动脉硬化性视网膜病变。主要表现：①视网膜动脉弥漫性变细、弯曲度增加、颜色变淡，动脉反光增宽，血管走行平直；②动静脉交叉处可见静脉隐蔽和静脉斜坡现象；③视网膜，特别是后极部可见渗出和出血，一般不伴有水肿。

治疗上以预防为主，规律膳食，积极控制血压、血脂等。

第五节　常见视网膜疾病

一、年龄相关性黄斑变性

年龄相关性黄斑变性（age-related macular degeneration，AMD）也称为老年性黄斑变性，

是一种黄斑区迟发性、进展性变性疾病,双眼先后或同时发病,伴随视力进行性下降。该病是60岁以上老年人群视力不可逆性损害的首要原因。其发病率随年龄增加而增高。依据临床表现不同,可分为干性(萎缩型)和湿性(渗出型)两种类型。

1.病因 病因尚未明了,可能与遗传因素、黄斑长期慢性光损伤、代谢及营养因素等有关。

2.临床表现 该病在临床上有两种表现类型。

(1)干性AMD 又称萎缩性或非新生血管性AMD(图12-15)。起病缓慢,双眼视力逐渐下降,可伴随视物变形。该型患者后极部视网膜外层、RPE层、玻璃膜及脉络膜毛细血管呈缓慢进行性变性萎缩,视网膜整体萎缩变薄,最终呈现出类似地图样的萎缩改变。病程早期后极部可见大小不一玻璃膜疣。硬性玻璃膜疣呈小圆形、边界清晰;软性玻璃膜疣较大、边缘不清,可扩大相互融合。FFA典型改变为无荧光素渗漏的点片状高荧光。

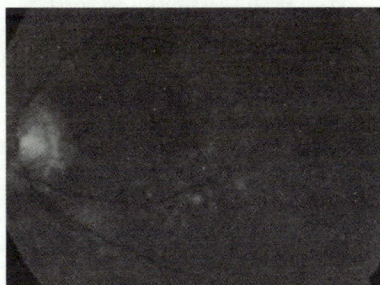

图 12-15 萎缩型年龄相关性黄斑变性

(2)湿性AMD 又称渗出性或新生血管性AMD(图12-16)。临床上此类型患眼视力常出现突然下降、视物变形或中央暗点。眼底检查可见后极部视网膜RPE下暗红,甚至暗黑色出血,病变区可隆起。病变区内或边缘有黄白色硬性渗出及玻璃膜疣。网膜下出血量过大时,出血可突破视网膜进入玻璃体,产生玻璃体积血。病程晚期黄斑下出血机化,形成盘状瘢痕,最终导致中心视力完全丧失。FFA及ICGA可清晰显示新生血管位置及大小。

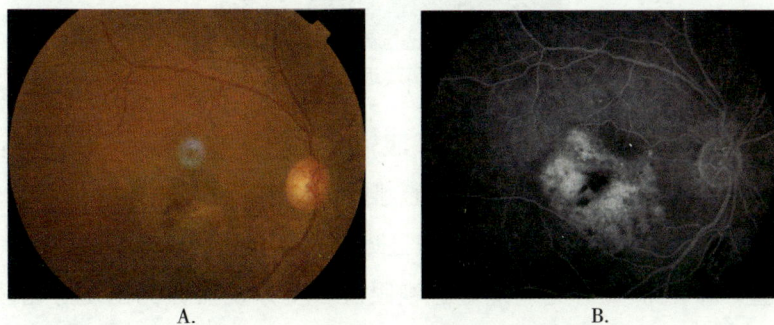

A.   B.

图 12-16 渗出型年龄相关性黄斑变性

注:A.黄斑区出血,视网膜下灰白色膜;B.FFA示边界清晰、花边样强荧光渗漏。

3.诊断

（1）干性AMD　多发生于50岁以上人群，眼底散瞳后检查，可见后极部或黄斑区有色素紊乱、中心凹反光消失，或者有一些大小相似、边界清晰的玻璃膜疣，结合视力下降可诊断。需与老年人眼底老年性改变相鉴别。

（2）湿性AMD　多发生于60岁以上人群，突然出现严重视力障碍，后极部深、浅层出血伴黄斑部有视网膜下新生血管膜可诊断，同时应与脉络膜黑色素瘤等鉴别。

4.治疗

（1）干性AMD　目前没有有效治疗方案。早期可以通过合理膳食、补充叶黄素等延缓视力下降；另外需注意干性AMD可转变为湿性，需定期复查，跟进治疗。

（2）湿性AMD　目前临床上最主流的治疗方法是玻璃体内注射抗VEGF药物，通过抑制VEGF发挥作用，疗效确切。抑制新生血管的药物还有糖皮质激素，它们主要通过抑制血管内皮细胞移行发挥作用。但这些药物仍未能解决复发问题，需要多次注射。对于中心凹200μm外的典型性新生血管（CNV），可行激光光凝治疗。黄斑手术治疗，包括清除视网膜下出血、去除CNV及黄斑转位术，治疗效果有待进一步评价。

二、近视性黄斑变性

近视性黄斑变性（myopic macular degeneration）又称病理性近视黄斑病变，见于病理性近视（图12-17）。

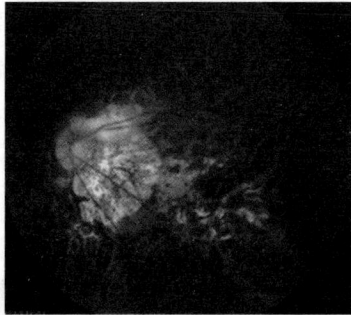

图12-17　高度近视黄斑变性

1.**病因**　病理性近视眼患者随年龄增长眼轴进行性变长，眼球后极部向后扩张，产生后巩膜葡萄肿。近视性黄斑变性是后巩膜葡萄肿形成后的主要并发症。

2.**症状**　患者常因黄斑出血视力突然明显降低、视物变形或中心固定暗点来诊。

3.**眼部检查**　眼底检查可见病理性近视眼底改变：视盘颞侧出现脉络膜萎缩弧（即近视弧），严重者萎缩弧围绕视盘全周；黄斑区RPE层和脉络膜毛细血管层萎缩。黄斑区RPE和脉络膜萎缩可有大小不等数片，可相互融合。萎缩区内可见裸露的脉络膜大血管及不规则色素沉着；由于后极部向后扩张，黄斑部玻璃膜线样破裂产生漆样裂纹（黄白色条纹）、中心凹下出血、Fuchs斑（黑色类圆形微隆起斑）及脉络膜新生血管（CNV）；OCT有助于判断CNV是否存在，FFA检查有助于确定CNV是否渗漏（图12-18）。

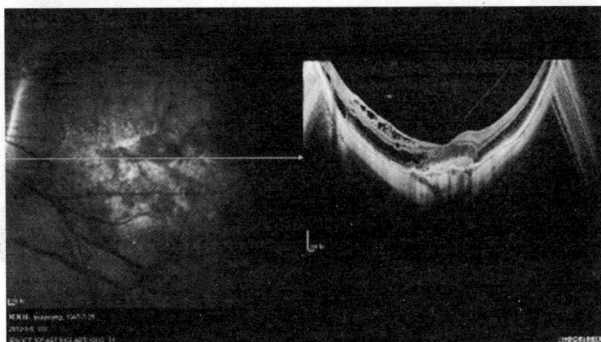

图12-18 高度近视黄斑变性

注：左为眼底图，右为OCT。

4.**诊断** 依据高度近视眼病史和典型眼底改变即可诊断。

5.**治疗** 高度近视眼黄斑下CNV可行玻璃体内注射抗新生血管药物或光动力学疗法治疗。

三、中心性浆液性脉络膜视网膜病变

中心性浆液性脉络膜视网膜病变（central serous chorioretinopathy，CSC）是一种局限性的视网膜神经上皮浆液性脱离，病变常位于黄斑部。好发于25岁至50岁健康男性，可单眼亦可双眼发病，易复发，但有局限性。

1.**病因与发病机制** 原因不明。近年ICGA显示脉络膜血管为中心性浆液性脉络膜视网膜病变的原发受累部位，在FFA的RPE渗漏灶下方的脉络膜着染。目前认为其发病机制为脉络膜毛细血管通透性增加引起浆液性RPE脱离，后者进一步诱发RPE屏障功能破坏，导致RPE渗漏和后极部浆液性视网膜脱离。导致脉络膜毛细血管通透性增加的病因尚有争议。此外还与外源性和内源性糖皮质激素有关。A型性格人易患病。该病诱发或加重因素包括情绪波动、精神压力、妊娠及大剂量全身应用糖皮质激素等。

2.**症状** 患眼视力下降，视物变暗、变形、变小、变远，伴有中央相对暗区。

3.**眼部检查** 眼前节无任何炎症表现，眼底黄斑区可见1PD~3PD（PD为视盘直径）大小、圆形或椭圆形扁平盘状浆液性脱离区，沿脱离缘可见弧形光晕，中心凹反射消失。病变后期，盘状脱离区视网膜下可有众多细小黄白点。FFA检查，静脉期在视网膜浆液性脱离区内出现一个或数个荧光素渗漏点，呈炊烟状上升或墨渍样弥散扩大。渗漏较重者，晚期视网膜下液荧光素染色，可显示出浆液性脱离区轮廓（图12-19）。

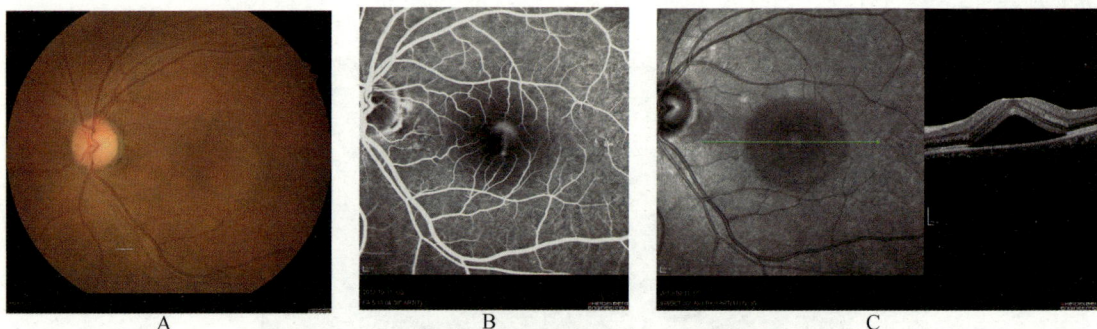

图12-19　中心性浆液性脉络膜视网膜病变

注：A.黄斑区盘状局限性浆液性脱离区；B.FFA可见高荧光渗漏点；
C.OCT显示黄斑神经上皮与色素上皮间出现液腔。

4.治疗　无特殊药物治疗。应禁用糖皮质激素和血管扩张药。如渗漏点距中心凹200μm以外，可采用激光光凝渗漏点，可促进RPE屏障修复和视网膜下液吸收。如存在CNV或PCV（息肉状脉络膜血管病变）则按照相应诊疗标准治疗。

四、视网膜脱离

视网膜脱离（retinal detachment，RD）指视网膜神经上皮与色素上皮的分离。根据发病原因分为孔源性、牵拉性和渗出性三类。临床上以孔源性视网膜脱离最常见。

（一）孔源性视网膜脱离

孔源性视网膜脱离（rhegmatogenous retinal detachment，RRD）发生在视网膜裂孔形成的基础上，液化的玻璃体经视网膜裂孔进入视网膜神经上皮下，使视网膜神经上皮与色素上皮分离而引起（图12-20）。

1.病因与发病机制　裂孔性视网膜脱离发生的两大要素：①视网膜裂孔形成；②玻璃体牵拉与液化。裂孔形成因素有视网膜变性萎缩、玻璃体后脱离及牵拉。视网膜变性多位于视网膜周边部，可形成裂孔的最常见变性为格子样变性，还有蜗牛迹样变性、囊样变性、视网膜劈裂等；玻璃体后脱离对附着部位视网膜反复牵拉，易形成裂孔，伴有玻璃体牵拉的裂孔形成后，液化的玻璃体经裂孔进入视网膜下形成视网膜脱离。老年人、高度近视、无晶状体眼、人工晶状体眼、眼外伤等易发生RRD。

2.临床表现　①发病初期有眼前漂浮物、闪光感及幕状黑影遮挡（与RD区对应），并逐渐变大。RD累及黄斑时视力明显减退。②眼底检查见脱离的视网膜呈灰白色隆起，脱离范围可由局限性脱离至全视网膜脱离。大范围的视网膜脱离区呈波浪状起伏不平。严重者，视网膜表面增殖，可见固定皱褶（图 12-21）。

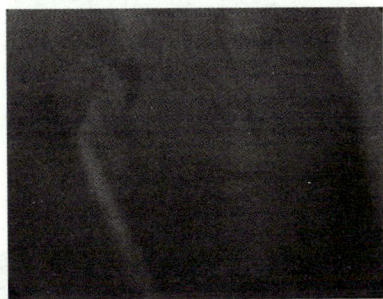

图 12-20　孔源性视网膜脱离

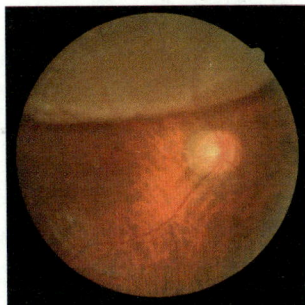

图 12-21　视网膜脱离

注：上方视网膜呈灰白色隆起。

3.诊断　根据典型症状及散瞳后详尽眼底检查可确诊，屈光介质不清时辅以B超检查，可明确诊断。

4.治疗　原则是封闭裂孔，复位视网膜。要点是术前、术中查清所有裂孔，并进行准确定位。手术方法有巩膜外垫压术、巩膜环扎术，复杂病例选择玻璃体切割手术。裂孔封闭方法可采用激光光凝、电凝、冷凝裂孔周围，产生的炎症反应使裂孔处视网膜神经上皮与色素上皮粘连封闭裂孔。手术成功率达90%以上，视力预后取决于黄斑是否脱离及脱离的时间长短，黄斑未脱离及脱离时间短（小于1周）者，视力预后良好。

（二）牵拉性视网膜脱离

牵拉性视网膜脱离（tractional detachment of retina，TRD）是指因玻璃体视网膜的增生膜或机化组织收缩而牵拉引起的视网膜脱离。

1.病因　多见于增殖型糖尿病性视网膜病变、早产儿视网膜病变、视网膜静脉阻塞等视网膜缺血引起的新生血管膜的牵拉，以及眼球穿通伤后引起的眼内纤维增生组织的牵拉。

2.症状　患者自觉眼前闪光感和视野部分缺损，脱离累及黄斑时视力急剧下降。

3.眼底检查　可见玻璃体混浊、纤维化，视网膜脱离的最高点为牵拉部位，呈帐篷状外观。当视网膜粘连处发生视网膜裂孔时，可同时伴有孔源性视网膜脱离。如果是由血管性疾病引起，常有不同程度的玻璃体积血（图 12-22）。

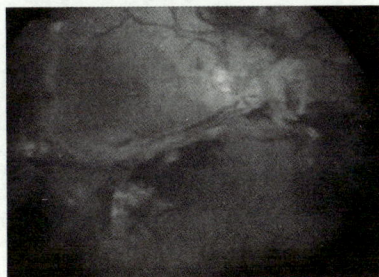

图 12-22　牵拉性视网膜脱离

4.诊断 根据外伤、炎症、反复玻璃体积血或眼内手术病史以及眼底典型的体征可作出诊断。玻璃体混浊严重者借助 B 型超声波协助诊断，"成角"的视网膜脱离状态是牵拉性视网膜脱离的典型 B 超表现。

5.治疗 治疗原发病，必要时行玻璃体手术，术中尽量切除所有的增生膜以完全解除对视网膜的牵拉，使视网膜复位。

（三）渗出性视网膜脱离

渗出性视网膜脱离（exudative retinal detachment, ERD）是色素上皮或脉络膜的病变引起液体聚集在视网膜神经上皮和色素上皮之间，是一种继发性视网膜脱离，有明确原发疾病（图 12-23）。分为两种类型，即浆液性视网膜脱离和出血性视网膜脱离，均无视网膜裂孔。前者见于 Vogt-小柳原田综合征、葡萄膜炎、后巩膜炎、葡萄膜渗漏综合征、恶性高血压、妊娠高血压综合征、CSC、脉络膜肿瘤等。后者主要见于湿性 AMD 及眼外伤。治疗上主要针对原发病。

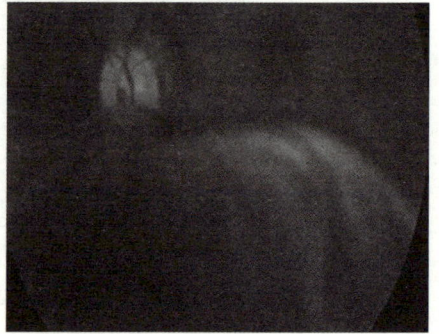

图 12-23 渗出性视网膜脱离

五、原发性视网膜色素变性

原发性视网膜色素变性（retinitis pigmentosa, RP）是一组遗传眼病，属于光感受器细胞及色素上皮（RPE）营养不良性退行性病变。临床上以夜盲、进行性视野缩小、色素性视网膜病变和光感受器功能不良（ERG 检查）为特征。该病有多种遗传方式，可为性连锁隐性遗传、常染色体隐性或显性遗传，也可散发。通常双眼发病，极少数病例为单眼。一般在 30 岁以前发病，最常见于儿童期或青少年期起病，至青春期症状加重，到中年或老年时因黄斑受累视力严重障碍而失明。

1.临床表现 ①夜盲为最早期表现，并呈进行性加重。②眼底：视盘呈蜡黄色，视网膜血管变细。视网膜呈青灰色，赤道部视网膜血管旁色素沉着，典型地呈骨细胞样。色素性改变向后极部及锯齿缘方向发展。③患眼常有晶状体后囊下锅巴样混浊（图 12-24）。

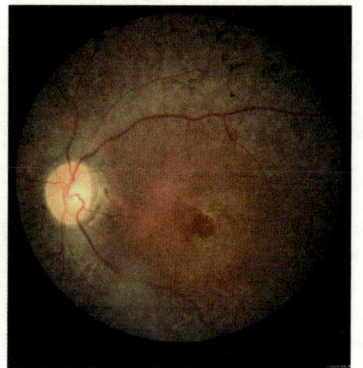

图 12-24 视网膜色素变性

2.诊断 ①视野检查：发病早期视野呈环形暗点，逐渐向中心和周边扩展，表现为视野进行性缩小，晚期形成管状视野，但中心视力可较长时间保留，双眼表现对称。②FFA 检查：由于 RPE 广泛变性萎缩，眼底弥漫性斑驳状强荧光，严重者有大面积透见荧光区，色素沉着处为荧光遮蔽。约75%的病例可见染料渗漏，多见于视盘、血管弓区及黄斑区，可伴有黄斑囊样水肿。晚期患眼脉络膜毛细血管萎缩，呈斑片状，多位于赤道附近。③眼电生理检查：ERG在发病早期即显著异常（振幅降低及潜伏期延长），甚至无波形。EOG也同时异常。④OCT检查：视网膜脉络膜萎缩变薄，晚期黄斑萎缩。

3.治疗　目前尚无有效疗法。低视力者可试戴助视器。营养素、血管扩张剂及抗氧化剂（维生素A、维生素E等）的治疗作用未确定。

目标检测

答案解析

一、选择题

A型题（最佳选择题）

1.孔源性视网膜脱离手术成功的关键是（　　）

A.放出视网膜下液　　　　　　B.巩膜外加压

C.玻璃体腔填充　　　　　　　D.松解玻璃体牵引

E.封闭视网膜裂孔

2.裂孔性视网膜脱离指的是（　　）

A.视网膜神经上皮层与色素上皮层的分离

B.视网膜色素上皮层与脉络膜的分离

C.视网膜内五层与外五层之间的分离

D.视网膜内九层内的板层分裂

E.视网膜神经纤维层与节细胞层之间的分离

3.湿性AMD的主要特征是（　　）

A.脉络膜新生血管　　　　　　B.视网膜新生血管

C.脉络膜血管畸形　　　　　　D.视网膜血管畸形

E.视盘旁血管畸形

4.视网膜中央动脉阻塞时采用的降眼压措施不包括（　　）

A.口服乙酰唑胺　　　　　　　B.前房穿刺

C.球后麻醉　　　　　　　　　D.点用噻吗心安

E.眼球按摩

5.视网膜中央动脉阻塞的病因包括以下几项，除了（　　）

A.动脉粥样硬化斑块下的出血　　B.壁间动脉瘤

C.栓子　　　　　　　　　　　D.血栓

E.血管破裂

6.对糖尿病性视网膜病变的早期诊断最有帮助的辅助检查是（　　）

　　A.荧光素眼底血管造影　　　　　　　B.视野

　　C.视网膜中央动脉血压　　　　　　　D.暗适应

　　E.视网膜电图

7.对于中心性浆液性脉络膜视网膜病变，正确的是（　　）

　　A.好发年龄为10~20岁　　　　　　　B.中心视力显著低下

　　C.近视化倾向　　　　　　　　　　　D.视物变大

　　E.视物变形

8.原发性视网膜色素变性的诊断依据包括（　　）

　　A.多数双眼发病

　　B.早期主要表现为夜盲，进行性视野缩窄

　　C.视网膜从周边开始逐渐出现骨细胞状色素沉着

　　D.ERG显示下降或熄灭

　　E.以上均是

9.视网膜浅层大片出血伴静脉高度迂曲扩张是（　　）

　　A.视网膜静脉阻塞　　　　　　　　　B.糖尿病视网膜病变

　　C.高血压性视网膜病变　　　　　　　D. Eales病

　　E.视网膜动脉阻塞

10.玻璃体积血时，最常见的并发症为（　　）

　　A.新生血管性青光眼　　　　　　　　B.并发性白内障

　　C.视神经萎缩　　　　　　　　　　　D.增生性玻璃体视网膜病变

　　E.视网膜脱离

二、思考题

患者，女，30岁，右眼视力突降5天，下方有黑幕感。既往有近视病史。右眼视力指数/20cm，眼压10mmHg，眼底见上方视网膜呈灰白色隆起，其上有暗红色视网膜血管，可见一马蹄形裂孔。

请问：1.患者可能的诊断是什么？

　　　2.如何对患者进行健康教育？

（冷云霞　任国梁）

书网融合……

小结

第十三章 视神经及视路疾病

PPT

学习目标

通过本章内容学习，学生能够：

1.重点掌握视神经炎、前部缺血性视神经病变、视盘水肿的临床表现、诊断要点与鉴别诊断、治疗原则；熟悉其他常见视神经及视路疾病的病因、临床表现；了解其他常见视神经及视路疾病的诊断与鉴别诊断要点、治疗原则。

2.学会使用直接检眼镜检查眼底，笔试手电筒检查瞳孔直接与间接对光反射。

3.在对视神经及视路疾病患者诊治过程中，有良好的沟通能力、中枢神经系统与眼部疾病综合分析的全局观以及默契的医技合作精神。

情境导入

情境描述 患者，男，58岁。晨起后自觉右眼视物模糊半天就诊。眼部检查：右眼矫正视力0.6，右眼结膜无充血，角膜透明，右眼相对性传入性瞳孔障碍阳性；双眼晶状体轻度混浊，眼底检查可见右眼视乳头充血水肿，视乳头上方盘缘可见火焰状出血；双眼黄斑区未见明显异常。患者既往有高血压、高脂血症病史。

讨论 1.该患者诊断为何种眼病？

2.该眼病应如何治疗？

第一节 概 述

一、视路的解剖与生理特点

视路是指从视神经到大脑皮质视觉中枢的径路。视路由视神经、视交叉、视束、外侧膝状体、视放射和枕叶视皮质组成。（图13-1、图13-2）

左　　　　　右

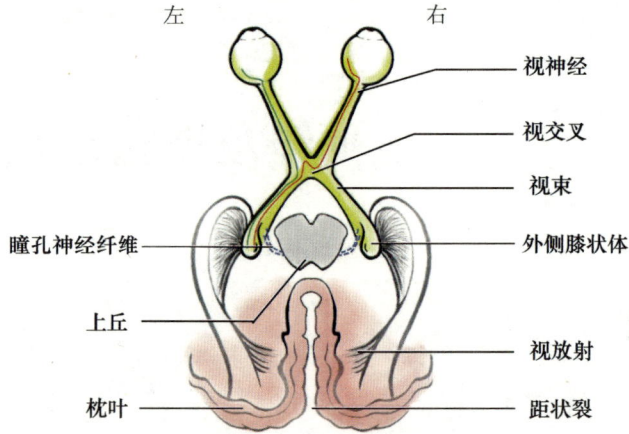

图 13-1　视路示意图（1）

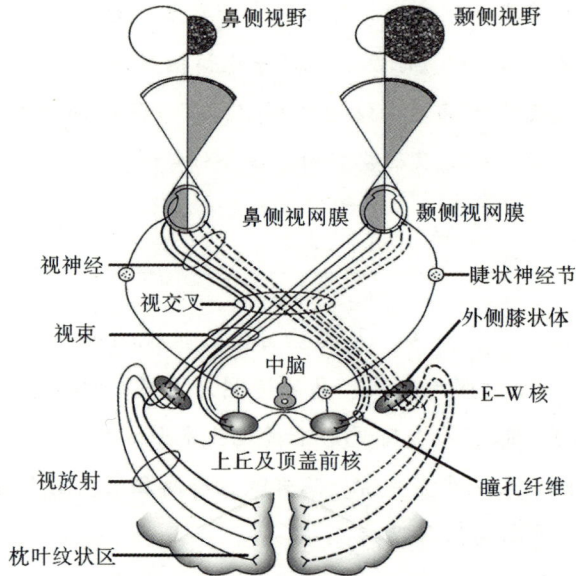

图 13-2　视路示意图（2）

视路的解剖和生理特点如下。

1.视神经　长 42~47mm，在眶内段呈"S"状弯曲，有利于眼球的转动。视神经的功能主要是传导视觉冲动。

2.视交叉　居蝶鞍之上，第三脑室之下，前方为大脑前动脉及前交通支，两侧为颈内动脉，视网膜鼻侧神经纤维交叉，颞侧神经纤维不交叉，黄斑部纤维居近视交叉处的后部。除视交叉本身的疾病外，其周围区疾病，常可侵犯视交叉而引起相应的视野缺损。

3.视束　视束内包括来自同侧眼视网膜颞侧不交叉视神经纤维和对侧眼视网膜鼻侧交叉的神经纤维，黄斑部纤维居背部中央。

4.**外侧膝状体** 位于大脑脚的外侧及视丘枕下外方的椭圆形小隆起，属于间脑部分，是视分析器的第一级视中枢。视束的视觉纤维止于外侧膝状体的节细胞并交换神经元，形成视放射，全部投射到同侧的视觉中枢纹状区，产生视觉。

5.**视放射** 神经纤维离开外侧膝状体后呈扇形分散形成视放射区纤维，位于外侧膝状体与枕叶之间，为视路中的中枢神经元。视放射病变常引起病灶对侧的双眼同侧偏盲。

6.**枕叶视皮质** 枕叶为视觉皮质中枢，枕叶病损时不仅发生视觉障碍，而且出现记忆缺陷和运动知觉障碍等症状，但以视觉症状为主。

二、视神经及视路疾病的特点

视神经由视网膜神经节细胞的轴索组成，每眼视神经约含110万根轴索。视神经外面围以3层脑膜，与颅内的3层脑膜相连续。视神经按其部位划分为眼内段、眶内段、管内段和颅内段四部分。视神经为中枢神经系统脑白质的一部分，受损后不易再生。累及眼底的神经系统病变往往首先引起视神经乳头的改变。临床上颅内压增高时常可引起视盘水肿。

视路病变大致分为视交叉、视束、外侧膝状体、视放射、视皮质的病变。由于视路疾病只有视盘的病变可通过检眼镜等直视检查，因此诊断视路疾病必须依据病史、视力、瞳孔、眼底、视野等检查，并借助色觉、视觉诱发电位、眼底荧光素血管造影、B型超声波、CT、MRI等检查手段，近年来用OCT检测神经纤维层厚度及神经节细胞数在诊断视神经疾病方面发挥越来越重要的临床作用。

第二节 视神经疾病

视神经疾病的常见病因包括以下几类。炎症、血管性疾病和肿瘤，前二种较常见。血管性因素所致视神经疾病在中老年患者中多见，青年则考虑炎症，特别是脱髓鞘疾病。

一、视神经炎

视神经炎是视神经任何部位炎症的总称，包括炎性脱髓鞘、感染、非特异性炎症等病因。临床上根据病变损害发病的部位不同，将视神经炎分为球内和球后两种，前者又称视盘炎，后者称球后视神经炎。临床上视神经炎大多为单侧，其中视盘炎多见于儿童，球后视神经炎多见于青年。

（一）病因

视神经炎病因较复杂，只有少数患者病因能够明确，比如感染性以及感染相关性视神经炎、自身免疫性视神经炎。

1.炎性脱髓鞘 常见类型，确切病因不明，故又称特发性脱髓鞘性视神经炎。可能病因为上呼吸道或消化道病毒感染、预防接种等引起机体自身免疫反应，产生自身抗体攻击视神经导致脱髓鞘而发病。要注意此类视神经炎与中枢神经系统脱髓鞘性疾病如多发性硬化、视神经脊髓炎关系密切。

2.感染 感染性视神经炎是指眼球内、眼眶内、鼻窦、乳突或颅内、全身存在感染病灶，病原体通过直接蔓延或血行播散，侵袭视神经引起视神经炎。感染相关性视神经炎是指发病前机体存在病毒感染、细菌感染或者接种疫苗，触发机体免疫反应，从而引起视神经炎症。

3.自身免疫性疾病 自身免疫性疾病可引起视神经非特异性炎症，比如系统性红斑狼疮所致视神经炎。此外，干燥综合征、Wegener肉芽肿、Behcet病、结节病等自身免疫性疾病也是导致视神经炎的常见原因。

（二）临床表现

1.症状 视神经炎患者主要表现为视力急剧下降、色觉异常、视野损害以及眼球转动痛。单眼发病多见。自身免疫性视神经炎和感染性视神经炎的临床表现与脱髓鞘性视神经炎类似，但自身免疫性视神经炎双眼发病较常见，视力下降更严重，预后差；感染性视神经炎根据引起感染的病原体不同，表现不一，早期及时发现感染病灶并针对性治疗，多数预后较好。

2.体征 相对性传入性瞳孔障碍（RAPD）是单眼视神经病变最可靠的客观检查。眼底检查可表现为视盘充血、轻度隆起、视盘边缘火焰状出血（图13-3），累及黄斑部导致黄斑出现放射状水肿皱褶以及渗出。球后视神经炎时，早期眼底无异常改变，晚期由于视神经萎缩出现视盘苍白。

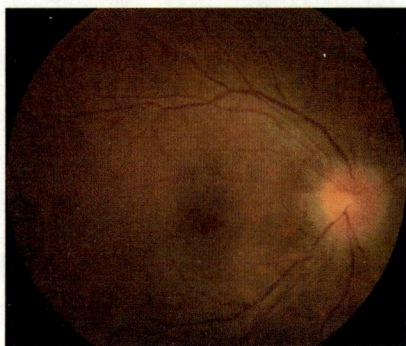

图 13-3 视神经炎患者眼底照片提示右眼视盘水肿，鼻下方盘缘火焰状出血

（三）诊断

1.病史和临床表现　患者发病年龄、视力下降特点、眼球转动痛、瞳孔RAPD以及眼底改变对视神经炎诊断有较大临床意义。

2.视野检查　典型的视野改变表现为视野中心暗点或视野向心性缩小。

3.视觉诱发电位　可表现为P100波潜伏期延长、振幅降低。

4.磁共振成像　眼眶的脂肪抑制序列MRI可显示受累视神经信号增粗、增强；头部MRI可以帮助鉴别鞍区肿瘤等颅内疾病导致的压迫性视神经病，通过MRI了解脑白质有无脱髓鞘斑，对选择治疗方案以及患者的预后判断有重要意义。

5.光学相干断层扫描（OCT）　OCT能定量化检测视乳头周围视网膜神经纤维层和黄斑部神经节细胞层厚度，可对视神经炎患者进行动态观察随访，评估疗效和预后。

6.特异性抗体检测　随着对疾病发病机制认识的逐步深入和分子生物学的发展，临床上对于诊断为视神经炎患者往往需要完善血清和/或脑脊液抗水通道蛋白4抗体（AQP4抗体）和抗髓鞘少突胶质细胞糖蛋白抗体（MOG抗体）检测（图13-4）。

检测结果

项目	检测结果	检测方法	参考区间
抗AQP4抗体IgG	阴性（-）	转染细胞法	阴性（-）
抗MOG抗体IgG	1:32	转染细胞法	阴性（-）
抗MBP抗体IgG	阴性（-）	转染细胞法	阴性（-）
抗GFAP抗体IgG	阴性（-）	转染细胞法	阴性（-）

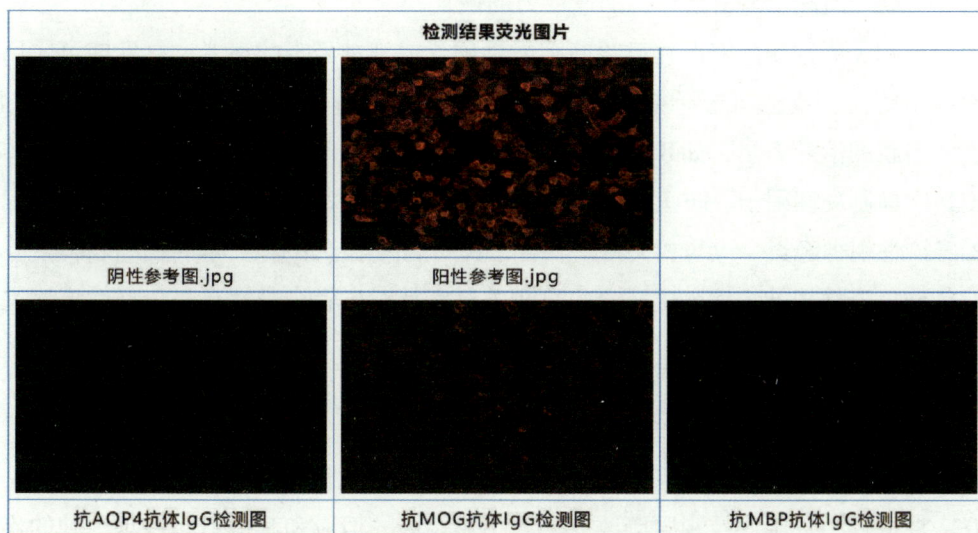

检测结果荧光图片

阴性参考图.jpg　　阳性参考图.jpg

抗AQP4抗体IgG检测图　　抗MOG抗体IgG检测图　　抗MBP抗体IgG检测图

图 13-4　特异性抗体检测

注：一例双眼视神经炎患者中枢神经系统脱髓鞘特异性抗体检测结果，提示该患者MOG抗体阳性，结合临床表现最终诊断为MOG相关视神经炎。

（四）鉴别诊断

1.缺血性视神经病变　包括动脉炎性和非动脉炎性缺血性视神经病变，常见于老年人。动脉炎性缺血性视神经病变视力损害较严重，多有全身症状如发热、乏力、颞侧头痛和肌肉疼痛等。非动脉炎性缺血性视神经病变常表现为突发的无痛性视力下降和视野缺损。视野缺损类型多为下方水平视野缺损，多无眼球转动痛，视力无进行性下降趋势。

2. Leber遗传性视神经病变　常见于年轻男性，为亚急性起病，无痛性视力下降伴中心暗点和色觉异常，双眼先后发病。眼底检查视盘周围毛细血管扩张，部分患者视盘无明显异常改变。荧光素眼底血管造影中视盘无造影剂渗漏是其与视神经炎鉴别的重要依据。眼眶MRI脂肪抑制像检查中，视神经炎患者视神经多被强化，而此病视神经无强化。线粒体DNA分析有助于明确诊断，评估预后。

3.颅高压所致视盘水肿　早期视力正常，有颅高压全身表现，双眼视乳头水肿，隆起度大于3D，头颅CT或MRI显示颅内占位或者病变。视野改变多为生理盲点扩大。

（五）治疗

1.炎性脱髓鞘性视神经炎　该类患者不经治疗可自行恢复。使用糖皮质激素的目的是减少复发，缩短病程，糖皮质激素使用原则如下。

（1）首次发病　患者为首次发病，无多发性硬化或视神经炎病史。①若MRI发现至少一处有脱髓鞘，可使用糖皮质激素冲击疗法；②MRI正常者，发生多发性硬化的可能性低，仍可用糖皮质激素冲击治疗，加速视力的恢复。

（2）有相关既往史　对既往已诊断多发性硬化或视神经炎的患者，复发期可应用糖皮质激素冲击疗法，或酌情选择免疫抑制剂、丙种球蛋白等。目前已有许多新药不断上市，出现了许多新的治疗方法，如B细胞拮抗剂、重组人源化抗人白介素6、补体C5a受体拮抗剂等。其中抑制炎性因子、防止疾病复发是重要的治疗策略之一。

2.感染性视神经炎　应与相关科室联合，针对病因给予治疗，同时保护视神经。

3.自身免疫性视神经病　应联合内科相关科室针对患者全身性自身免疫性疾病进行激素及免疫抑制剂规范化治疗。

（六）视盘炎与球后视神经炎

1.视盘炎　指视盘（视乳头）局部的炎症，多发生在儿童或青壮年，以双眼多见，预后较好。根据视力、眼底及视野等改变一般不难诊断，但应和其他引起视盘水肿的疾病鉴别。为了排除颅高压所致视盘水肿，必要时应行头颅及眼眶MRI等检查。排除感染因素后，糖皮质激素冲击疗法可减少复发，缩短病程（图13-5）。

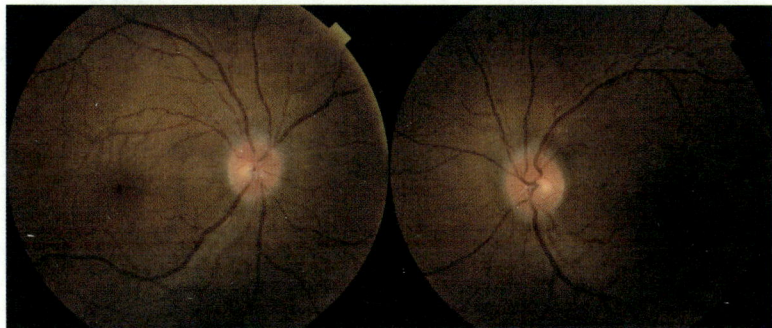

图 13-5 急性视乳头炎

2.球后视神经炎 球后视神经炎指球内段视神经未受累，仅发生眶内段、管内段和颅内段的视神经炎症。由于视神经球内段未受累，因此眼底检查无视盘炎类似视盘水肿等眼底改变。此时需要结合患者的症状以及相关功能检查，如RAPD、视野和电生理以及眼眶MRI来明确诊断。治疗原则同视神经炎。

二、缺血性视神经病变

缺血性视神经病变（ischemic optic neuropathy，ION）是视神经的营养血管发生急性循环障碍所致。一般以视网膜中央动脉在球后进入视神经处为界，临床上分为前部缺血性视神经病变和后部缺血性视神经病变。根据发病原因，前部缺血性视神经病变又可分为非动脉炎性和动脉炎性。临床上以非动脉炎性前部缺血性视神经病变最常见。

（一）病因

常见病因包括以下内容。

1.眼局部血管病变 由高血压、糖尿病或眼部动脉炎等所致的血管狭窄或阻塞。

2.血液成分改变或血黏度增加 如红细胞增多症、白血病或严重的贫血等致血流缓慢，含氧量降低而使视盘缺氧。

3.血流低灌注 如全身低血压、颈动脉或眼动脉狭窄、急性失血、眼压增高等。

（二）临床表现

突然出现无痛性的视力下降，患者多在清晨醒来时发现视力减退，多见于小视盘或无视杯者，常主诉鼻侧、下方或上方视物遮挡。本病多单眼发病，也可累及双眼，对侧眼发病常在数月或数年之后，双眼同时发病者少见。查体可有相对性传入性瞳孔障碍，视盘多为局限性节段性水肿（非动脉炎性）或灰白色水肿（动脉炎性），可有视盘周围线状出血（图13-6）。视野检查最常见的是与生理盲点相连的弓形或扇形视野缺损，与视盘的缺血部位相对应，多见于鼻侧和下方（图13-7）。

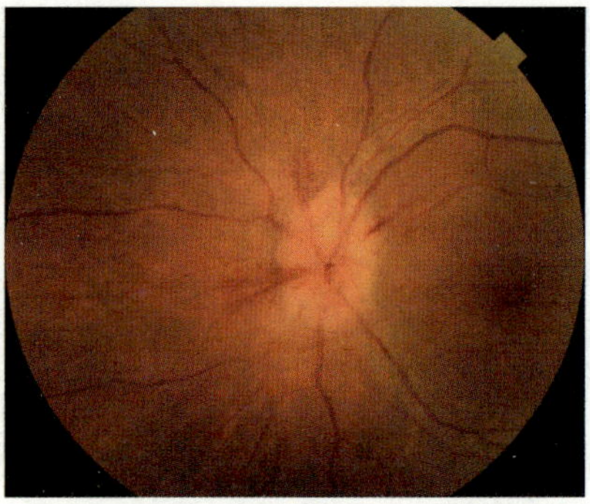

图 13-6　非动脉炎性前部缺血性视神经病变视盘水肿

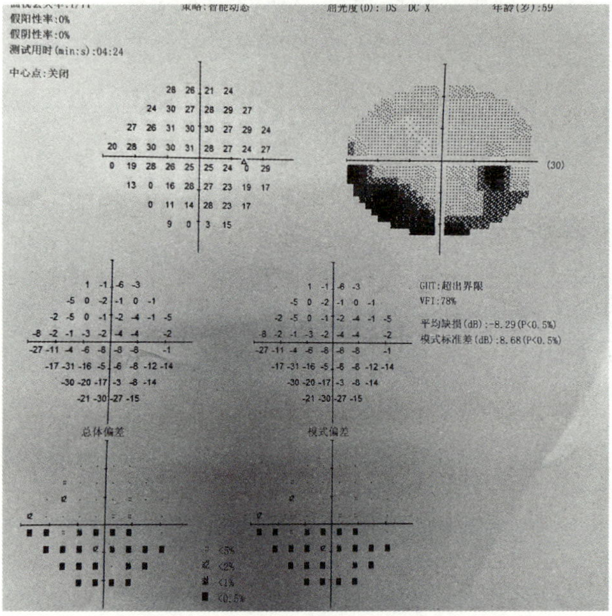

图 13-7　非动脉炎性前部缺血性视神经病变典型视野改变

（三）诊断

前部缺血性视神经病变可根据以下表现进行诊断：①突然出现无痛性视力下降；②典型视野改变；③局限性或弥漫性视盘水肿，常伴有周围线状出血；④存在 RAPD 和（或）视觉诱发电位异常；⑤FFA 早期视盘弱荧光或充盈迟缓，晚期有荧光渗漏，与视野缺损相对应，脉络膜充盈可迟缓；⑥有全身或眼局部的危险因素。

（四）鉴别诊断

本病主要与视神经炎特别是视盘炎鉴别，二者均可表现为视力下降，视盘水肿。但本病多见于合并高血压、糖尿病等全身疾病的中老年人，而视盘炎主要见于儿童以及青年。另外在是否合并眼球转动痛以及典型视野改变方面，二者也有显著区别。

（五）治疗

1.糖皮质激素　早期全身应用糖皮质激素以缓解循环障碍所致的水肿、渗出，对动脉炎性前部缺血性视神经病变尤为重要。对非动脉炎性前部缺血性视神经病变，大量循证医学证据表明，激素治疗除缩短病程外，并不能改善患者最终视力预后，因此激素使用应当结合患者全身情况和眼部情况谨慎使用。

2.治疗全身病，控制危险因素　强调防控夜间低血压，控制高血脂、睡眠呼吸暂停等。

3.辅助治疗　局部及全身应用改善微循环药物，营养神经药物可能对治疗有一定辅助作用，如B族维生素。

三、视盘水肿

视盘水肿（papilledema）是视盘的一种充血水肿状态，病因众多，临床表现不一。既包括由于颅内压增高所致的视盘肿胀，也包括其他病因，如炎症、血管性疾病或外伤引起的视盘水肿。本节重点介绍颅高压引起视盘水肿的临床表现。

（一）病因

颅高压的原因可以为颅内肿瘤、特发性颅高压、硬脑膜外或硬脑膜下血肿、蛛网膜下腔出血、颅内炎症、颅内静脉窦血栓形成、颅内动静脉畸形、中脑导水管狭窄等。

（二）临床表现

1.症状　患者早期视力多正常，可有短暂性视力丧失，持续数秒钟，双侧多见。伴有颅压高症状，比如头痛、恶心、呕吐。晚期可出现视野缺损和视力严重丧失。

2.眼底表现　急性期双侧视盘充血水肿，边界不清，隆起度一般超过3个屈光度，视盘周围可见线状或火焰状出血。视盘周围视网膜神经纤维层水肿，可见棉絮斑，黄斑部可有星芒状渗出（图13-8）。慢性期视神经萎缩色泽灰白（图13-9）。当额叶肿瘤、嗅沟或蝶骨嵴脑膜瘤压迫视交叉及其附近组织时，由于压力往往偏于一侧视神经而导致视神经萎缩，之后由于肿瘤继续生长出现颅高压，使得原来健侧的视神经水肿，而已经萎缩的视神经不能发生水肿改变，形成一眼视神经萎缩，对侧眼视盘水肿的现象，称为Foster-Kennedy综合征。急性期瞳孔大小、对光反射正常，色觉正常。

3.视野检查　急性期视野可见生理盲点扩大，与视盘水肿的程度平行。若有视盘水肿所致的视网膜水肿累及黄斑时，可同时存在相对性中心暗点；慢性期发展至视神经萎缩时，可有周边视野缩窄，特别是鼻下方。

（三）诊断

根据患者临床表现诊断视盘水肿不难，但需要结合头颅或眼眶CT及MRI检查寻找视盘水肿病因。

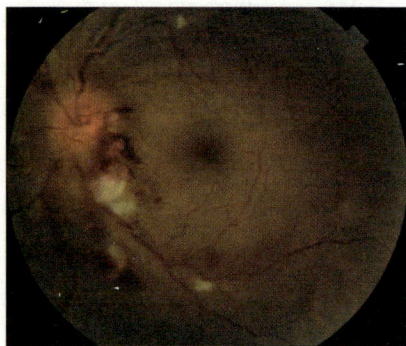

图 13-8　颅高压所致视盘充血肿胀，视盘周围
出血、棉絮斑、黄斑区大量硬性渗出

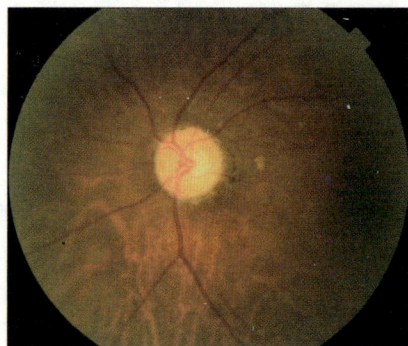

图 13-9　颅高压所致视盘水肿患者晚期
视神经苍白萎缩

（四）鉴别诊断

1.视神经炎　多见于年轻人，常为单眼，视力下降明显，可伴有眼球转动痛，多伴有色觉减退和相对性传入性瞳孔障碍（RAPD）。无颅内压增高症状，视盘水肿隆起度多不超过3个屈光度。

2.缺血性视神经病变　单眼多见，突然发病，视盘水肿较轻，隆起度不高，有典型的视野改变。

3.高血压性视神经视网膜病变　原发性高血压分为缓进型（良性）和急进型（恶性）。急进型高血压性视神经视网膜病变多见于40岁以下的青年，最主要的改变为视盘水肿和视网膜水肿，同时可见视网膜火焰状出血，棉絮斑，硬性渗出。

4.假性视盘水肿　如视盘玻璃膜疣或视盘先天异常。视盘无充血，血管未被遮蔽，视盘周围神经纤维层正常。B超有助于发现视盘埋藏性玻璃膜疣。

5. Leber视神经病变　好发于10~30岁青年男性，单眼发病后迅速累及双眼，呈急性进行性视力丧失，最终视神经萎缩。

（五）治疗

针对导致视盘水肿的原发病因积极治疗。

四、视神经萎缩

视神经萎缩（optic atrophy）是指任何疾病引起视网膜神经节细胞及其轴突发生病变，导致视功能障碍的疾病。一般为发生于视网膜至外侧膝状体之间的神经节细胞轴突变性。

（一）病因

可由多种病因引起：①颅内压增高或颅内炎症；②视网膜病变，如视网膜脉络膜炎、视网膜色素变性、视网膜血管阻塞；③视神经病变，如缺血性视神经病变、视神经炎、梅毒性或青光眼所致；④压迫性病变，如眶内或颅内肿瘤、出血；⑤颅脑或眶部外伤；⑥代谢性疾病，如糖尿病；⑦遗传性疾病，如Leber遗传性视神经病变；⑧营养性，如维生素B缺乏。

（二）临床表现

临床上根据眼底表现及视神经损害的部位，分为原发性和继发性视神经萎缩两大类。①原发性视神经萎缩又称下行性视神经萎缩，为筛板后的视神经、视交叉、视束以及外侧膝状体的视路损害所致。如球后视神经炎、垂体肿瘤所致的视神经萎缩。②继发性视神经萎缩原发病变在视网膜、视盘、脉络膜，其萎缩过程是上行的。

临床主要表现为视力减退，眼底检查可见原发性视神经萎缩视盘色淡或苍白，边界清晰，视杯可见筛孔，视网膜血管一般正常。继发性视神经萎缩视盘色灰白、晦暗，边界模糊不清，生理凹陷消失。视网膜动脉变细，血管可伴有白鞘。视野检查可有多种改变，如中心暗点、鼻侧缺损、颞侧岛状视野、向心性视野缩小等（图13-10）。

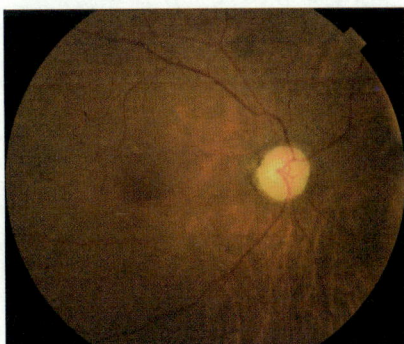

图13-10 非动脉炎性前部缺血性视神经病变所致继发性视神经萎缩

（三）诊断

根据症状及眼底表现，结合视力、视野及OCT、视觉电生理等综合分析，并结合CT、MRI等辅助检查查找病因，可诊断视神经萎缩。

（四）治疗

针对病因治疗为主。如青光眼的眼压控制，视网膜脉络膜炎或视神经炎的炎症控制。手术治疗主要针对病因，如脑垂体肿瘤压迫所致的部分视神经萎缩，术后常可获得一定的视力恢复。

五、外伤性视神经病变

外伤性视神经病变（traumatic optic neuropathy，TON）是外力对视神经的冲击性损伤，可导致部分或全部视力的丧失。损伤可发生于视神经任何部位，约95%发生于管内段视神经。分为直接损伤和间接损伤二种。多见于交通事故，尤以摩托车和自行车事故为多，其次是高处坠下、暴力击伤等。间接损伤多见，一般是由于外力通过骨质或眼球的转动传递给视神经造成，视力减退常与损伤同时发生。

（一）临床表现

患侧视力可不同程度减退，甚至无光感，RAPD阳性。早期眼底可无变化，此时患者可能由于昏迷或神志不清，而对眼科检查疏忽，应着重检查瞳孔大小及对光反射有无，以便间接了解视神经损伤情况，以免延误治疗。如颅底骨折的碎骨片在视神经管处将视神经切断或挫伤，或颅底骨折使硬膜下或蛛网膜下血管破裂，则可致视神经鞘膜内出血，常为双侧，眉弓颞上方皮肤瘢痕，对该病有助于诊断。PVEP（图形视觉诱发电位）多见P100潜伏期延长或消失，波幅降低，为重要客观依据之一。CT及MRI检查可显示视神经管骨折，以内壁中段为多。

（二）治疗

该病属眼科急诊范畴，有时需与神经外科、耳鼻喉科共同会诊诊治。药物治疗主要采用大剂量糖皮质激素，包括甲基强的松龙冲击，配合脱水剂如20%甘露醇静脉滴注，血管扩张剂，神经营养药物等。目的在于减轻视神经水肿，改善局部血液循环，增加视神经营养，防止视神经继发性损伤。手术与否，特别是何时手术仍有较大争论，对症治疗无效可试行视神经管开放减压；如有视神经管骨折，则不论有无光感及时间长短则均可行手术取出骨折片。手术方式包括经颅视神管开放减压术和内窥镜下视神经管开放减压术等。

第三节　视路及视中枢病变

一、视交叉病变

（一）病因

视交叉病变在临床上比较多见，但很少是由其本身疾病引起，大多数是由于附近组织疾病的侵犯所致，其中以肿瘤压迫最为多见。一般而言，视交叉后面损害多为第三脑室病变，下面损害为垂体瘤所致，后下面则考虑颅咽管瘤，前下面还应排除脑膜炎、蛛网膜炎等，前面损害可能是脑膜瘤引起，上面损害多由于Willis氏血管环或大脑前动脉发生的血管瘤。

（二）临床表现

视交叉病变的主要症状为视野损害、视力减退。全身可伴有颅内压力增高和内分泌障碍症状。

1.**视野改变** 双眼颞侧半视野缺损称为双眼颞侧偏盲，为视交叉正中部受损的重要体征之一，也是视交叉病变的典型体征。但因视觉神经纤维在视交叉内排列异常复杂，视交叉在蝶鞍上方的位置又不恒定，视交叉受压迫部位也经常变化，从而所出现的视野缺损也不完全一致。视交叉病变并非一开始就是双眼颞侧偏盲，多从不完整的象限缺损开始，这与视交叉受压部位有关。例如，发生在视交叉下方的脑垂体瘤，首先压迫视交叉鼻下纤维，引起颞上象限视野缺损，随后出现颞下、鼻下、鼻上象限视野缺损。另外，来自视交叉上方的肿瘤，如鞍结节脑膜瘤、颅咽管瘤、第三脑室肿瘤等，因自上而下地压迫视交叉，其视野损害的顺序则不同（图13-11）。

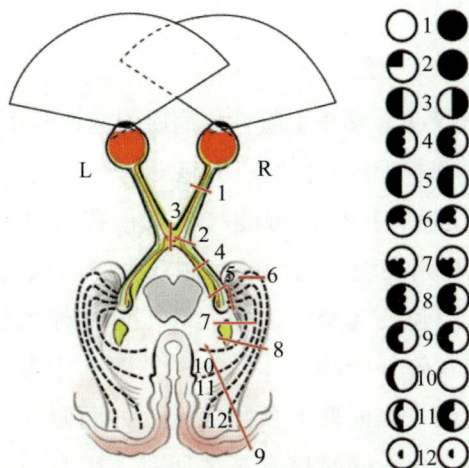

图 13-11 视路病变引起的视野缺损

2.**视力减退** 是视交叉病变的早期症状，常与头痛并存。一般视力逐渐下降，但也有迅速减退者，后者多见于囊性肿瘤和瘤内出血等。

3.**全身症状** 包括垂体腺瘤常引起头痛，少数患者因肿瘤突入第三脑室前部引起颅内压增高造成头疼、呕吐、视神经乳头水肿等症状。还可伴有肥胖、性功能减退、女性月经失调等内分泌障碍表现。

（三）治疗

针对病因进行手术、放射或药物治疗。如脑垂体肿瘤压迫视交叉引起的早期视野改变、视力损害，经手术切除肿瘤后，部分患者视功能可有较好恢复。

二、视交叉以上的视路病变

（一）视束病变

1.病因 视束病变在颅底行程范围小，很少单独发病，其发病原因多为邻近组织疾病引起，好发于视神经脊髓炎、后交通支动脉血管瘤、眼部或头部外伤。

2.临床表现 视束病变表现为病变对侧的、双眼同侧偏盲，眼底改变、瞳孔变化；视束病变晚期还可引起下行性视神经萎缩。双眼视盘病侧可出现颜色苍白，如右侧视束受损，将出现右眼视盘颞侧和左眼视盘鼻侧颜色苍白，此为视束损害特征。本病还可引起视力下降、视野缩小、瞳孔对光反射消失等症状和体征。视束病变可引起同侧偏盲性瞳孔强直，临床诊断上颇有价值。此外患者多伴有全身症状，如在损害的对侧出现偏身感觉和运动障碍等。

3.治疗 视束病变多为邻近组织的肿瘤、血管病变或脱髓鞘性疾病所致的损害。视束病变的治疗主要在于积极治疗其原发病，有手术指征的及时行手术治疗。

（二）外侧膝状体病变

1.病因 外侧膝状体病罕见，多由血管性疾病所引起，其中以大脑中动脉及其分支的动脉瘤、出血最多见，或因血栓形成、栓塞等引起。

2.临床表现 视野改变无特征性，可能与视束损害所致者相同，也可能与视放射前部的损害所致者相同，临床表现为病变的对侧双眼同向偏盲或完全一致性同侧偏盲、无同侧偏盲性瞳孔强直，因瞳孔光反射的传入纤维已在外侧膝状体前离开视束，经上丘臂入中脑。如病变影响右侧外侧膝状体内侧时，即临床表现左侧同侧下象限的偏盲性缺损，如累及外侧即表现左侧同侧上象限偏盲；如两侧外侧膝状体的内侧同时遭受损害，则表现下半侧视野缺损，同时伴有黄斑回避，因其与视丘锥体束相邻，故常伴有锥体束征等。

3.治疗 外侧膝状体病变主要以病因治疗为主。

（三）视放射病变

1.病因 视放射自外侧膝状体发出后，通过内囊、颞叶和顶叶终止于皮质纹状区。外伤、肿瘤和血管性病变等均可引起视放射病变。

2.临床表现 主诉患眼视物不清或一侧视物缺失，可伴有偏瘫、幻觉、幻视等，部分患者出现失读、失语或昏迷。临床特点为视放射病变引起的视野同向性偏盲具有很大程度的一致性，特别是病变越在视放射的后部，其一致性越明显，可伴有黄斑回避，无同侧偏盲性瞳孔强直和眼底视神经萎缩。

3.治疗 视放射病变的治疗主要采用病因治疗。

（四）枕叶病变

1.病因 枕叶病变以血管病、脑外伤多见，而脑脓肿及脑肿瘤较少见。

2.临床表现 双眼一致性同侧偏盲，伴有黄斑回避，无视神经萎缩及同侧偏盲性瞳孔强直，一般不伴有其他神经症状。皮质盲是大脑枕叶皮质受到毒素影响或血管痉挛缺血而引起的一种中枢性视功能障碍，以血管痉挛性损害最为常见。临床表现为双眼视觉完全丧失，瞳孔对光反射正常，眼底正常，视觉诱发电位检查异常。

3.治疗 针对具体病因采取相应治疗措施。皮质盲一般采用皮质激素及扩血管药物，但疗效不甚满意。

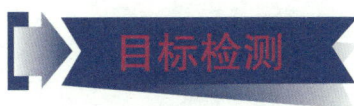

目标检测

答案解析

一、选择题

A型题（最佳选择题）

1.额叶脑膜瘤时可表现为Foster-Kennedy综合征，眼底检查可见（　　）

A.双侧视神经水肿

B.仅有单侧视神经水肿

C.一侧视乳头水肿，另一侧视神经萎缩

D.双眼视神经萎缩

E.仅有单侧视神经萎缩

2.视神经炎的视乳头水肿特点，通常不包括（　　）

A.不存在黄斑水肿　　　　　　　　B.不存在视网膜渗出

C.水肿小于2D　　　　　　　　　　D.通常表现为生理盲点扩大

E.通常单眼

3.周边视野缩小很少见于（　　）

A.药物中毒性视神经病变　　　　　B.青光眼

C.视网膜色素变性　　　　　　　　D.全视网膜光凝术后

E.睫状视网膜动脉未受累的CRAO

4.下列不属于视神经炎的描述是（　　）

A.视神经的脱髓鞘改变　　　　　　B.颅脑MRI对于视神经炎的诊断不重要

C.诊断依赖于症状和体征　　　　　D.针对视神经的自身免疫反应

E.急性发作、视力损害严重

5. RAPD 阳性可见于（　　）

A. 对侧眼正常的单眼白内障

B. 对侧眼正常的单眼中心性浆液性视网膜脉络膜病变

C. 双眼同等视力下降的视神经炎

D. 对侧眼正常的单眼视神经炎

E. 双眼同等视力下降的前段缺血性视神经病变

6. 患者，男，52岁。晨起发现右眼视力下降，无疼痛及其他症状。原发性高血压病史5年，血压控制良好，1周来视力无明显变化。眼科检查：Vod 0.5，Vos 1.0；右眼视盘肿胀，相对瞳孔传导阻滞，下半视野缺损；左眼杯盘比0.1，色泽正常，黄斑中心凹反光清晰。诊断为（　　）

A. 前段缺血性视神经病变　　　　B. 视神经炎

C. 视网膜中央静脉阻塞　　　　　D. 视盘血管炎

E. 视乳头水肿

7. 患者，女，36岁。双眼视力下降4天，失明2天，无眼球转动痛，无手足麻木史，双眼视力无光感，眼压正常，双眼球运动正常，眼底未见异常，着重考虑（　　）

A. 多发性硬化相关性视神经炎　　B. 视神经脊髓炎

C. 前段缺血性视神经病变　　　　D. 颅内肿瘤压迫

E. Leber 遗传性视神经病变

8. 患者，女性，25岁。右眼视物模糊，伴眼球转动痛5天。5天来视力进行性下降，既往体健。眼科检查：Vod 0.2，Vos 1.0；右眼瞳孔相对传入障碍，眼球运动正常，眼底正常；视野检查右眼中心暗点。最可能的诊断是（　　）

A. 急性视乳头炎　　　　　　　　B. 急性球后视神经炎

C. 垂体瘤　　　　　　　　　　　D. 脑膜瘤

E. 神经胶质瘤

9. 患者，男，22岁。突然左眼视力下降，视力0.1，左眼瞳孔相对性传导阻滞，视野中心暗点，左侧视盘水肿，诊断为（　　）

A. 急性视神经炎　　　　　　　　B. 急性球后视神经炎

C. 视盘血管炎　　　　　　　　　D. 垂体瘤

E. 颅咽管瘤

10. 患者，男，65岁。高血压病史30年，突然出现右眼视物不清5天。眼部检查：右眼视力0.02（不能矫正），左眼视力1.0；双眼眼压18mmHg；右眼前节未见明显异常，晶状体轻度混浊，眼底可见视盘边界不清，色淡，周围可见浅层视网膜下出血，视盘周围血管纹理不清，黄斑中心反射不清，周边视网膜未见明显异常。对该患者最有价值的辅助检

查是（　）

  A.颅脑CT   B.眼底血管造影

  C.ERG   D.B超

  E.视野

二、思考题

  患者，男，38岁，工人。因右眼进行性视力下降3天就诊。患者自诉2周前出现发热等上呼吸道感染症状后自行好转。3天前无明显诱因出现右眼视力下降，色觉异常，伴眼球转动痛。休息后无好转且视力下降逐渐加重。眼部检查：右眼矫正视力0.1，左眼1.0；双眼眼压正常；右眼RAPD（＋）；双眼角膜透明，房水透明，晶状体透明；眼底可见右眼视乳头充血水肿，黄斑中心凹反光清；左眼未见明显异常改变；视野检查提示右眼中心暗点；VEP提示右眼P100潜伏期延长，波幅降低。

  请问：1.患者可能的诊断是什么？

     2.如何对患者进行健康教育？

（黄文志）

书网融合……

小结

第十四章 眼眶病

学习目标

通过本章内容学习，学生能够：

1.重点掌握眼眶蜂窝织炎病的临床表现和治疗措施；熟悉甲状腺相关眼病、炎性假瘤的临床表现和治疗原则；了解眼眶解剖结构及生理功能、眼眶病的分类，同时了解眼眶病的基本检查方法。

2.学会使用Hertel突眼计测量有无眼球突出，阅读分析眼眶病CT、MRI检查报告。

3.在对眼眶病患者接诊过程中，能及时发现影响验光配镜的眼眶病因素，能给予眼眶病患者正确的健康指导。

情境导入

情境描述 患者，女，38岁，主诉：双眼突出3月，畏光、流泪和疼痛1周。甲亢病史3年。患者自诉3月前出现双眼球突出，无畏光、流泪、疼痛等症状，一直未诊治。近一周出现畏光、流泪和疼痛症状，遂来诊。

查体：双眼球突出，结膜充血（++）；角膜下方见片状灰白色混浊，KP（−）；前房房水清，深度中轴约3CT、周边约1CT；晶状体透明，小瞳孔下眼底检查见双眼视乳头色淡红，边界清，黄斑区中心反光可见。

讨论 1.诊断为何种疾病，需要完善哪些检查？

2.该病是否影响配镜？

第一节　概　述

一、眼眶应用解剖与生理

眼眶是由骨性眼眶和眼眶内容物构成的。

（一）骨性眼眶

骨性眼眶为位于颅顶骨和颅面骨之间的空腔，分为左右两个，两侧眶腔基本对称。骨性眼眶的形状大致呈锥形，底向前，尖朝后；前部为眶缘，后部为眶尖；由额骨、蝶骨、颧骨、上颌骨、腭骨、泪骨和筛骨七块骨骼组成；骨性眼眶有利于对眼球的保护，同时有助于眼外肌解剖生理功能的执行。眼眶壁分别由眶上壁、眶下壁、眶内壁和眶外壁组成，四个眶壁分别相邻于前颅窝、额窦、筛窦、上颌窦、颞窝、中颅窝等结构；眶壁尚存在骨孔、裂，有血管和神经通过，主要为视神经、眼动脉、眼静脉、交感神经、副交感神经和部分颅神经。这些骨孔、裂沟跟眼眶与颅腔相通，因此临床上眶内与相邻结构的病变可相互影响；同时这些骨性孔、裂是重要的生理解剖标志（图14-1）。

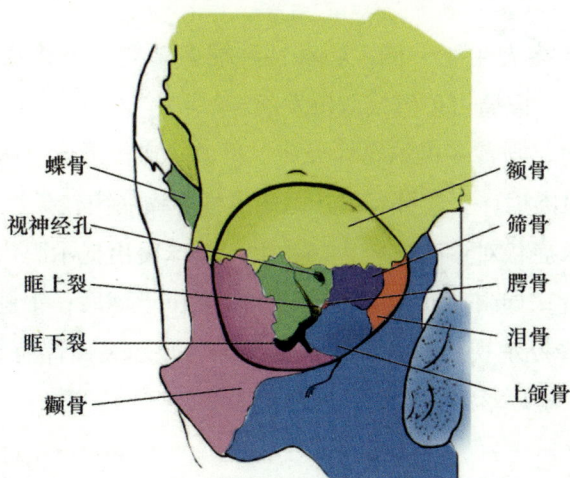

蝶骨　　视神经孔　　眶上裂　　眶下裂　　颧骨
额骨　　筛骨　　腭骨　　泪骨　　上颌骨

图 14-1　眼眶正面观（右眼）

（二）眼眶内容物

眼眶内容物包括眼球、视神经、眼外肌、血管、神经、筋膜和脂肪体等结构。视神经是重要眼眶结构，视神经的眶内段长25~30mm，周围间隙被松软的脂肪填充，视神经表面的鞘膜与颅内同名脑膜延续；眶内段视神经的这种解剖特点具有重要的病理生理意义，在临床上，通常眼眶骨折挤压眼眶内容物会造成视神经挫伤，造成视力下降。眼眶的静脉一部分回流至海绵窦，因缺少静脉瓣，所以颜面部或副鼻窦的感染性病变，可通过吻合支累及眼眶，产生眶蜂窝织炎；严重者波及海绵窦，危及生命。眼眶的容积与眶内容物的量是影响眼球位置的主要因素。当眶内容增加或眶腔缩小，出现眼球突出，如眶内肿瘤、眼外肌肥大、眶内出血、炎症、水肿所致的眼眶内容物增多；骨性肿瘤等原因所致的眶腔缩小等。当眶腔扩大或眶内容减少时，出现眼球内陷，如外伤所致的眼眶爆裂性骨折。

二、眼眶的检查

眼眶疾病种类繁多，与全身及周围组织关系密切，需要全面了解病史和全面查体，利用医学影像和实验室技术等多种手段检查，综合分析，才能做出正确诊断。

（一）病史及一般情况

应详细询问现病史和既往史，注意发现有价值的病史材料，包括以下几个方面。

1.发病年龄 某些眼眶病和年龄有较强的相关性，如毛细血管瘤发生在婴儿期；横纹肌肉瘤、视神经胶质瘤、黄色瘤病等多发于儿童或青少年时期；眼眶良性肿瘤、囊肿、甲状腺相关眼病、炎性假瘤等多发成年患者；老年人恶性病变发生率较高。

2.性别 一般来说眼眶疾病的性别倾向不甚明显。但是甲状腺相关眼病、视神经脑膜瘤多见于女性。

3.患侧 眼眶肿瘤多发生于一侧；转移性肿瘤多单侧。甲状腺相关眼病多为双侧病变，但可先后发病；炎性假瘤可单侧或双侧发病。

4.发生发展 发病急剧者多提示急性炎症、出血、血栓形成、眼眶骨折等；发病较快者常见于儿童的横纹肌肉瘤、恶性肿瘤等；眶内良性肿瘤病史较长。

5.症状 分析临床症状对诊断有较大的帮助。眼球突出提示眶内占位性病变，眼球突出方向可提示病变位置，如眼球向前方突出，病变多位于球后；泪腺肿瘤使眼球向前突出内下方移位。视力下降提示视神经病变或其受压迫。眼球突出伴有复视者提示炎性假瘤，同时伴有眼睑退缩、眼睑迟落多提示甲状腺相关眼病。

（二）眼部检查

1.眼睑及结膜 眼睑水肿、充血提示炎症；伴有眼睑退缩、迟落征可能为甲状腺相关眼病；眼睑肥厚、色素沉着提示神经纤维瘤；眼眶恶性肿瘤、脑膜瘤可致眼睑水肿。结膜的血管扩张呈螺旋状多预示眶静脉压增高。

2.眼球突出度 一般使用 Hertel 眼球突出计测量，我国正常眼球突出度多为 12~14mm，两眼突出度相差小于 2mm。两眼球突出度相差大于 2mm 应视为异常，还应注意是否有眼球搏动或移位。

3. 眶区扪诊 扪诊是眼眶疾病重要的检查手段，可发现眶周及眶前部的病变。应注意肿块的位置、大小、质地、边界、活动度、表面情况、是否压痛、波动及搏动等。

4. 视力和视野检查 视力和视野可估计视功能的损伤程度。视神经本身病变或对其的压迫、侵犯，均可致视力下降及视野缩小。

5. 眼球运动 眼外肌水肿，或眶内肿物对眼外肌的压迫或侵犯均可致眼球运动障碍；眼眶骨折所致的眼外肌嵌塞，除表现该肌肉运动障碍外，还表现眼球向拮抗肌运动的方向转动受限。

6. 眼底 眼眶视神经管骨折压迫视神经可致视乳头充血、水肿或萎缩；肿瘤压迫可致视网膜水肿，静脉扩张、迂曲。

（三）全身及实验室检查

眼眶疾病与全身关系密切，应重视该项检查。如眶周围组织的炎性病灶可引起眶蜂窝织炎；甲状腺功能亢进患者可发生眼部病变；眼眶神经纤维瘤多伴有全身皮肤的咖啡色斑及软性肿物；儿童时期的恶性肿瘤应排除血液系统疾病；眼眶的转移性肿瘤应寻找原发灶。

实验室检查方法包括细菌培养、病毒分离、免疫组织化学、放射免疫组织化学、特殊染色、电子显微镜、基因诊断等。特别注意眼眶疾病关系密切的是甲状腺功能检查，如甲功五项、甲状腺自身抗体。

（四）眼眶影像检查

影像检查是诊断眼眶疾病的重要方法。

1. X线（X-ray）检查 主要为骨显像，可显示眶容积、眶壁、泪腺窝、视神经孔、眶上裂等结构的改变。儿童眼眶肿瘤可在数月内使眼眶扩大，眶壁破坏提示恶性肿瘤。视神经孔扩大预示肿瘤向颅内蔓延。

2. 超声（ultrasound）检查 超声检查通过显示病变的回声强度、内回声、回声边界、声穿透性、血流信号等，可清楚地显示眼球、眶内脂肪、视神经、眼外肌、泪腺等正常结构，也可显示肿瘤等占位性病变。同时超声还具有可反复操作，跟踪病情变化，无组织损伤等优点，是眼球与眼眶重要的检查手段。

3. 计算机体层成像（computed tomography，CT） CT是以X线多次扫描，通过计算机处理而形成多层面灰阶二维影像。不仅能显示骨骼，也能显示软组织，揭示微小的病变、病变的立体定位。还可显示眶周围结构，利于观察病变的范围和蔓延情况。

4. 磁共振成像（magnetic resonance imaging，MRI） MRI是以射频脉冲激发强磁场中的原子核，引起共振，并释放脉冲信号，经过计算机处理后，形成二维灰阶体层图像。

其软组织分辨力优于CT。MRI骨骼不显影，可清晰显示视神经管内、视交叉及颅-眶交界处的病变，体内有心脏起搏器及磁性异物者禁用。

5.其他影像技术 包括数字减影血管造影（DSA）、正电子发射计算机断层显像技术（PET-CT）等，这些检查方法利用不同原理及影像技术，对眼眶疾病的诊断提供了有价值的信息。

（五）病理检查

它是诊断眼眶病变和眼眶肿瘤最可靠的方法。

三、眼眶病的分类

眼眶疾病按其病因、发病部位、组织来源分为眼眶先天性疾病、眼眶肿瘤、眼眶炎症、眼眶外伤及骨折、眼眶血管性疾病、眼眶继发及转移性疾病、眼与全身病、眼眶综合征等。其中炎症包括眼眶特异性炎症和非特异性炎症；肿瘤包括原发性肿瘤、继发性肿瘤和转移性肿瘤。

第二节　眼眶炎症

眼眶炎症占全部眼眶疾病的50%以上，分为特异性炎症和非特异性炎症。特异性炎症是指有明确病原体引起的炎症，如眼眶的细菌、真菌、寄生虫引起的炎症；非特异性炎症是指病因不明的眼眶炎症性改变或其综合征，如眼眶炎性假瘤、痛性眼肌麻痹、肉样瘤、中线性坏死性肉芽肿、Kimura病、结节性动脉炎、颞动脉炎等，本章仅述临床常见的眶蜂窝织炎及眼眶炎性假瘤；此外，甲状腺相关眼病具备眼眶炎症性改变的病理特征，故在此章节一并叙述。

一、眶蜂窝织炎

眶蜂窝织炎（orbital cellulitis）是眶内软组织的急性炎症，属于眼眶特异性炎症的范畴，发病急剧，严重者可波及海绵窦而危及生命。

（一）病因

多见于眶周围结构感染灶的眶内蔓延，最常见来源于副鼻窦及口腔，其次为来源于面部的感染。病原体多为金黄色葡萄球菌、溶血性链球菌，儿童以流感嗜血杆菌多见。眼眶外伤的异物滞留、眶内囊肿破裂也可诱发眶蜂窝织炎。全身远端的感染灶经血行播散也可致眶蜂窝织炎。

（二）临床表现

分为隔前蜂窝织炎（preseptal cellulitis）和隔后蜂窝织炎，后者又称为眶深部蜂窝织炎（deep orbital cellulitis）。临床上二者不易严格区分，也可相互迁延。

眶前部感染者主要表现眼睑充血水肿，疼痛感不甚严重，瞳孔及视力多不受影响，眼球转动多正常。

眶深部蜂窝织炎临床症状严重，病变初期阶段眶内大量炎性细胞浸润，组织高度水肿，表现为眼球突出、眼球运动障碍甚至固定；眼睑红肿，球结膜充血、高度水肿，严重者球结膜突出于睑裂之外，睑裂闭合不全，出现暴露性角膜炎或角膜溃疡。炎症进一步发展，由于高眶压和毒素的刺激作用，瞳孔对光反应减弱，视力下降，甚至完全丧失；眼底可见视网膜静脉扩张，视网膜水肿、渗出。患者有明显的疼痛，同时伴有发热、恶心、呕吐、头痛等全身中毒症状，如感染经眼上静脉蔓延至海绵窦而引起海绵窦血栓（cavernous sinus thrombosis），尚可出现烦躁不安、谵妄、昏迷、惊厥和脉搏减慢，可危及生命。病变后期炎症局限，可出现眶内化脓灶；由于眶内组织间隔较多，化脓腔可为多发，也可融合成一个较大的脓腔。脓肿经皮肤破裂，脓液排出，症状缓解。

（三）治疗

一经诊断即给予全身足量抗生素治疗，控制炎症。首先广谱抗生素控制感染，同时争取结膜囊细菌培养及药物敏感试验，及时应用最有效的抗生素。积极寻找感染源。应用脱水剂降低眶内压，保护视神经。眼部用抗生素滴眼液、眼膏，保护角膜；眼睑闭合不全可使用湿房。炎症局限化脓后，可在超声引导下抽吸脓液或切开引流。对于并发海绵窦炎的病例，应在相关专业医生的指导下积极抢救。

二、炎性假瘤

炎性假瘤（inflammatory pseudotumor）属于眼眶非特异性炎症的范畴，因症状和体征类似肿瘤，故称之为炎性假瘤，临床比较多见。多发于成年人，无明显性别和种族差异。基本的病理学改变是炎细胞浸润，纤维组织增生、变性等。根据病变侵犯的部位和阶段不同，临床表现各异。

（一）病因

发病原因复杂，至今不明，目前认为是一种非特异免疫反应性疾病。

（二）临床分类

炎性假瘤按组织学分型分为淋巴细胞浸润型、纤维组织增生型和混合型，不同类型的炎性假瘤其临床表现也有差异。按病变主要侵犯的部位来分，又可分为肌炎（myositis）、泪腺炎（dacryoadenitis）、视神经周围炎（optic perineuritis）、弥漫性眼眶炎症（diffuse orbital inflammation）、眼眶炎性肿块（orbital inflammatory mass）等。病变累及的部位不同，临床表现也不尽相同。因此，眼眶炎性假瘤的临床表现有较大的差异，但它们均具有炎症和占位效应的共同特征。

1.肌炎　单条或多条眼外肌发病，其特征性改变是肌肉止点明显充血、肥厚，可透过结膜发现充血呈暗红色的肥厚肌肉。患者出现不同程度的眼球突出，眼球运动障碍、复视，眶区疼痛，部分患者上睑下垂；病变后期肌肉纤维化，眼球可固定在不同眼位。CT扫描可见眼外肌条状增粗，肌肉止点受侵，此特征可与甲状腺相关眼病鉴别。

2.泪腺炎　病变累及泪腺，临床症状较轻，患者可有流泪或眼睛干涩感。上眼睑水肿，外侧明显，睑缘呈"S"形，泪腺区结膜充血。扪诊时泪腺区可触及类圆形肿块，活动度差，轻度压痛。CT发现泪腺增大。

3.视神经周围炎　病变累及视神经鞘膜、眼球筋膜及其周围组织，以疼痛和视力减退为主。眼底可见视乳头充血、静脉迂曲扩张等表现。

4.弥漫性眼眶炎症　病变弥漫性累及眼眶所有结构，表现为眼球突出，眼眶压增高，泪腺增大，眼外肌肥厚，视神经增粗。

5.眼眶炎性肿块　是较常见的一种类型，眶内单发或多发，肿块位于眶前部可致眼球移位，于眶深部致眼球突出；CT显示高密度硬块。因肿块无包膜，与正常组织粘连，手术切除易出现并发症。

（三）临床表现

与病变的组织类型关系密切，淋巴细胞浸润型炎性假瘤早期炎症表现突出，经治疗或病情自行控制后，部分病例预后较好，甚至有些患者经数次复发，仍可保持一定的生理功能。纤维增生型炎性假瘤，发病初期炎症表现不明显，但有明显的纤维组织增生，眼球无明显突出，甚至内陷，眼眶压增高呈实体感，对药物和放射治疗均不甚敏感。早期即有功能障碍。混合型表现于二者之间。

（四）诊断

典型的临床表现诊断不困难，CT显示占位性病变或正常结构的改变，眼外肌肥厚典型的特征可与甲状腺相关眼病相鉴别。超声检查，淋巴细胞浸润型表现内回声低，纤维组织增生型声衰减显著。此外，对于诊断不确或疗效不显著者，应注意排除恶性肿瘤，必要时活检。

（五）治疗

病变的组织类型与疗效关系密切。淋巴细胞浸润型对糖皮质激素敏感，根据病情可静脉注射或口服，原则是足量冲击，病情控制后小量维持。眶内注射也有效，可采用甲基强的松龙40mg，病变周围注射，每周一次，可连续4次。对于药物不敏感、有禁忌证或复发病例，可选用小剂量放射治疗，总量20Gy（戈瑞，为放射治疗剂量单位）。其他免疫抑制剂及抗肿瘤药也有效。纤维组织增生型炎性假瘤对药物和放射均不敏感，可行眼眶理疗软化瘢痕，减少纤维化；根据病情各型均可采取手术切除肿块，或改善眼外肌生理功能，但应充分考虑手术可能的并发症和复发问题。

三、甲状腺相关眼病

甲状腺相关眼病（thyroid associated ophthalmopathy，TAO）过去命名多而混乱，如Graves眼病、眼型Graves病等。虽名称有别，但均具有相同的临床特点，即伴有或迟发的丘脑–垂体–甲状腺内分泌轴功能异常，出现眼部病变，因此，现在仍有学者沿用过去的命名。

（一）病因

至今尚未完全揭示清楚。但已得到公认，是一种自身免疫或器官免疫性疾病，而又与全身内分泌系统的功能状态密切相关。在不同人群、病变的不同时期，可表现出甲状腺内分泌轴（甲状腺、垂体及丘脑下部所分泌的内分泌素或其相互作用）的异常，而且均具有相似的眼病变。

（二）临床表现

研究证实病变主要累及眼眶的横纹肌、平滑肌、脂肪组织、泪腺及结缔组织。由于病变累及范围广泛，加之由此所致的继发病变，使该病的临床表现复杂和多样化。病理组织学的共同特征是早期的炎细胞浸润、水肿所致明显的炎症反应；后期出现组织变性、纤维化所致的功能障碍。

1.眼睑征 眼睑征是TAO的重要体征，主要包括眼睑回缩和上睑迟落，前者表现为睑裂开大，暴露部分巩膜；后者表现为眼球下转时上睑不能随之下落，暴露上方巩膜（图14-2）。

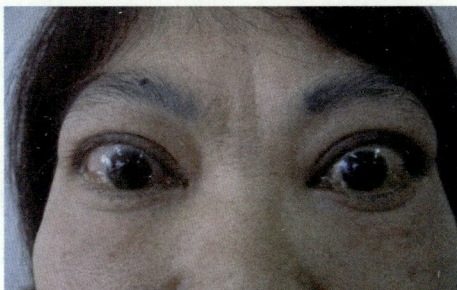

图14-2 甲状腺相关眼病眼睑征
注：图示双上睑退缩。

2.眼球突出 多为双侧眼球突出，但可先后发病，病程早期多为轴性眼球突出，后期由于眼外肌的纤维化、挛缩，使眼球突出并固定在某一眼位，影响外观。伴有甲状腺功能亢进者，眼球突出症状发展较快。有的患者甲亢控制后，眼球突出更加明显，临床上称为恶性突眼。

3.复视及眼球运动障碍 TAO不可避免地出现眼外肌病变，早期水肿，炎细胞浸润；后期纤维化。均为多条肌肉受侵，可先后发病或程度不同。根据统计，肌肉受累频度依次为下直肌、上直肌、内直肌和外直肌。CT显示肌腹肥厚，而肌肉止点多属正常，此点可与肥大性肌炎鉴别。患者有不同眼位或多眼位的复视，当眼外肌纤维化时，复视更加明显，表现为眼球向该肌肉运动相反的方向转动障碍，如下直肌病变，眼球向上转动受限。这是由于下直肌挛缩所致，而非上直肌麻痹，称为限制性眼外肌病变（图14-3）。

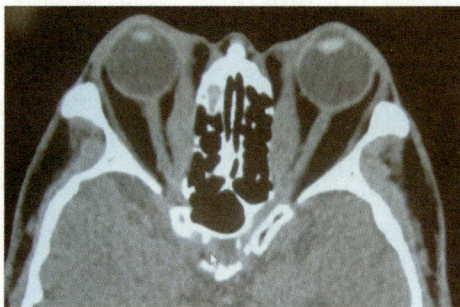

图14-3 甲状腺相关眼病 CT

注：图示双内直肌梭形增粗。

4.结膜和角膜病变 眶内软组织水肿，眶压增高致结膜水肿、充血，严重者结膜突出于睑裂之外。眼睑闭合不全发生暴露性角膜炎，角膜溃疡，患者有明显的疼痛、畏光和流泪症状。

5.视神经病变 视神经病变是本病的继发性改变，目前认为由于眶内水肿，眶压增高，或眼外肌肿大，对视神经压迫所致。此时患者视力减退，视野缩小或有病理性暗点；眼底可见视乳头水肿或苍白，视网膜水肿或渗出，视网膜静脉迂曲扩张。

伴有甲状腺功能亢进的患者尚有全身症状，如急躁、基础代谢率增高、脉搏加快、消瘦、食欲增加、手震颤等。

（三）诊断

有典型的临床表现和影像学特征诊断不难。实验室检查包括甲状腺吸碘率增高，血清T_3、T_4水平高于正常，血清TSH（促甲状腺激素）水平下降，其受体含量改变。T_3抑制试验及TRH（促甲状腺激素释放激素）兴奋试验结果不正常。

（四）治疗

包括全身治疗和眼部治疗。

1.全身治疗　主要是控制甲状腺功能亢进，应在内分泌科医生指导下进行。

2.眼部治疗　包括药物治疗、放射治疗和手术治疗。

（1）药物治疗　病变早期以抑制炎症反应为主，应使用糖皮质激素，静脉、口服或眶内注射均可采用，对于有禁忌证的患者可应用其他免疫抑制剂。配合脱水剂以减轻眶内水肿，肉毒杆菌毒素 A 局部注射用于治疗眼睑回缩；也可用于治疗恒定期的限制性眼外肌病，减轻复视症状。因眼睑闭合不全引起角膜病变者，应及时使用滴眼液，夜间涂抗生素眼膏，严重角膜溃疡者应使用湿房，必要时缝合眼睑。

（2）放射治疗　药物治疗无效或有禁忌证的患者，可采用放射治疗，为避免晶状体损伤，一般采用双颞侧投照，总量约20Gy。

（3）手术治疗　手术治疗适用于病情稳定的眼睑、眼外肌病变；高眶压经药物治疗无效，而出现视神经病变或严重的角膜病变以及美容要求等。包括：眼睑 Müller 肌切除术、提上睑肌延长术、斜视矫正术和眼眶减压术等。

第三节　眼眶肿瘤

一、皮样囊肿

皮样囊肿（dermoid cyst）是胚胎时期表皮外胚层植入形成的囊肿，是一种迷芽瘤。囊肿由囊壁与囊内容组成，囊壁为复层鳞状上皮，含有毛囊和皮脂腺，囊腔含有脱落上皮、毛发及皮脂腺分泌物——胆固醇和脂肪，囊壁外绕以纤维结缔组织。

（一）临床表现

皮样囊肿生长缓慢，虽为胚胎发育疾病，但部分患者至成年以后才发现。临床表现为渐进性眼球突出，由于囊肿多发于眼眶的上方及外上方，使眼球突出并向下或内下移位。于眶缘可触及时囊肿中等硬度，表面光滑，位于骨膜下间隙不活动，在骨膜表面及肌肉圆锥外间隙可推动，无压痛。如囊肿破裂内容物溢出，可致炎症反应，类似眶蜂窝织炎。

位于眶深部的囊肿，眼眶扪诊阴性，影像学检查具有明显特征，B 型超声显示病变边界清楚，形状可不规则，透声性好，视囊内容物的性质，可表现为无回声、中度回声、强回声或块状回声，均有可压缩性。X 线可显示眶壁的骨压迫性改变，即骨压迫吸收密度减低和周围的骨密度增高，称为骨硬化环。CT 既显示骨骼又显示软组织，囊肿的边界清楚，囊内容密度不均匀，因有脂类物质大多数可见CT负值区，病变与骨壁关系密切，可见多种形状的骨压迹（图14-4）。

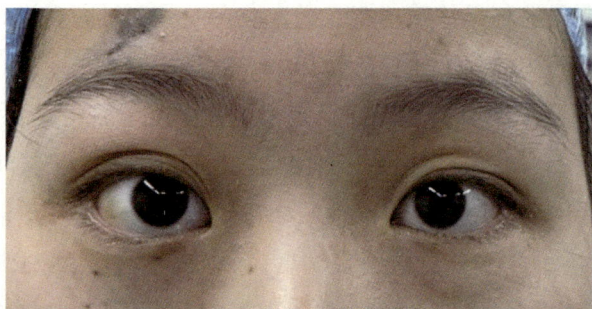

A.

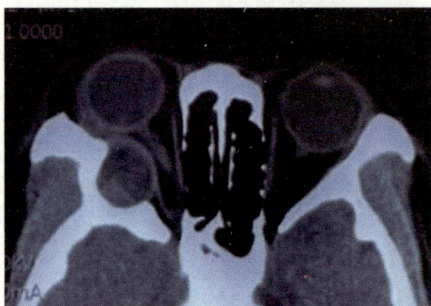

B.

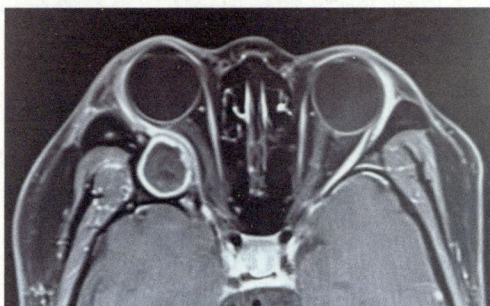

C.

图 14-4　右眼眶囊肿

注：A.患者右眼球突出；B.眼眶CT；C.眼眶增强MRI。

（二）治疗

手术治疗　术中应注意囊壁去除彻底，骨凹陷处用石炭酸烧灼，酒精中和，盐水冲洗。

二、海绵状血管瘤

眼眶海绵状血管瘤（orbital cavernous hemangioma）是原发于眶内最常见的良性肿瘤。几乎均在青年以后发病，无性别差异。

（一）临床表现

缓慢性眼球突出，多无感觉，偶有眶区轻度疼痛。根据肿瘤的原发部位有不同的首发症状，临床上多见肿瘤位于肌肉圆锥内，表现轴性眼球突出；肿瘤压迫眼球后极部引起眼底改变，也可致屈光改变，视力下降；位于眶尖压迫视神经较早引起视力下降，原发性视神经萎缩；肿瘤较大时可致眼球运动障碍。

B型超声检查有典型的回声图像，具有定性诊断意义。表现为肿瘤类圆形，边界清楚，内回声强而均匀，声透性中等，具有可压缩性。CT显示具有良性占位性病变的特征，边界清楚，瘤内密度均匀，可显示视神经的受压、移位及骨改变；CT具有定位诊断意义（图14-5、图14-6）。

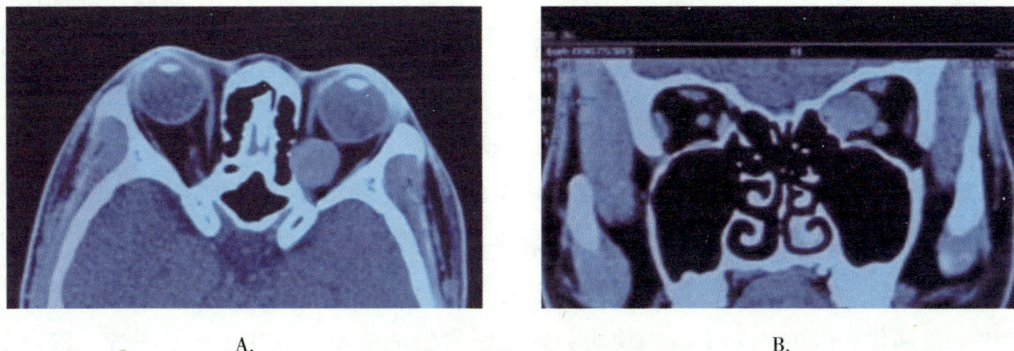

图 14-5　左眼眶海绵状血管瘤 CT

注：A.水平位；B.冠状位。

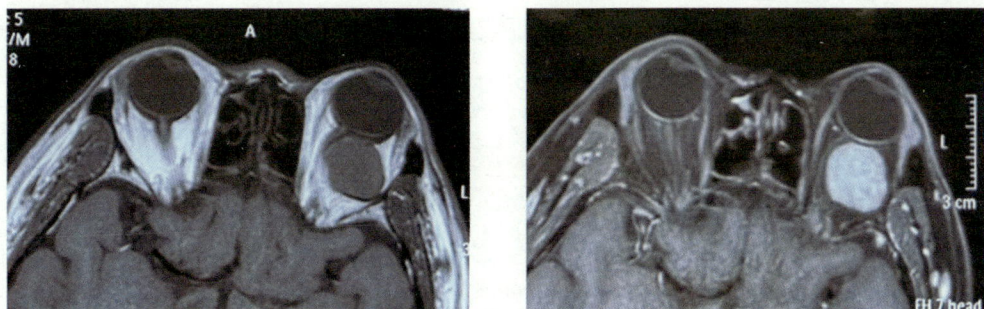

图 14-6　左眼眶海绵状血管瘤 MRI

注：A.水平位 T_1；B.水平位 T_1 增强。

（二）治疗

肿瘤增长缓慢，并有停止生长的可能，无恶性变，如无视力影响可先行观察；若明显影响视力或有严重的眼球突出，可手术切除，根据CT定位，采用前路或外侧开眶术。

三、脑膜瘤

眼眶脑膜瘤（orbital meningioma）分为起源于眶内脑膜瘤和继发于颅内脑膜瘤二种，前者可起源于视神经外的蛛网膜及眶内异位脑膜细胞；后者多由颅内蝶骨脑膜瘤蔓延而来。临床上多发于中年女性。

（一）临床表现

慢性眼球突出，眼睑水肿，视力下降是主要的临床表现。视神经鞘脑膜瘤主要沿视神经蔓延，视神经增粗，早期即引起视乳头水肿，其表现的视力减退、眼球突出、慢性视乳头水肿或萎缩、视神经睫状静脉称为脑膜瘤的四联症。来源于蝶骨嵴的脑膜瘤经视神经管或眶上裂入眶，肿瘤压迫视神经引起同侧原发性视神经萎缩，当肿瘤生长体积增大颅压增高后，又可引起对侧视乳头水肿，称为Foster-Kennedy综合征。蝶骨嵴脑膜瘤眶内蔓延还往往引起眶骨壁增生，颞部隆起；而视力丧失较晚。

影像学显示同时具备软组织占位和骨增生的特征。超声显示视神经增粗、眶内肿块，内回声少，声衰减显著。CT影像多样，根据肿瘤的原发部位、蔓延途径，可显示视神经的管状增粗、车轨征（即沿视神经鞘膜密度增高，而视神经纤维密度偏低的影像特征，类似车轨状）及钙化；眶内边界不清的块影；以及眶骨壁的增厚。MRI在显示视神经管内及颅眶交界的病变优于CT。

（二）治疗

手术治疗 手术切除。多采取外侧开眶或经颅开眶，完整切除不易，术后极易复发，多反复手术，视力丧失；眶内容摘除严重影响外观，甚至危及生命。近年有报告，放射治疗可抑制肿瘤的生长。

四、横纹肌肉瘤

眼眶横纹肌肉瘤（orbital rhabdomyosarcoma）是儿童时期最常见的眶内恶性肿瘤，发病年龄多在10岁以内，少见于青年人，偶见于成年人。肿瘤生长快，恶性程度高。近年来综合治疗的应用，虽提高了疗效，但死亡率仍较高。

（一）临床表现

肿瘤好发于眶上部，使眼球向前下方突出，眼睑水肿，球结膜水肿并突出于睑裂之外，类似眶蜂窝织炎。肿瘤生长快，眶缘处即可触及软性肿物，肿瘤坏死可于穹窿结膜处破溃。患者多眼球固定，视力丧失，肿瘤累及全眶并向颅内蔓延。超声显示眶内大块的异常病变，内回声较少。CT显示高密度占位病变及骨破坏。

（二）治疗

目前多采用综合治疗，即术前化疗使肿瘤缩小，然后手术扩大切除肿瘤，术后再行化疗及放疗，放射总量在60Gy以上。

第四节　眼眶先天性异常

一、先天性小眼球合并囊肿

先天性小眼球合并囊肿（congenital microphthalmos with cyst）是一种先天眼眶异常，胚胎发育阶段胚裂未闭合，神经上皮增殖在眼眶形成囊肿。囊的内层为发育不良的视网膜，结构不清。

1.临床表现　患者常存在无功能的小眼球，囊肿多位于小眼球的下方，并与之相连。下睑多隆起，囊性感，大小不一，眼球转动时囊肿可随之活动。

2.治疗　治疗方法为手术摘除。

二、脑膜脑膨出

先天性眶壁缺损，颅腔内容物（包括脑组织、脑膜及脑脊液）突入眼眶，引起临床症状和体征，称为脑膜膨出（meningocele）或脑膜脑膨出（meningoencephalocele）。

（一）临床表现

患儿出生后即可出现临床症状和体征。病变于眶前部的多在内眦或鼻根部，可触及软性肿物，表面光滑，搏动感并与脉搏一致，压迫肿物可向颅内移位，有时引起脉搏减弱、恶心等脑部症状。病变位于眶后部者不易触及肿物，可致眼球突出，伴搏动，但无血管杂音。CT可显示眶骨壁缺失。患儿可伴有其他畸形。

（二）治疗

应在神经外科配合下手术治疗。

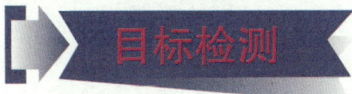

目标检测

答案解析

一、选择题

A型题（最佳选择题）

1.显示眼眶骨性病变的最佳影像学检查方法是（　　）

　A.计算机体层成像　　　　　　　　B.磁共振

C.超声检查

D.数字减影血管造影术

E.X线平片

2.甲状腺相关性眼病的典型眼部表现除外（　　）

A.眼睑退缩

B.上睑迟落

C.眼球突出

D.运动障碍、复视

E.球结膜血管螺旋状扩张

3.甲状腺相关性眼病的主要治疗措施除外（　　）

A.眼部保护治疗

B.药物抗感染治疗

C.眼眶减压术

D.视神经鞘切开

E.放射治疗

4.在成年人眼眶疾病中，发病率居第一位的是（　　）

A.炎性假瘤

B.甲状腺相关性眼病

C.海绵状血管瘤

D.脑膜瘤

E.视神经鞘瘤

5.眼眶骨折的常见临床表现除外（　　）

A.复视

B.眼球运动受限

C.眼球移位

D.眼外肌增粗

E.眼球内陷

二、思考题

简述眼眶病的基本分类。

（王训刚）

书网融合……

小结

第十五章　眼外伤

PPT

学习目标

通过本章内容学习，学生能够：

1.重点掌握眼外伤的定义、检查和各类眼外伤急诊处理原则；熟悉常见眼外伤的临床表现和治疗原则；了解眼外伤的重要性和预防措施。

2.学会使用裂隙灯显微镜、直接检眼镜等相关设备检查眼前后段以判断眼外伤受伤程度。

3.在对眼外伤患者接诊过程中，及时发现影响验光配镜的眼外伤因素的能力，能给予眼外伤患者正确的健康指导。

情境导入

情境描述　患者，男，20岁，主诉：左眼视物不清3月。患者自诉3月前左眼视力下降，视力下降前曾有铁屑入眼，曾于外院行角膜异物取出术，异物已取出，但术后视力开始下降。患者平素喜玩手机，常熬夜。查体：左眼结膜无充血，角膜中央见斑翳，KP（－）；前房房水清，深度中轴约3CT、周边约1CT；晶状体透明，小瞳孔下眼底检查见双眼视乳头色淡红，边界清，黄斑区中心反光可见。

讨论　1.诊断为何种疾病，需要完善哪些检查？

　　　　2.该病是否影响配镜？

第一节　概　述

眼外伤（ocular injury）是指眼部受到机械性、物理性或化学性等因素的直接伤害，导致眼的结构和功能损害的急性眼病。眼外伤是致盲的主要原因之一。眼部结构极为精细特殊，一经损伤，一般很难修复，轻者视力下降，重者视力丧失，甚至可以影响健眼，严重的眼外伤还可影响外观美容。正确防治眼外伤，对于保护和挽救视力功能具有重要的临床和社会意义。

一、分类

常见的眼外伤的种类通常分为机械性和非机械性两大类，前者包括钝挫伤、锐器伤和眼球表面异物伤等；非机械性眼外伤一般包括热烧伤（开水、热油、金属液体烧伤）、化学性眼外伤、辐射性眼外伤和毒气伤等。一般眼外伤分为闭合性和开放性两大类，由锐器造成眼球壁全层穿通，称眼球穿通伤；一个锐器造成眼球壁有入口和出口的损伤，称贯通伤；异物引起的外伤有特殊性，称眼内异物，包括穿通伤在内；钝器所致的眼球壁裂开，称眼球破裂。而钝挫伤引起的闭合性外伤，没有眼球壁的全层裂开。此外，钝力在眼部传递会导致多处间接性损伤，引起眼内出血、眼眶骨折、眼球破裂、视网膜脱离、视神经挫伤。

二、处理原则

接诊眼外伤患者处理原则：①详细询问受伤的原因及时间，受伤处理的经过，是否有眼内异物及全身性损伤；②检查时动作应轻巧，若怀疑眼球破裂，不得压迫眼球，必要时应在麻醉下或开睑钩提起眼睑后再进行检查；③如患者合作，应查双眼视力，瞳孔是否传入性障碍；④常规应用裂隙灯及直接检眼镜进行外眼及内眼检查，注意是否有伤口及眼内损伤，怀疑青光眼者应测量眼压；⑤疑有异物或屈光介质混浊者，可行X线、超声、CT等影像学检查；⑥注意轻重缓急。合并全身外伤的患者，要注意全身生命体征，生命优先，不能因为只注意眼部忽略全身，也不能因为全身情况忽略了眼部的诊疗。⑦存在危及生命的复合性眼外伤，应先抢救生命，待生命体征稳定再进一步处理眼部疾患。

三、并发症

复杂眼外伤可同时有多种眼内组织损伤，并引起严重的并发症，如眼内感染、交感性眼炎、视网膜脱落等。目前显微手术的广泛开展及玻璃体视网膜手术的成熟开展，使许多眼内并发症能得到有效处理。对眼外伤的处理，应做到及时诊断，尽可能早期缝合伤口，预防感染，为后续治疗创造有利条件。

四、预防

眼外伤的预防应以宣教为主。加强卫生安全的宣传教育，严格执行操作规章制度，完善防护措施，坚持在工作时配戴防护面罩或眼镜，减少眼外伤的发生；学校及幼儿园教师及学生家长要教育儿童避免危险玩具、弹弓、鞭炮等。

第二节　机械性眼外伤

机械性眼外伤是致伤物直接冲击或戳伤眼部组织而造成的伤害。

一、钝挫伤

钝挫伤（blunt trauma）是指机械性钝力打击或气浪冲击所致眼附属器及眼球的损伤，受伤程度不一，可累及所有眼组织。眼钝挫伤占眼外伤发病总数的1/3以上，严重危害视功能。

（一）病因

常见原因有砖石、拳头、球类、玩具、跌撞、交通事故、磨具打磨及爆炸冲击波等。对眼部的损伤程度与致伤物的性质和外力的大小有关。

（二）临床表现

1.症状　根据损伤部位不同，可有视物模糊、眼部肿胀痛、瘀血、出血等。

2.体征　根据不同挫伤部位及程度，视力正常或下降，并有相应表现：①眼睑挫伤，可见眼睑水肿、裂伤、皮下出血、泪小管断裂，眶壁骨折累及鼻窦可致皮下气肿；②结膜挫伤，可见结膜水肿、裂伤及结膜下出血；③角膜挫伤，可见角膜上皮擦伤、基质层水肿、裂伤甚至破裂；④巩膜挫伤，可见角巩膜缘或赤道部破裂，眼压降低，前房及玻璃体积血（图15-1）；⑤虹膜睫状体挫伤，可见外伤性瞳孔散大、虹膜根部断离呈"D"形瞳孔、前房积血、外伤性虹膜睫状体炎、继发性青光眼等（图15-2、图15-3）；⑥晶状体挫伤，可见晶状体脱位或半脱位（图15-4）、外伤性白内障；⑦其他，如玻璃体积血，脉络膜破裂，视网膜出血、震荡或脱离，视神经挫伤等。

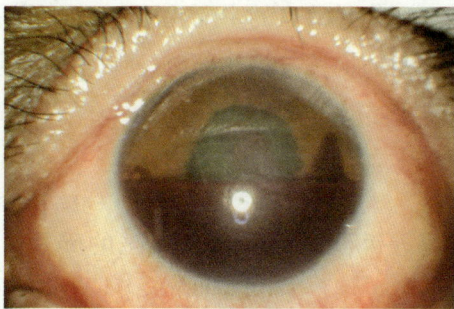

图15-1　前房积血

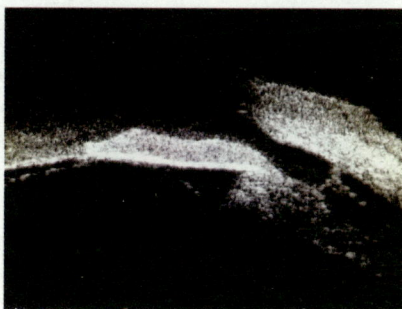

图15-2　睫状体分离 UBM

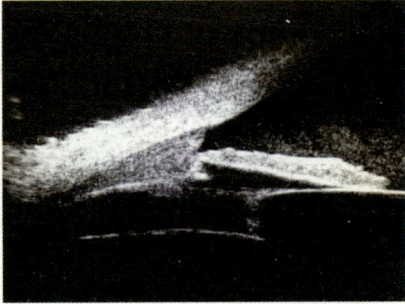

图 15-3　房角后退 UBM

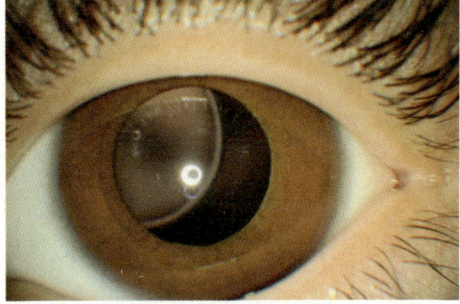

图 15-4　晶状体半脱位

（三）治疗

根据病情给予对症治疗。应用抗生素、维生素、糖皮质激素、止血剂、降眼压药、活血类中成药等药物和手术治疗。

1.非手术治疗　注意观察视力、伤口、出血及眼压等情况，注意休息，前房积血注意半坐卧位休息。有开放性伤口，伤后24小时内注射破伤风抗毒素。

2.手术治疗　①眼睑的皮肤裂伤、严重结膜撕裂伤应清创缝合，泪小管断裂应尽可能吻合。②角巩膜裂伤者应在显微镜下进行全层缝合。③严重的虹膜根部离断伴复视者，可考虑虹膜根部缝合术。④前房积血多，吸收慢，并伴眼压升高，经药物治疗一周左右无效者，应做前房穿刺冲洗术冲洗出积血。⑤挫伤导致晶状体混浊，或晶状体脱位导致继发性青光眼的，可手术治疗。⑥伤后1个月以上玻璃体积血未吸收者，可考虑做玻璃体切除手术，若伴有视网膜脱离应及早手术治疗，以争取视网膜复位。

3.预防与调护　①加强安全生产和生活教育，建立健全生产安全制度，改善劳动条件和环境，特殊岗位要配戴防护面罩或眼镜，以预防眼外伤的发生。②眼钝挫伤瞳孔散大的患者，外出时可戴太阳镜以减少强光刺激。

二、眼球穿通伤

眼球穿通伤（perforating injury of eyeball）是指由锐器的刺入、切割造成眼球壁的全层裂开，伴或不伴眼内组织的损伤或脱出。眼球穿通伤是致盲的主要原因之一，预后取决于伤口的部位、范围、损伤程度和感染与否。眼球穿通伤按其损伤部位分为角膜穿通伤、角巩膜穿通伤和巩膜穿通伤三类，异物碎片击穿眼球壁可导致眼内异物。

（一）病因

眼球穿通伤多由刀、针、剪、树枝、玻璃等锐器或敲击金属飞溅的碎片、枪弹等所致。

（二）临床表现

根据致伤物的大小、形态、性质、刺伤的速度、受伤的部位、污染的程度及有无眼球内异物存留等，可有不同程度的视力下降及眼组织损伤。

1.症状 红肿疼痛、畏光、流泪和视力下降等。角膜穿孔时，房水外流时，常有"热泪"涌出的感觉。

2.体征 ①角膜穿通伤，较小伤口常自行闭合，仅见角膜线状灰白色混浊；较大伤口伴有虹膜脱出、嵌顿和晶状体混浊或脱位；②角巩膜穿通伤，可引起葡萄膜、晶状体、玻璃体的损伤、脱出及眼内出血；③巩膜穿通伤，较小伤口可被结膜下出血掩盖，难以发现；较大伤口常伴有脉络膜、视网膜和玻璃体的损伤；④异物碎片击穿眼球壁时常将异物存留于眼内。眼内异物可存留于前房、晶状体、玻璃体及眼球后段，易并发铁质沉着症、铜质沉着症、化脓性眼内炎、交感性眼炎等。

交感性眼炎是指受伤眼（诱发眼）发生葡萄膜炎持续不退，经一段潜伏期后，另一眼（交感眼）也可出现类似的葡萄膜炎。交感性眼炎为迟发性自身免疫性疾病，多发生于伤后2~8周。

（三）治疗

眼球穿通伤属眼科急症，应及时急诊手术清创缝合伤口、防治感染以及处理并发症。如有眼内异物，应及早行眼球内异物取出术；如伤后眼球外形和视功能恢复无望，应行眼内容物剜出加义眼台植入术。

（四）预防与调护

1.重在预防 指导顾客生活中要远离危险物品，儿童不要玩刀棍、针头等细长尖锐的物体，燃放鞭炮须注意安全；工作时须搞好安全防护，应配戴防护眼镜。

2.正确处理伤眼 眼睛溅入异物，切忌用力揉眼或自行剔除异物，指导顾客应及时到医院处理，以免延误病情。

三、眼内异物

眼内异物（intraocular foreign body injury）是指异物碎片击穿眼球壁，存留于眼内。是一种严重危害视力的眼外伤，任何眼部穿通伤都应该怀疑眼内异物的存在。异物的损害包括机械性破坏、化学及毒性反应、继发感染等。

（一）病因

眼内异物分为金属异物和非金属异物。金属异物分为磁性和非磁性异物，以铁质异物最常见，可引起铁质沉着症，铜可引起铜质沉着症；非金属异物多为玻璃、瓷器、碎石、塑料、沙、木片等惰性物（图15-5）。

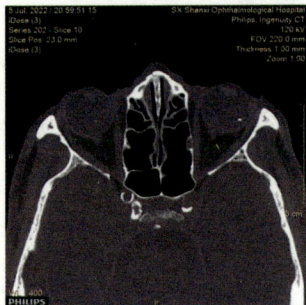

图15-5 左眼眼内异物

（二）临床表现

根据眼球损伤程度、异物性质和存留部位，有不同的临床表现。

1.症状 常伴有眼痛、视力下降、畏光流泪、出血、内容物流出等眼球穿通伤的临床表现。

2.体征 眼内异物可存留于角膜、前房、晶状体、睫状体、玻璃体和视网膜等部位。

3.并发症 眼内异物可引起外伤性虹膜睫状体炎、化脓性眼内炎、交感性眼炎以及眼球铁质沉着症、青光眼、白内障、增殖性玻璃体视网膜病变和视网膜脱离等并发症。

（三）治疗

眼内异物伤属眼科急症，应立即急诊手术取出异物。铁质、铜质异物对眼内组织有严重损害，必须尽早取出。磁性异物可用电磁铁吸出，非磁性异物需要行玻璃体切割术。术后眼局部及全身应用广谱抗生素和糖皮质激素治疗，防治眼内感染。

（四）预防与调护

1.眼外伤重在预防 应积极做好安全防护，必要时配戴防护眼镜。

2.正确处理眼异物伤 患者如眼内异物未取出或择期取出，应指导其注意眼部情况变化，定期随访。健眼发生不明原因的视力下降、疼痛、眼部充血等应及时就诊，以防发生交感性眼炎。

第三节 化学性眼外伤

化学物品的溶液、粉尘、气体进入或接触眼部，引起眼部组织的化学性烧伤。其中最常见酸性和碱性烧伤，需要急诊处理。其损伤程度和预后取决于化学物品的性质、浓度、量的多少以及处理是否及时得当。

（一）病因

1.酸性烧伤 酸性物质对蛋白质有凝固作用。较低浓度的酸性溶液仅有刺激作用；强酸能使组织蛋白凝固坏死，形成痂膜，能阻止酸性溶液继续向深层渗透，组织损伤相对较轻。

2.碱性烧伤　碱性物质能溶解脂肪和蛋白质，碱性物质接触组织细胞后，能很快渗透到组织深层和眼内，引起持续的破坏，导致角膜溃疡和穿孔，碱烧伤导致的后果要严重得多。

（二）临床表现

根据伤后组织损伤程度，可将酸碱烧伤分为轻度、中度、重度三级。

1.轻度　眼睑及结膜轻度充血水肿、角膜上皮小片状损害脱落，数日后上皮修复，基本不留并发症。多由弱酸或稀释的弱碱引起。

2.中度　眼睑皮肤水泡或糜烂，结膜小片状坏死，角膜上皮层完全脱落或混浊水肿，愈后留有角膜斑翳，严重影响视力。多由强酸或较稀的碱性溶液引起。

3.重度　结膜广泛性贫血坏死，角膜全层瓷白色混浊，眼内结构不能窥见。可出现角膜溃疡或穿孔、角膜白斑或葡萄肿、继发性青光眼、白内障及眼球萎缩等并发症。

此外，眼睑、泪道、结膜烧伤可引起眼睑畸形、睑球粘连和眼睑闭合不全等并发症。

（三）急救与治疗

1.急救　眼化学伤现场急救原则是争分夺秒、就地取材、彻底冲洗。凡从事接触酸、碱等工作人员，都应具备自救与互救的知识。伤后就近立即用大量清水或其他水源反复冲洗。冲洗时翻转眼睑，转动眼球，暴露穹窿部，将结膜囊内的化学物质彻底冲出。送至医院后，应立即进行结膜囊再次彻底冲洗，并检查结膜囊内有无异物存留。

2.治疗　①首先局部和全身应用抗生素控制感染；1%阿托品滴眼液散瞳以避免虹膜后粘连；适时应用糖皮质激素和非甾体类抗炎药物，减轻炎症反应；应用维生素C促进胶原合成；0.5%依地酸二钠（EDTA）可用于石灰烧伤患者；应用胶原酶抑制剂，防止角膜穿孔。②伤后2周角膜溶解变薄，可行角膜板层移植、羊膜移植或口腔黏膜移植术；为防止睑球粘连，可放置角膜软镜，换药时用玻璃棒充分分离睑球粘连。③应用胶原酶抑制剂，防止角膜穿孔。④晚期治疗：主要是针对并发症的手术治疗。

（四）预防与调护

1.加强宣传教育　大力宣传眼化学伤的危害，牢固树立以预防为主的意识。化工人员应掌握基本的防护知识，规范操作，必要时配戴防护眼镜，防止化学物质溅入眼内。

2.及时正确处理眼化学伤　高度重视眼化学伤现场急救的重要性。一旦发生眼化学伤，应争分夺秒，就地用自来水、河水、井水或饮用矿泉水等大量清水充分冲洗伤眼。也可将面部浸入盛水的面盆中，经30分钟充分冲洗后，再到医院做进一步治疗。

第四节 辐射性眼外伤

辐射性眼外伤包括电磁波谱中各类辐射线造成的损害，如紫外线、X线、γ射线等。本节主要介绍由紫外线损伤引起的电光性眼炎。

电光性眼炎是指电焊和紫外线灯等紫外线被角膜等眼部组织吸收后，产生光化学反应，造成眼部损伤。在高原、冰川雪地、海面或沙漠上作业和旅游而发病者称日光性眼炎或雪盲。

（一）病因

紫外线对组织有光化学作用，使蛋白质凝固变性，角膜上皮坏死脱落。照射引起的组织损伤取决于吸收的总能量，即辐射的强度和持续的时间。

（二）临床表现

1.症状 潜伏期一般为照射后3~8小时；多在夜间急性发病，双眼可出现眼剧痛、畏光、流泪、眼睑痉挛等强烈的刺激症状。24小时后症状缓解或痊愈。

2.体征 双眼混合充血，角膜上皮细胞呈弥漫性点状脱落，荧光素钠染色阳性。

（三）治疗

主要是止痛、预防感染。抗生素眼膏涂眼，剧痛者可滴眼科表面麻醉剂，一般1~2天后症状消失痊愈。

（四）预防与调护

1.加强宣传教育 重视安全教育，加强劳动防护，以预防为主。对有辐射源的工作场所，须严格遵守操作规程；指导顾客在特殊电磁环境下工作，应配戴防护眼镜。

2.平时注意防护 指导顾客外出时可戴太阳镜防止紫外线损伤。

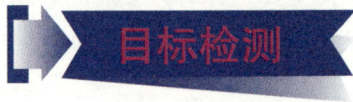

目标检测

答案解析

一、选择题

A型题（最佳选择题）

1.眼化学性烧伤的紧急处理正确的是（   ）

A.立即送往附近医院

B.立即就地取材冲洗

C.包扎后送往附近医院

D.结膜囊内的化学物质可到医院后再冲洗

E.先判断致伤物的性质再冲洗

2.眼球挫伤致晶状体脱位的可靠体征是（　　）

A.晶状体混浊　　　　　　　　　B.虹膜震颤

C.前房加深　　　　　　　　　　D.前房玻璃体疝

E.虹膜投影

3.下列化学溶液对眼损伤最大的是（　　）

A.硫酸　　　　　　　　　　　　B.乙酸

C.氢氧化钠　　　　　　　　　　D.盐酸

E.硼酸

4.不属于物理性眼外伤的是（　　）

A.冻伤　　　　　　　　　　　　B.电击伤

C.紫外线损伤　　　　　　　　　D.微波损伤

E.玻璃划伤

5.电光性眼炎的主要临床表现有（　　）

A.晶状体混浊　　　　　　　　　B.角膜上皮点状缺损

C.虹膜睫状体炎　　　　　　　　D.黄斑损伤

E.视网膜出血

二、思考题

简述常见眼外伤的分类。

（王训刚）

书网融合……

小结

第十六章　眼视光相关眼病

PPT

学习目标

通过本章内容学习，学生能够：

1.重点掌握正视、屈光不正及老视的概念，近视、远视、散光的分类，各种屈光不正及老视的矫正方法；熟悉近视、远视、散光及老视的病因和临床表现，眼外肌的主要与次要作用、内斜视和外斜视的临床分类和特点；了解隐斜视、共同性内斜视、共同性外斜视和麻痹性斜视的临床表现和治疗方法，弱视的定义、分类和主要治疗方法。

2.学会屈光不正和老视屈光检查、斜视与弱视相关检查以及协助弱视治疗。

3.在对屈光不正、老视、斜视以及弱视患者接诊过程中，能够进行良好的沟通，及时发现影响验光配镜的因素，并给予正确的健康指导。

情境导入

情境描述　患者，女，13岁，学校视力筛查发现视力较差，主诉无视物不清等眼睛不适症状，平时上课由于是坐前排看黑板基本没有问题。经初步检查，双眼裸眼视力0.6，首次电脑验光右眼−1.25DS，左眼−1.00DS，矫正视力均为1.2，使用1%托吡卡胺散瞳后验光右眼−0.50DS，左眼−0.50DS，矫正视力1.2。其他眼部检查正常。

讨论　1.该患者属于哪类屈光不正？该如何处理？

2.近视根据调节作用可分为哪几类？

3.屈光不正及老视的矫治方法有哪些？

第一节　概　述

　　眼是以光作为适宜刺激的视觉器官，因此从光学的角度可将眼睛看作一种光学器具，即一种复合光学系统。眼球光学系统的主要成分由外向里依次为角膜、房水、晶状体和玻璃体。从角膜到眼底视网膜前的每一个界面都是该复合光学系统的组成部分，如同一件精密的光学仪器，包含着复杂的光学原理。

　　光从一种介质进入另一种不同折射率的介质，在折射面发生的偏折现象称为屈光（refraction）。眼的屈光系统主要由角膜、房水、晶状体和玻璃体构成。当人眼在调节放松状态时，外界的平行光线（一般认为来自5米以外）经眼的屈光系统作用后，聚焦在视网膜黄斑中心凹处形成清晰的像，这种屈光状态称为正视（emmetropia）。正视的临床诊断标准为 –0.25D~+0.50D（图16-1）。

　　人眼的屈光状态受到多种因素的影响，包括遗传因素和环境因素。正常情况下，婴幼儿阶段大部分都处于远视状态，随着眼球的生长发育，逐渐趋于正视，至学龄前基本达到正视，该过程称为"正视化"。

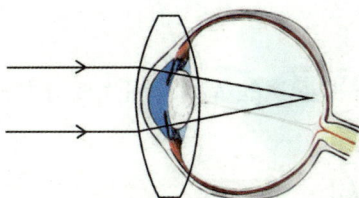

图 16-1　正视眼

第二节　屈光不正

　　屈光不正（ametropia）是指人眼在调节放松状态时，来自5米以外的平行光线经眼的屈光系统后，不能聚焦在视网膜黄斑中心凹处形成清晰的像，又称为非正视眼，包括近视、远视和散光。

一、近视

　　近视（myopia）是指人眼在调节放松状态时，来自5米以外的平行光线经眼的屈光系统后，聚焦在视网膜黄斑中心凹之前的屈光状态（图16-2）。

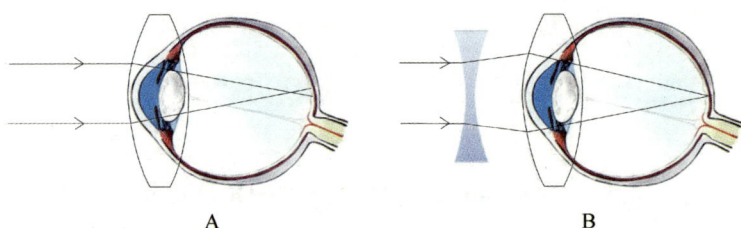

图 16-2　近视眼及凹透镜矫正

注：A.近视眼；B.近视眼的凹透镜矫正。

（一）病因

近视的发病机制尚未明确，遗传和环境等多种因素共同参与了近视的发生和发展。

1.遗传因素　近视眼具有一定的遗传倾向，高度近视尤其明显。

2.环境因素　近视眼的发生和发展与近距离用眼、光线强弱、阅读物的对比度等关系密切，特别是儿童在眼球生长发育期过度使用手机、电脑和电视等，更容易导致近视的发生。

3.发育因素　在婴幼儿正视化的过程中，眼轴过度发育将导致近视的形成。

4.其他因素　验光配镜不当、眼调节功能紊乱、睡眠不足、微量元素缺乏等，都会不同程度地加重眼睛负担，促使近视发生。

（二）分类

近视的分类方法很多，可根据近视的程度、屈光成分及病程等来区分。

1.根据近视的程度分类

（1）轻度近视　-3.00D 及以下。

（2）中度近视　-3.25D~-6.00D。

（3）高度近视　-6.00D 以上。

2.根据屈光成分分类

（1）轴性近视　由于眼球前后径（眼轴）延长，调节放松状态下，平行光线进入眼内聚焦于视网膜之前，而眼其他屈光成分基本正常。

（2）屈光性近视　眼轴基本在正常范围内，由于角膜前表面或晶状体表面曲率过大、屈光介质屈光指数过高等屈光因素异常所引起的近视。

3.根据病程分类

（1）单纯性近视　指在眼球生长发育期发生、发展，进行性加深。近视度数一般在 -6.00D 以内，用适当的镜片即可将视力矫正至正常。

（2）病理性近视　是指在眼球生长发育相对静止后，近视仍进行性加深，此类近视患者近视度数通常超过 -6.00D。

（三）临床表现

1.远视力降低，近视力正常 近视患者主要表现为看不清远处物体。轻度或中度近视，除视远模糊外，并无其他症状。

2.视疲劳 如有散光或屈光参差，可能易有视疲劳症状。

3.外隐斜或外斜视 由于视近时不使用或少使用调节，相应减弱集合的作用，可诱发眼位向外偏斜，形成外隐斜或外斜视。

4.眼球改变 主要表现为眼球前后径变长，眼球向前突出。出现视网膜和脉络膜的萎缩变薄及视盘变形等眼底后极部病变，常合并玻璃体液化及后脱离、视网膜脱离、青光眼和白内障等并发症。由于眼球后极部扩张，形成后巩膜葡萄肿，尤其多见于高度近视患者。

5.病理性近视的表现 一般近视度数较高、远视力差，常伴有夜间视力差、飞蚊症、眼前漂浮物、闪光感等症状，眼部组织还会发生一系列病理变化，如豹纹状眼底、漆裂纹、Fuchs斑和视网膜周边格子样变性、视网膜下新生血管等。与正常人相比，病理性近视患者在年龄较轻时就可能出现玻璃体液化、混浊和玻璃体后脱离，发生视网膜裂孔、脱离，黄斑出血的风险也大大升高。

（四）矫治

1.中低度近视 采用合适的凹透镜进行矫正，在患者可耐受的前提下给予全矫镜片。

2.重视高度近视的危害，防治结合 高度近视常表现为病理性近视的临床特点，常可导致永久性视力损害，甚至失明，是我国第二大致盲原因。因此高度近视患者应在光学矫正的基础上重视眼底病变的定期筛查，根据眼底病变的具体情况进行相应的处理。与治疗相比，更应重视高度近视的预防。增加户外活动时间、减少近距离工作负荷等方式是主要手段。

二、远视

远视（hyperopia）是指人眼在调节放松状态时，来自5米以外的平行光线通过眼的屈光系统后，聚焦在视网膜黄斑中心凹之后的屈光状态（图16-3）。

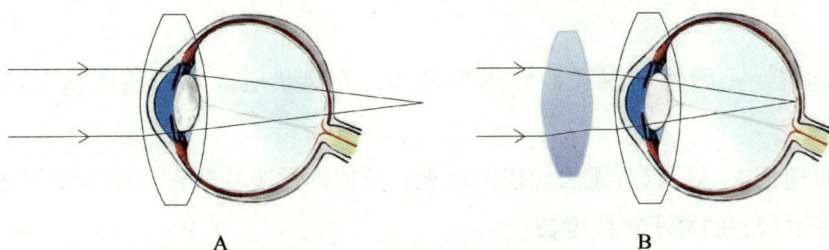

图 16-3 远视眼及凸透镜矫正

注：A.远视眼；B.远视眼的凸透镜矫正。

（一）病因

远视从本质上来说是由于眼球的眼轴相对缩短或眼球屈光成分的屈光力下降所致。

1.生理性眼轴缩短 在出生时，人的眼轴平均约为16mm，从眼轴的长短来看几乎都是远视。但这种远视是生理性的，随着年龄的增长，眼轴逐渐变长，至成人发展为正视或接近正视。

2.病理性眼轴缩短 如眼内肿瘤、眼眶肿物、球后新生物、球壁水肿和视网膜脱离等，均可导致眼轴长度相对变短，形成远视。

3.眼屈光介质或其表面曲率变化 如先天性扁平角膜、糖尿病患者在治疗中引起的病理变化、晶状体向后脱位、晶状体缺如等。

（二）分类

远视可根据程度、屈光成分、调节作用等来分类。

1.根据远视的程度分类

（1）轻度远视 +3.00D及以下。

（2）中度远视 +3.25 D~+5.00D。

（3）高度远视 +5.00D以上。

2.根据屈光成分分类

（1）轴性远视 由于眼球前后径（眼轴）相对过短所致。

（2）屈光性远视 ①曲率性远视：眼球屈光系统中任何屈光成分的表面曲率变小所致，常由角膜引起，如扁平角膜等。②屈光指数性远视：眼球屈光系统中任何屈光介质的屈光指数减弱所致，常由于晶状体变化所致。③屈光成分缺如：晶状体后脱位或无晶状体表现为高度远视。

3.根据调节作用分类

（1）隐性远视 能被调节所代偿的那一部分远视，称为隐性远视，在未行睫状肌麻痹验光时难以发现。

（2）显性远视 在未行睫状肌麻痹验光时表现出来的远视，即为矫正至正视状态的最大正镜度数。

（3）全远视 是隐性远视和显性远视之和，为睫状肌麻痹时所能接受的最大正镜度数。

（4）绝对性远视 是调节无法代偿的远视，只能通过镜片矫正。即为未行睫状肌麻痹验光时矫至正视状态的最小正镜度数。

（5）功能性远视 是调节所掩盖的远视，在未行睫状肌麻痹验光时可以被发现的远视，为显性远视与绝对性远视之差。

（三）临床表现

1.视力随远视程度不同而变化　轻度远视，远、近视力均可正常；中高度远视或调节不足的患者，远、近视力均不好。

2.视疲劳　由于远视眼无论看远或看近都必须动用调节作用，故更容易产生视疲劳。视近稍久则视力模糊、眼球沉重、压迫感、酸胀感、眼球深部疼痛或有不同程度头痛，严重者甚至引起恶心呕吐等症状。

3.内隐斜或内斜视　视远时需要动用调节，视近时动用更多调节，容易引起调节和集合联动失调，轻者出现内隐斜，重者出现内斜视。

4.眼球改变　主要表现为眼球前后径相对短、眼球小，常伴前房浅、房角窄，可发生闭角型青光眼。

（四）矫治

远视眼可用正透镜进行矫正，矫正一般原则：轻度远视并无症状和体征者可不需矫正，但要进行随访观察。患者一旦有症状或体征，如出现视疲劳、视力不佳或眼位异常等，就需要给予一定度数的镜片。当患者由于过度调节出现调节性内斜视时，通过正镜片的矫正，调节性集合量降低，从而缓解患者内斜视的程度，保证正常的双眼视功能。

三、散光

散光（astigmatism）是由于眼球在不同子午线上屈光力不同，平行光线经过该眼球屈光系统后不能在视网膜上形成单一焦点，而是形成两条焦线和最小弥散斑的屈光状态（图16-4）。

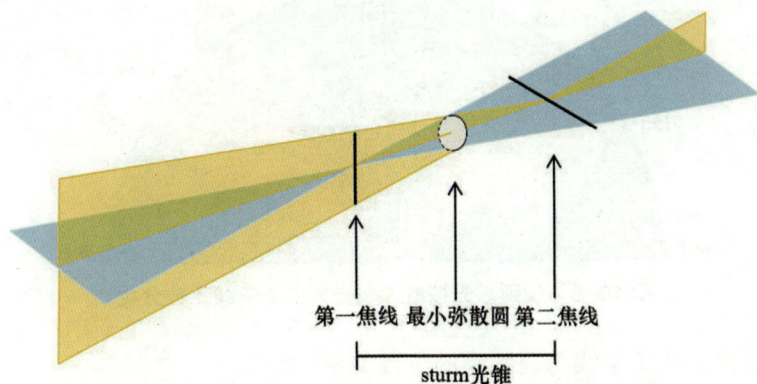

第一焦线　最小弥散圆　第二焦线

sturm光锥

图 16-4　散光及最小弥散圆

（一）病因

散光主要是屈光成分在视轴上的不对称排列以及屈光指数的异常改变等引起。

1.曲率因素 分为生理性因素和病理性因素。

（1）生理性因素 正常人一般为顺规性散光，角膜微量的顺规散光常会被晶状体逆规散光所中和。随着年龄的增长顺规散光逐渐变为逆规散光。

（2）病理性因素 圆锥角膜、睑板腺囊肿、肿瘤等可影响角膜曲率而诱发散光。

2.眼球各屈光成分位置异常 各种原因的晶状体位置偏斜可引起散光，如晶状体脱位或半脱位等。

3.折射率的改变 由于眼睛的各屈光介质的曲率不同或屈光介质中各部分的折射率不等导致，如白内障或糖尿病患者的散光。

（二）分类

散光根据不同的来源可分为角膜散光和晶状体散光，其中角膜散光所占比重最大。

1.规则散光 规则散光（regular astigmatism）是指最大屈光力的子午线与最小屈光力的子午线呈相互垂直的散光状态。

（1）规则散光按子午线定位分类（图16-5）

1）顺规散光（astigmatism with the rule） 最大屈光力主子午线在90°±30°范围内的散光。

2）逆规散光（astigmatism against the rule） 最大屈光力主子午线在180°±30°范围内的散光。

3）斜轴散光（oblique axis astigmatism） 位于以上两者之间的散光。

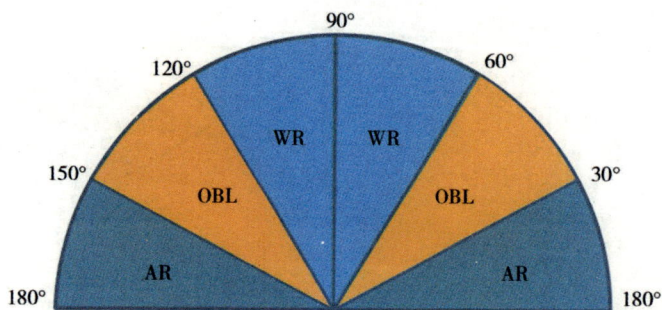

图16-5 规则散光按最大屈光力主子午线定位分类

（2）规则散光按各子午线与视网膜的位置关系分类

1）单纯近视散光 为一条主子午线上的平行光线聚焦在视网膜上成像，和它垂直的另一条子午线上的平行光线聚焦在视网膜前成像。

2）单纯远视散光 为一条主子午线上的平行光线聚焦在视网膜上成像，和它垂直的另一条子午线上的平行光线聚焦在视网膜后成像。

3）复性近视散光 平行光线经两条相互垂直的主子午线后均聚焦在视网膜前成像，但成像的前后位置不同。

4）复性远视散光 平行光线经两条互相垂直的主子午线后均聚焦在视网膜后成像，但成像的前后位置不同。

5）混合散光 平行光线经两条互相垂直的主子午线后，一条聚焦在视网膜前成像，另外一条聚焦在视网膜后成像。

2.不规则散光 是指眼球各子午线的屈光不同或（和）在同一子午线上各部分的屈光力也不同，不能形成前后两条焦线，也不能用圆柱镜片矫正，常见于圆锥角膜、角膜薄翳或角膜瘢痕等。

（三）临床表现

1.视力减退 其程度由于散光性质、屈光度高低及散光轴向等不同有较大差异。一般低度数散光患者无视力减退症状，稍高度数的散光患者可伴有视力减退症状，并伴有复视等现象。高度散光的患者，多由于合并子午线性弱视或其他情况异常，其视力减退明显，有些难以获得良好的矫正视力。

2.视疲劳 也是散光眼常出现的症状，表现为眼痛、流泪、复视、视力不稳定、近距离工作不能持久、头痛等视疲劳症状。散光眼患者为了提高视力，常用改变调节、眯眼、斜颈等方法进行自我矫正。

（四）矫治

散光对视力的影响程度取决于散光的度数和轴向，所以应同时矫正度数和轴向，才能达到最佳视觉质量。在临床上，初次配戴或者散光变化量很大时，患者往往不易耐受散光，此时常用等效球镜原理转化为球镜度或者适当予散光欠矫验配。散光度高或斜轴散光对视力影响较大，相同散光量情况下，逆规散光对视力的影响比顺规散光大。

四、屈光参差

双眼屈光度数不等者称为屈光参差（anisometropia）。当参差量小于1.00D时，我们称之为生理性屈光参差，当超过1.00D时，就有可能出现各种视觉问题。

（一）病因

1.发育因素 由于两眼轴发育不一致，引起屈光参差。

2.遗传因素　屈光参差受遗传因素影响，具体发病机制尚不明确。

3.其他　由外伤、手术及某些眼病等引起，如穿孔性外伤或严重的化学伤后引起的瘢痕、白内障摘除术、Duane综合征等。

（二）临床表现

1.视疲劳　屈光参差为保持融合功能或融合困难时，易出现头晕、视物模糊等视疲劳症状。

2.弱视　在视觉发育期内，有些屈光参差病例可因不用或主动抑制屈光不正严重的眼而导致弱视。双眼单视的破坏容易使人缺少极为重要的立体视。

3.交叠视力　屈光参差超过2.50D以上的会因两眼视网膜物象大小不等而引起融合困难，影响双眼单视，形成看远看近分别使用左右眼的交叠视力。

第三节　老　视

一、调节和集合

调节（accommodation）是指人眼通过屈光系统的改变，使得外界物体能够清晰地聚焦在视网膜上的能力。调节主要是通过晶状体前表面曲率增加而获得。通常认为调节产生的机制：正视眼视远处目标时，睫状肌处于松弛状态，晶状体悬韧带保持一定的张力，晶状体在悬韧带的牵引下，其形状相对扁平；当视近处目标时，环形睫状肌收缩，睫状冠所形成的环缩小，晶状体悬韧带松弛，晶状体由于弹性而变凸。调节主要是晶状体前表面的曲率增加而使眼的屈光力增强。调节力也以屈光度（D）为单位，即注视距离（以米为单位）的倒数。如一正视者阅读40cm处的目标，则此时所需的调节力为1/0.4m=2.50D（m为米，D为屈光度）。

眼所能产生的最大调节力称为调节幅度（amplitude of accommodation，AMP）。调节幅度与年龄密切相关，儿童和青少年调节幅度大，随着年龄增长，调节幅度将逐渐减少而出现老视。

产生调节的同时会引起双眼内转，该现象称为集合（convergence）。调节越大，集合也越大，调节和集合是一联动的过程，同时引起瞳孔缩小。因此，调节、集合和瞳孔缩小称为眼的三联动现象，又称近反应或视近反射（图16-6）。

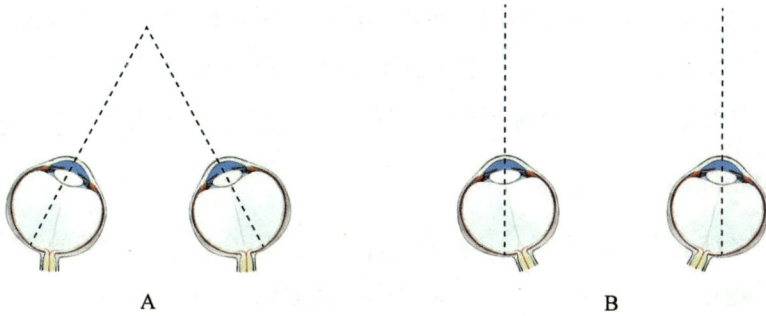

图 16-6　眼的集合及发散

注：A.集合；B.发散。

二、老视

老视（presbyopia）指随着年龄的增长，晶状体弹性逐渐下降，睫状肌和悬韧带功能也逐渐变弱，从而引起眼的调节功能逐渐下降，从而引起视近困难的现象，俗称老花。老视既不是病理状态，也不属于屈光不正，而是一种生理现象，每个人均会发生老视（图 16-7）。

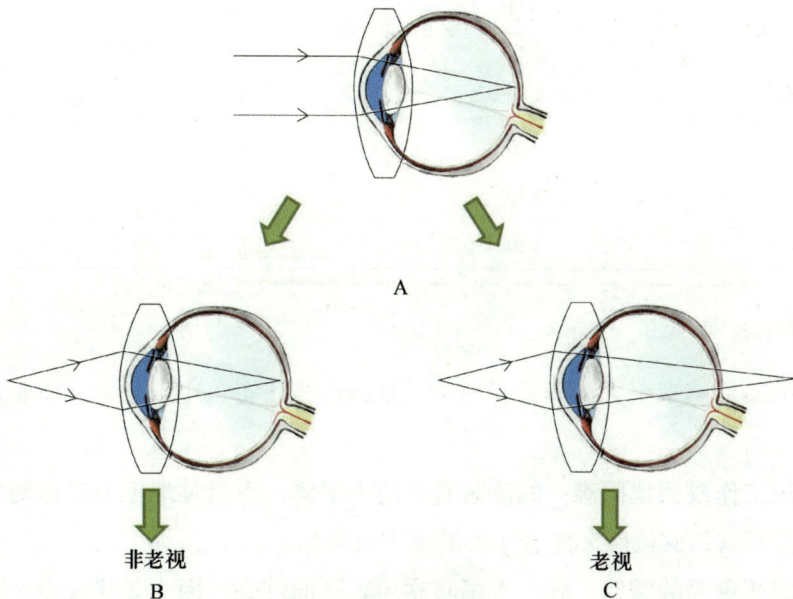

图 16-7　老视的机制

注：A.看无穷远，晶状体不产生调节时；B.看近时，晶状体可产生调节，使像仍落在视网膜上；
C.看近时，晶状体产生调节减弱。

老视者初期常感觉将目标放得远一些才能看清，在光线不足时，由于瞳孔增大，景深变短，近距离阅读模糊更加明显。为了看清近距离目标需要使用调节，老视者初期常产生因睫状肌过度收缩和相应的过度集合所致的视疲劳症状。随着年龄的增长，上述现象逐渐加重。

（一）影响因素

1.年龄　老视的发生和发展与年龄直接相关。人眼在青少年时期的调节能力较强，约为15.00D~25.00D，随着年龄的增长，晶状体弹性逐渐下降，调节幅度也逐渐下降，到了40岁左右，眼的调节能力已不足以舒适地完成近距离工作，到了50岁左右，调节力更低，大部分都需要矫正，见表16-1。

2.原有的屈光不正状况　远视患者老视出现较早；近视患者配戴凹透镜矫正，因镜眼距减少调节需求，老视出现较晚；而配戴角膜接触镜的近视者，由于角膜接触镜配戴在角膜上，其矫正后光学系统接近正视眼，则比戴普通框架眼镜者出现得要早。

3.其他　老视出现的早晚也和工作距离、身高、阅读习惯以及全身健康状况等有关。

表 16-1　年龄与调节幅度的关系

年龄（岁）	调节幅度（D）	年龄（岁）	调节幅度（D）
10	14.00	45	3.50
15	12.00	50	2.50
20	10.00	55	1.75
25	8.50	60	1.00
30	7.00	65	0.50
35	5.50	70	0.25
40	4.50	75	0.00

（二）临床表现

老视者的不适感觉因人而异，它与个人基础屈光状态、用眼习惯、职业及爱好等因素都有关。

1.近距离工作或阅读困难　阅读时看不清小字体，不自觉地把书报拿到更远的地方才能看清，而且所需的阅读距离随着年龄的增加而增加。

2.阅读需要更强的照明　晚上看书喜欢用较亮的灯亮。因为光线较亮，瞳孔缩小，景深增加，而且文字之间对比增加，阅读相对较为容易。

3.视近不能持久　因为调节力减退，老视者需要在接近双眼调节极限的状态下近距离工作，所以不能持久。甚至会出现眼胀、头痛等视疲劳症状。

老视与远视的区别见表16-2。

表 16-2　老视与远视的区别

老视	远视
和年龄相关的生理性调节下降	一种屈光不正，先天存在或后天形成
远视力正常	典型者看远不清
近视力降低，40岁左右出现	看近更不清
有视疲劳	早期可无症状（调节幅度大）
斜视、弱视少见	可发生屈光性弱性、斜视
视近矫正	视远屈光矫正，高度远视有时也需要视近矫正
凸透镜	凸透镜

第四节　斜　视

一、正常双眼视

人类所拥有的双眼，为人们的视觉功能带来了无限的好处，不仅增加了人眼视觉分辨率、扩大视野、消除单眼的生理盲点，并提供三维的立体视觉。

斜视破坏了患者双眼视功能、影响其正常发育，可导致弱视及立体视异常等。通过掌握眼外肌解剖和眼球运动机制，理解斜视病理的基础；掌握双眼视功能发育特点，能更好理解斜视转归和弱视的发生机制。

（一）眼外肌解剖结构

眼外肌的主要功能是司理眼球运动。每眼包括6条眼外肌控制眼球向各方向运动，即4条直肌和2条斜肌。其中直肌包括内直肌、外直肌、上直肌和下直肌，斜肌包括上斜肌和下斜肌（图16-8）。

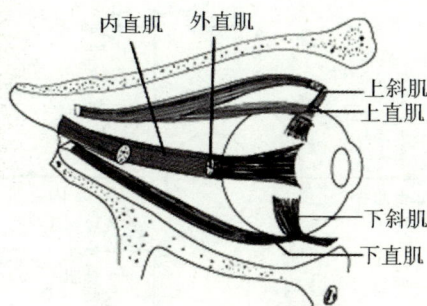

图 16-8　眼外肌的侧面观

四条直肌均起自眶尖部视神经孔周围的总腱环，向前展开越过眼球赤道部，分别附着于眼球前部的巩膜上。直肌止点距角膜缘不同，内直肌最近为5.5mm，下直肌为6.5mm，外直肌为6.9mm，上直肌最远为7.7mm。内、外直肌的主要功能是使眼球向肌肉收缩的方向转动。上、下直肌走向与视轴呈23°，收缩时除有使眼球上下转动的主要功能外，同时还有内转内旋、内转外旋的作用。

两条斜肌是上斜肌和下斜肌，上斜肌起自眶尖部蝶骨体和视神经管的内上部，向前走行到滑车，经过滑车向后、向外和向下走行，与视轴形成51°的夹角，附着于眼球的外上象限。下斜肌从眶底部上颌骨内上方发出，向外、向后走行，与视轴形成51°的夹角，附着于眼球颞侧赤道部。

眼外肌的神经支配：动眼神经支配内直肌、上直肌、下直肌和下斜肌；滑车神经支配上斜肌；展神经支配外直肌。

（二）眼外肌的功能与眼球运动

当双眼正视正前方时，即第一眼位，眼外肌的主要运动功能如表16-3（图16-9）。

需要注意的是由于注视方向和眼外肌作用方向的变化，眼球不处于第一眼位时，眼外肌的作用于上表所示有很大变化。

表 16-3　眼外肌的主要和次要作用

眼外肌	主要作用	次要作用
外直肌	外转	无
内直肌	内转	无
上直肌	上转	内转，内旋
下直肌	下转	内转，外旋
上斜肌	内旋	下转，外转
下斜肌	外旋	上转，外转

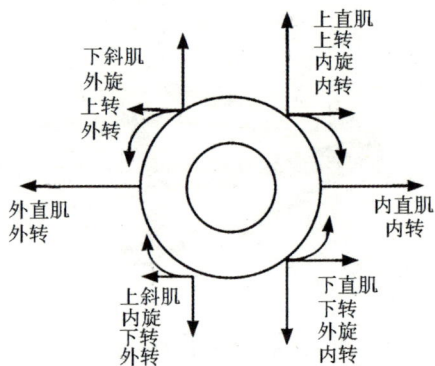

图 16-9　右眼各眼外肌的主要和次要作用示意图

单眼中作用相反的两条眼外肌称为拮抗肌，如内直肌和外直肌，上直肌和下直肌，上斜肌和下斜肌互为拮抗肌。具有同样作用方向的两条眼外肌称为协同肌，如上转时的上直肌和下斜肌，下转时下直肌和上斜肌互为协同肌。在注视某一注视眼位时，双眼具有相同作用的一对肌肉称为配偶肌，如右眼外直肌和左眼的内直肌为一对配偶肌，其作用均为向右注视（图16-10、图16-11）。

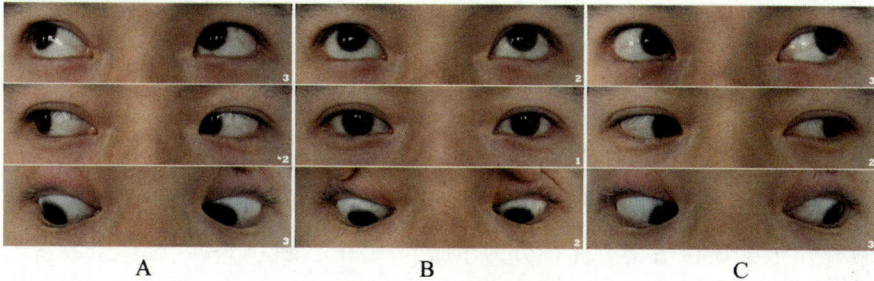

图 16-10　诊断眼位图

注：A.右侧注视；B.正前注视；C.左侧注视。

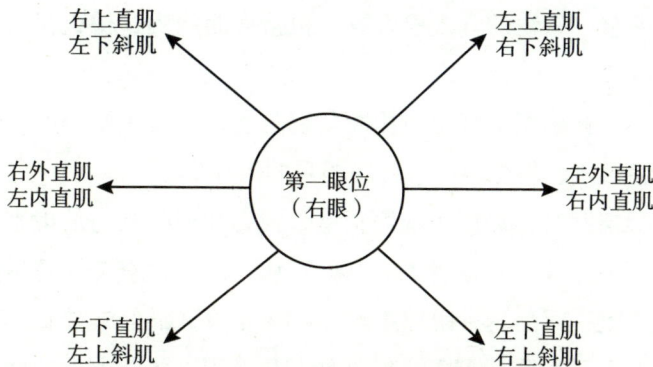

图 16-11　双眼向各方向注视时的配偶肌

（三）双眼视觉

双眼视是外界物体的影像，分别落在双眼视网膜对应点上，神经兴奋沿知觉系统传入大脑，大脑高级中枢把来自双眼的视觉信号进行分析，综合成一个完整的具有立体感知印象的过程。

双眼视不是简单的一只眼和另一只眼的叠加，更不是双眼一起看就能够有双眼视了，它的建立需要许多条件，有对眼睛的屈光成分有要求，也有对眼睛的运动有要求，更对视觉信息传导和加工有要求。任何一方面不能满足，都不能形成完善、健全的双眼视，任何一方面出现缺陷、异常，都不能形成舒适、协调的双眼视。

二、斜视

（一）斜视概述

斜视（strabismus）是一只眼固视某一目标时，另一眼的视线偏离该目标。当双眼的视线无法匹配时，正常的双眼视功能即遭到破坏，双眼融像和立体视功能就会下降乃至丧失。

斜视属于眼科常见的疾病，发生率约为3%。斜视的分类繁多，根据不同的分类方法分成不同的类型。国际上通用的是根据不同因素分类。根据融合状态分为隐斜、显斜、间歇性斜视和恒定性斜视；根据眼球运动和斜视角有无变化分为共同性斜视和非共同性斜视；根据眼位的偏斜方向分为水平斜视、垂直斜视、上斜视和旋转斜视；根据斜视发生的年龄分为先天性斜视和后天性斜视；根据调节因素是否参与斜视的发病分为调节性斜视和非调节性斜视；根据是否可交替注视分为单眼斜视和交替性斜视。临床患者多表现为几种分类的叠加。

（二）斜视的临床检查方法

1.斜视的常规检查 斜视的常规检查方法包括询问病史，检查视力、屈光状态、注视性质及眼前节、眼后节。

在斜视的检查中，仔细了解病史对诊断斜视与弱视具有重要价值。包括个人史及家族史、发病年龄、发病形式、斜视的类型和斜弱视的治疗史。

视力的检查包括裸眼视力和矫正视力，单眼视力和双眼视力的检查。不少先天性斜视患者在有斜视的同时往往伴有眼球震颤等其他疾病，此时检查要注意尽量不要诱发或加重眼球震颤，为避免遮盖一眼后诱发眼球震颤，可在非检测眼前放置+5.00D球镜片，使视力表上的视标模糊，但不诱发眼球震颤。另一种方法是用一张长方形的硬卡片，其宽度刚好遮住视力表上的视标，放在距非检测眼33cm处，以不引起眼球震颤为准，测定另一眼。对伴有代偿头位的患者需要注意检查代偿头位时和正位时的视力。

了解屈光状态对斜视的诊断和治疗非常重要。斜视患者原则上要求进行睫状肌麻痹后检影验光和主觉验光。对初诊儿童普遍采用1%阿托品眼膏或环戊通滴眼剂麻痹后验光。无论是哪种药物，用药前一定要详细告知儿童及家长使用方法和可能的副作用。

2.斜视的专项检查 斜视的专项检查包括眼位检查、眼外肌检查、感觉和对应功能检查等。其中眼位检查包括定性检查（如角膜映光检查、遮盖试验）及定量检查（如三棱镜+交替遮盖试验、三棱镜+角膜映光检查、同视机法等）。眼外肌检查包括单眼运动检查、双眼运动检查、牵拉试验和Parks三步法等。感觉和对应功能检查包括Worth四点灯试验、立体视觉检查、视网膜对应检查等（图16-12、图16-13）。

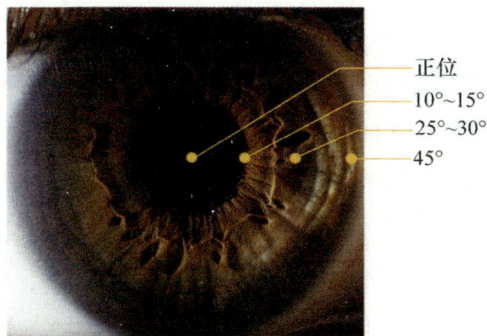

图 16-12 角膜映光法示意图

正位
10°~15°
25°~30°
45°

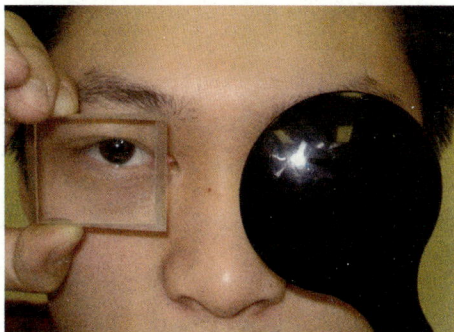

图 16-13 三棱镜 + 遮盖试验检查

（三）斜视的治疗方法

斜视的治疗包括手术和非手术治疗，两者相辅相成，各有侧重点。在决定斜视是否需要手术之前，必须全面了解患者的斜视状况，做出明确的诊断。斜视治疗的主要目的是恢复双眼视觉功能。儿童斜视一经确诊即应开始治疗，应首先尝试消除斜视造成的知觉缺陷，包括脱抑制、治疗弱视。双眼视力接近平衡后，再运用非手术的或手术的方法矫正斜视。如果斜视影响到儿童的心理和正常社交活动，建议早期手术。成年人后天性斜视，先保守治疗，并积极检查相关病因。病因清楚且病情稳定6个月后可行手术治疗。

1.非手术治疗 斜视的非手术治疗包括矫正同时存在的屈光不正，治疗可能存在的弱视，斜视的光学矫正，药物治疗和视觉训练等。斜视患者首先需要评估其是否伴有弱视，尤其是婴幼儿患者，对伴有弱视者，优先考虑弱视治疗。

斜视的非手术治疗首先需要评测其双眼屈光度，通过获取其睫状肌麻痹后的屈光度，并根据斜视类型选择合适的屈光矫正，例如对内斜视患者，需要充分的屈光矫正，对高AC/A患者，配戴双光镜可以放松调节的，亦可配镜矫正。对有复视的斜视患者，配戴三棱镜使两眼视轴平行，可以在主要视野（即第一眼位和阅读眼位）消除复视。评估患者双眼视功能，有助于进一步对斜视进行处理，对于度数小、双眼视功能好的间歇性外斜视患者，可以通过双眼视功能训练提高患者的控制力从而改善双眼视功能水平。

对于急性发生的非共同性斜视患者，需要眼部和全身检查，积极寻找病因。可通过配戴三棱镜改善患者主观症状、维持双眼视功能；也可以通过肉毒杆菌毒素A治疗，将该药物注射到麻痹肌对应的拮抗肌上，造成该拮抗肌麻痹，从而减少斜视的量。

2.手术治疗 常见的斜视手术包括肌肉减弱术和肌肉加强术，及肌肉移位术。决定手术的肌肉需要考虑多方面的因素，比如第一眼位的斜视角，看远、看近的斜视角等。

（四）隐斜

隐斜（隐性斜视的简称）是在缺乏足够融像刺激的情况下，一眼与另一眼的相对方向不一致，为融像破坏时的双眼位置。当双眼睁开同时视时，患者的融像使双眼保持一致，在缺乏足够融像刺激时隐斜暴露出来。遮盖试验就是通过遮盖一眼将融像破坏，使被遮盖眼移动到其隐斜位置，因为被遮盖后即不需要融像了。当遮盖单眼时，被遮盖眼向外偏斜，即为外隐斜；向内偏斜，即为内隐斜。一定程度的隐斜对视功能一般无影响，但隐斜量偏大或聚散功能不能补偿隐斜量时，会出现视觉症状，如重影、视物不能持久、视疲劳等。

测量隐斜时，必须谨慎地控制影响因素，使结果有重复性和可信性。临床上常用的测量方法有遮盖测试法、Von Graefe法和马氏杆法等。

（五）内斜视

内斜视即注视某一目标时，一眼向内偏斜，常见的共同性内斜视有先天性内斜视、调节性内斜视、非调节性内斜视等；还有如急性获得性的内斜视、周期性内斜视和微小角度性内斜视。非共同性内斜视主要包括外直肌麻痹型和内直肌挛缩型。

1.先天性内斜视　出生后6个月内发病，无明显屈光异常。交替性斜视者无弱视，单眼性斜视常合并弱视。斜视度通常较大，有假性外展限制，可用娃娃头试验排除。有时合并下斜肌亢进、垂直分离性斜视和眼球震颤等（图16-14）。

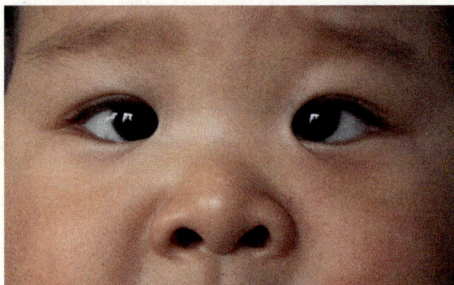

图16-14　先天性内斜视

2.调节性内斜视　调节性内斜视有两种作用机制单独或者共同参与：中高度远视需要较多的调节以得到清晰的物像而导致屈光性调节性内斜视；高AC/A使一定量的调节引起更多的集合形成高AC/A型调节性内斜视。屈光性调节性内斜视常发病于2岁半，有中度或高度远视性屈光不正，散瞳后或戴镜可以矫正眼位。其中部分调节性内斜视散瞳或戴镜后斜视度可以减少，但不能完全矫正（图16-15）。

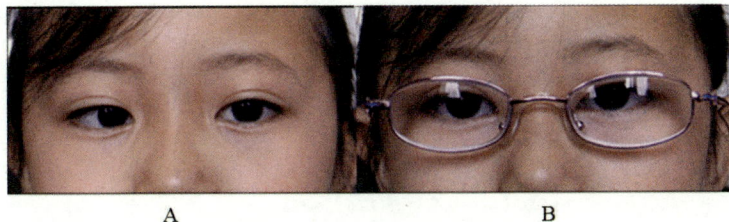

图 16-15　屈光调节性内斜视

注：A.戴镜前；B.戴镜后。

3.非调节性内斜视　非调节性内斜视包括基本型内斜视、急性共同性内斜视、周期性内斜视和知觉性内斜视。非调节性内斜视患者配戴屈光矫正眼镜对内斜视程度无明显影响，通常需要手术矫正。

（六）外斜视

外斜视即注视某一目标时，一眼向外偏斜。常见的外斜视有先天性外斜视、间歇性外斜视、恒定性外斜视和知觉性外斜视等。

1.先天性外斜视　先天性外斜视较为少见，为出生6~12个月内发生的较大的持续性外斜视，斜视角可随着时间延长而增大，多数先天性外斜视患者双眼能交替注视，因此很少发生弱视。

2.间歇性外斜视　间歇性外斜视可以分为集合不足型、散开过度型和基本型三种。集合不足型表现为看近斜视角大于看远斜视角（≥15$^\triangle$）；散开过度型表现为看远斜视角大于看近斜视角（≥15$^\triangle$）；基本型外斜视看远看近斜视角相等（图16-16）。

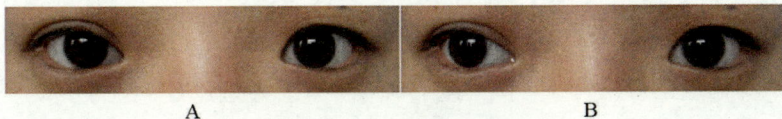

图 16-16　间歇性外斜视

注：A.眼正位；B.外斜位。

3.恒定性外斜视　恒定性外斜视为持续性向外偏斜，可为间歇性外斜视失代偿所致，也可始发即为恒定性偏斜。

4.知觉性外斜视　知觉性外斜视是由于单眼视觉障碍造成的视觉信息丢失而导致的斜视。单眼的形觉剥夺、重度的屈光参差、视神经等疾病造成的单眼严重视觉损害是知觉性外斜视常见原因。

（七）垂直斜视

垂直斜视是视轴在垂直方向的偏斜，这种斜视可以伴发于共同性斜视中，也可以发生在非共同性斜视。可表现为单纯的垂直斜视，也可表现为伴有水平偏斜。常见的垂直斜视有分离性垂直性偏斜、下斜肌亢进、上斜肌不全麻痹等。分离性垂直性斜视是常见的神经支配异常，表现在一眼遮盖或无遮盖而视觉不注意期间，出现的自动、缓慢的上漂。下斜肌亢进可分为原发性和继发性两种，原发性至今病因不明，继发性多由于上斜肌不全麻痹或完全麻痹引起。

（八）特殊类型的斜视

垂直分离性斜视（DVD），交替遮盖时被遮盖眼有上漂且合并外旋转，去遮盖后眼球缓慢回到注视位置并内旋转，看远时更容易暴露。头位侧转后交替遮盖时还会有交替上漂现象。

Duane眼球后退综合征，显著的外转受限，轻度的内转受限，内转时眼球向后退缩，伴有睑裂缩小。常伴有其他先天的异常，如面部、耳朵、四肢、腭裂等。

Brown综合征，又称上斜肌腱鞘综合征，上斜肌腱和滑车在眼眶的鼻上侧粘连导致机械性限制性的眼球上转受限，主要表现为内上转受限，当眼球向外转时，上转受限症状减轻。

第五节　弱　视

弱视为视觉发育相关性疾病，所以了解视觉发育对弱视的诊断、治疗及预防有重要的意义。

弱视是视觉发育期内由于异常视觉经验（单眼斜视、屈光参差、高度屈光不正以及形觉剥夺）引起的单眼或双眼最佳矫正视力低于正常下限，或两眼最佳矫正视力相差两行及以上者，而眼部无器质性病变。弱视的患病率在2%~4%。我国斜视和小儿眼科学组在2010年和2011年经过多次讨论，根据流行病学的特点，参考不同年龄段儿童的视觉发育状态，将正常视力下限定为3岁儿童正常视力参考值下限为0.5，4~5岁为0.6，6~7岁为0.7，7岁以上为0.8。

由于儿童的视力是逐渐发育成熟的，其关键期在0~3岁，敏感期一直延续到12岁。不同阶段的视力发育也不一样，检查的手段也因年龄不同而不同。0~2岁，可选用选择性观看注视卡，2~5岁可选用图形视力表、HOTV视力表、Lea视力表和E字视力表，大于5岁的儿童则可用对数视力表、LogMAR视力表。

一、弱视的分类

1.斜视性弱视　发生在单眼性斜视，双眼交替性斜视不形成斜视性弱视。由于眼位偏斜后引起异常的双眼相互作用，斜视眼的黄斑中心凹接收的不同影像（混淆视）受到抑制，导致斜视眼最佳矫正视力下降。

2.屈光参差性弱视　由于两眼的屈光参差较大，黄斑形成的物像大小及清晰度不等，屈光度较大的一眼存在形觉剥夺，导致发生屈光参差性弱视。两眼球镜相差1.50D，柱镜相差1.00D即可以使屈光度较高一眼形成弱视。

3.屈光不正性弱视 多发生于未戴过屈光矫正眼镜的高度屈光不正患者。主要见于高度远视或散光，常为双侧性，两眼最佳矫正视力相等或相近。一般认为远视≥5.00DS，散光≥2.00DC，近视≥10.00DS会增加产生弱视的风险。

4.形觉剥夺性弱视 多发生在有屈光介质混浊的儿童（如先天性白内障、角膜混浊）、完全性上睑下垂、医源性眼睑缝合或遮盖等情况下。由于形觉刺激不足，剥夺了黄斑形成清晰物像的机会而形成弱视。形觉剥夺性弱视可为单侧或双侧，单侧较双侧更为严重。这种弱视形成所需要的时间比形成斜视性弱视、屈光不正及屈光参差性弱视的时间要短。婴幼儿即便短暂地遮盖单眼也能引起剥夺性弱视，故应该在视觉发育关键期避免不恰当的遮盖。

二、弱视的处理

处理屈光性弱视的方法较多，但所有矫正和治疗方案的终极目标都是在双眼视力均衡的情况下获得功能性双眼视，功能性治愈表现在双眼均衡的视力、双眼单视、具有正常的立体视觉功能。

弱视的治疗过程中，最主要的步骤包括①矫正屈光不正；②增加或减少球镜、使用棱镜来改善斜视、隐斜等；③弱视治疗，如直接遮盖或者压抑；④弱视的视觉训练。

弱视治疗时首先合理矫正患者双眼屈光不正。约四分之一的患者只要配戴屈光矫正的眼镜就能显著提高或"治愈"。因此屈光矫正始终是处理弱视的第一步。屈光矫正的方式既可以采用框架眼镜也可以使用角膜接触镜。在双眼的屈光参差量较大时，可考虑角膜接触镜。厚的框架眼镜片的周边会产生成像畸变，从镜片视轴外的区域注视物体时会产生棱镜效应，特别是双眼垂直棱镜效应不同时可能产生复视。利用角膜接触镜进行矫正，可避免上述情况的发生，有利于重建正常的双眼视，从而达到弱视功能性的治愈。

屈光不正矫正后，可利用近附加或者棱镜来改善双眼视轴匹配情况。附加镜可以用来激发或者放松调节从而改善双眼视轴匹配情况，还可以用于治疗常与弱视相伴的调节不足及调节不精准的情况；负镜附加通常用于视觉训练。也可以应用小量的棱镜，底朝外棱镜用于矫正内隐斜。底朝下棱镜可以用于矫正上隐斜。

被动治疗包括对好眼的遮盖或者阿托品压抑。这两种治疗都会强迫患者使用弱视眼，通过重新激活视觉通路来激发视觉的改进。因此，如果患者仅通过眼镜矫正无法提高的话，建议采用被动治疗——部分遮盖或者压抑疗法（阿托品疗法）（图16-17）。

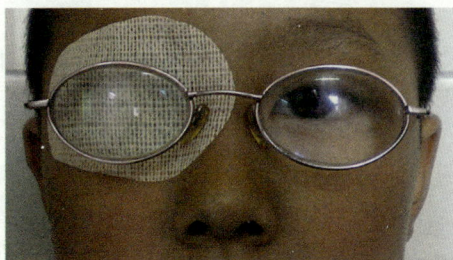

图16-17 单眼遮盖治疗

弱视训练能明显缩短达到最佳视力所需的治疗时间。单眼训练是利用患者可分辨的最小的视标刺激黄斑中心凹的功能，训练时要求患者遮盖健眼，通过单眼刺激训练以提高弱视患者的视力及弱视眼的眼、手和脑的协调能力。由于屈光参差性弱视的患者中相当一部分人有中心抑制，可能还需要辅以一定的脱抑制训练，这种方法旨在提高弱视眼在自然、双眼竞争状态下的功能并加强正常的双眼协调功能。

当患者进行持续的弱视训练后，弱视眼的视力得到迅速提高，而且所提高的视力也在相当长的时间内保持稳定。大约80%的患者能保持稳定至训练结束一年以后。弱视训练的最终要求是重建正常双眼视功能，一旦双眼视功能正常，视力回退一般很少发生。

目标检测

答案解析

一、选择题

A型题（最佳选择题）

1.屈光不正是眼在（　　）时，来自5米以外的平行光线通过眼的屈光系统作用后，不能聚焦在视网膜黄斑中心凹处形成清晰的像

  A.集合静止   B.调节静止

  C.集合最大   D.调节最大

  E.调节静止，集合最大

2.正视的临床诊断标准是（　　）

  A.0   B. −0.50D~+0.25D

  C. −0.25D~+0.50D   D. −0.50D~+0.50D

  E. −0.25D~+0.25D

3.下列不属于屈光不正的是（　　）

  A.屈光参差   B.老视

  C.近视   D.远视

  E.散光

4.关于单眼眼外肌的直肌数目，正确的是（　　）

  A.2条   B.4条

  C.6条   D.3条

  E.5条

5.用角膜映光法检查眼位，角膜映光位于瞳孔缘时，其偏斜度大约是（　　）

  A.25°   B.15°

C. 20°   D. 5°

E.都不是

二、思考题

1.规则散光按最大屈光力子午线方向可分为哪几类?

2.简述弱视的处理原则。

（容子洲）

书网融合……

小结

第十七章　眼与全身病

PPT

📖 **学习目标**

通过本章内容学习，学生能够：

1. 重点掌握糖尿病、动脉硬化与高血压的眼部病变表现；熟悉早产儿视网膜病变、药源性眼病、妊娠期、血液病、颅脑外伤、脑血管疾病、自身免疫性疾病的眼部病变表现；了解其他常见全身性疾病的眼部表现。

2. 学会在眼部体征中寻找诊断全身性疾病的依据；眼位与眼球运动检查、裂隙灯显微镜检查、直接检眼镜检查。

3. 在对眼部进行检查时，能注意眼与全身疾病之间的关系，能细心检查、认真思考，避免误诊、漏诊。

➡️ **情境导入**

情境描述　患者，男，61岁，因右眼视力下降2个月就诊于眼科。既往有2型糖尿病、高血压、糖尿病肾病史。眼底检查发现双眼视网膜动脉普遍变细，反光增强，动静脉交叉压迫征，周边部视网膜散在微血管瘤，右眼黄斑区视网膜水肿。

讨论　该患者应该考虑的眼病有哪些？

第一节　概　述

视觉器官是人体十分重要的感觉器官，眼与全身系统疾病密切相关。许多全身疾病可以引起眼部表现，如糖尿病、高血压；眼部的异常也可以反映全身疾病的严重程度，如妊娠期高血压综合征；还有一些全身性疾病的眼部表现具有特征性，如KF环对肝豆状核变性的诊断。因此，充分认识眼与全身疾病之间的关系，可提高对疾病的诊断水平，拓展职业技能。本章介绍临床常见全身疾病的眼部表现，突显眼科临床实践过程中的整体性理念。

第二节 内科疾病的眼部表现

一、动脉硬化与高血压

（一）动脉硬化性视网膜病变

动脉硬化通常可分为动脉粥样硬化、老年性退行性硬化、小动脉硬化三种。动脉粥样硬化好发于大中型血管，但眼动脉较少受侵犯。眼血管粥样硬化一般发生在视网膜中央动脉。老年性退行性硬化通常发生在50~60岁的老年人，是全身血管壁中层纤维样变性和玻璃样变性，血管弹性和舒张性下降。小动脉硬化是指长时间的血压升高，全身小动脉产生代偿性纤维增殖。

眼底所见的视网膜动脉硬化为老年性退行性硬化和小动脉硬化，又称动脉硬化性视网膜病变，可反映全身血管系统的硬化情况。主要表现为视网膜动脉普遍变细、颜色变淡、管壁反光增强、动静脉交叉处可见静脉隐蔽和静脉斜坡现象。后极部视网膜可见渗出和出血，一般不伴有水肿。

（二）高血压性视网膜病变（hypertensive retinopathy）

高血压时体循环小动脉持续收缩、弹性下降、动脉管腔狭窄。高血压性视网膜病变可分为缓进型和急进型。

1.**缓进型高血压性视网膜病变** 原发性高血压患者多为该类型视网膜病变，年龄愈大、病程愈长，眼底改变的发生率愈高。典型表现为血管痉挛、管径狭窄、管壁反光增强，严重时出现渗出、出血和棉绒斑。临床上常采用Keith-Wagener四级分类法对高血压视网膜病变程度进行分析。

Ⅰ级：视网膜动脉痉挛变细，管壁反光增强。

Ⅱ级：视网膜动脉呈铜丝状或银丝状改变，出现动静脉交叉压迫征。

Ⅲ级：除上述病变外还出现视网膜水肿、出血、棉绒斑。

Ⅳ级：除Ⅲ级改变外，并有视盘水肿（图17-1）。

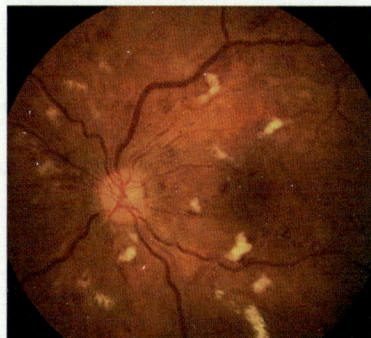

图17-1 高血压性视网膜病变

2.**急进型高血压性视网膜病变** 由于血压短期内急剧升高，引起脉络膜视网膜血管代偿失调，常合并心、脑、肾等重要脏器损害。视网膜损伤的典型改变为视盘水肿、视网膜出血和渗出。

二、糖尿病

（一）糖尿病性视网膜病变

糖尿病性视网膜病变（diabetic retinopathy，DR）分为非增殖性视网膜病变（NPRD）和增殖性视网膜病变（PRD）两型，后者由于视网膜毛细血管无灌注而诱发新生血管，严重可致玻璃体积血和牵拉性视网膜脱离，从而引起视力严重损伤（图17-2）。

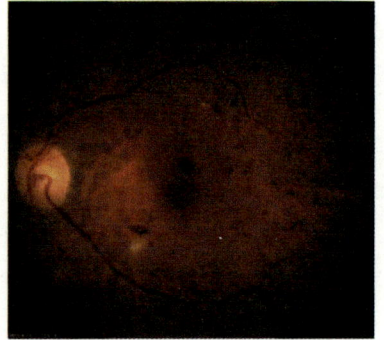

图 17-2　糖尿病性视网膜病变

（二）糖尿病性白内障

高血糖可致晶状体纤维肿胀、变性混浊，发生白内障。双眼发病且进展迅速。

（三）屈光不正

由于血糖升高引起房水渗透压下降，房水渗入晶状体，使之吸水膨胀，晶状体变凸且屈光度增加发生近视。当血糖降低，晶状体屈光度随之减少，恢复为正视眼。这种短期内的屈光度迅速变化是糖尿病引起晶状体屈光度改变的一个显著特征。

（四）虹膜新生血管和新生血管性青光眼

糖尿病引起广泛的视网膜缺血缺氧，诱发血管内皮生长因子，刺激虹膜表面特别是瞳孔缘处出现细小的新生血管，随着虹膜新生血管逐渐增多并遍布全周虹膜，发生虹膜红变。新生血管逐渐发展，累及房角时可引起房水排出障碍，发生新生血管性青光眼。

（五）眼表疾病

慢性高血糖可导致角膜感觉神经（三叉神经）减少或缺失，引起角膜知觉下降、瞬目减少、泪膜稳定性降低、伤口愈合延迟，影响视觉质量、角膜上皮缺损、角膜溃疡等。

（六）眼球运动神经麻痹

糖尿病是眼球运动神经麻痹的常见原因之一，突然出现的眼外肌运动障碍导致调节异常甚至斜视、复视。一般可以逐渐恢复。

（七）缺血性视神经病变

糖尿病可引起缺血性视神经病变，导致单眼或双眼突然视力障碍，严重者可进展为视神经萎缩。

三、肾脏疾病

引起眼部并发症的肾脏疾病主要有肾小球肾炎、慢性肾功能不全。

（一）肾小球肾炎

急性肾小球肾炎常表现为眼睑水肿，多数患者眼底无异常，少数有视盘水肿、小动脉轻度狭窄、视网膜轻度水肿、视网膜线状或火焰状出血及棉绒斑。慢性肾小球肾炎除表现为眼睑水肿外，严重贫血者可见球结膜水肿和球结膜下出血，眼底常呈高血压性视网膜病变和贫血性眼底改变，后者最突出的表现为视网膜出血。上述症状随着病情好转，眼部表现得到缓解或恢复正常，但若肾病进行性加重且持续时间长则转变为肾功能不全。

（二）慢性肾功能不全

慢性肾功能不全的眼部表现基本与上述一致，当病情进展为肾功能失代偿时，尤其尿毒症期患者可见渗出性视网膜脱离、视盘水肿、黄斑水肿，严重影响视力，血液透析治疗后水肿得以缓解，视力改善。此外，慢性肾功能不全的患者还可以出现角膜带状变性。长期使用糖皮质激素和免疫抑制剂的患者可发生白内障和巨细胞病毒感染综合征。

四、感染性心内膜炎

感染性心内膜炎是指心脏瓣膜病继发了微生物感染伴赘生物形成。赘生物脱落形成血管性阻塞，当累及眼部时可出现眼睑或（和）结膜下点状出血、视网膜血管栓塞。此外，带菌栓子还可引起脓毒性炎症，如转移性眼内炎、脓毒性视网膜炎。出现脓毒性视网膜炎时，视盘周围可见视网膜出血和渗出，出血大小、形状不一，典型表现为具有白色中心的卵圆形出血斑，称为Roth斑。

五、维生素缺乏

1.维生素A缺乏　夜盲症、干眼及角膜软化症。

2.维生素B_1缺乏　角膜上皮改变引起干眼、浅层角膜炎。神经病变引起瞳孔散大、眼外肌麻痹、调节障碍、球后视神经炎。

3.维生素B₂缺乏 可引起脂溢性睑缘炎、酒糟鼻性角膜炎、角膜缘周围新生血管形成、角膜混浊、白内障及球后视神经炎。

4.维生素C缺乏 眼睑、结膜、前房、玻璃体、视网膜和眼眶都可发生出血，白内障形成可能与维生素C缺乏有关。

5.维生素D缺乏 骨发育异常引起眼眶狭窄、眼球突出。钙代谢异常引起眼肌痉挛、屈光不正、低钙性白内障。

六、贫血

贫血是指外周血红细胞容量减少，不能运输足够的氧至组织而产生的综合征。贫血时眼部可有视力下降、视野缺损、结膜苍白等表现。此外贫血还可以表现为视网膜病变，其可随着贫血病情进展加重，最常见体征是视盘色泽变淡和轻度水肿、后极部视网膜火焰状或圆点状出血，严重贫血者视网膜可见棉绒斑、缺血性视神经病变、视神经萎缩。

七、白血病

白血病是一类造血干细胞的恶性克隆疾病，眼部病变多发生于血液循环丰富的组织。其中眼底病变对于白血病的诊断有一定参考价值，其表现为毛细血管闭塞、微血管瘤、视网膜深层点状出血或浅层火焰状出血，也可见视网膜前出血，典型表现为Roth斑（图17-3）。此外，急性淋巴细胞白血病患者会出现自发性结膜下和前房出血。急性粒细胞性白血病发生眼眶浸润时，在眶缘可触及坚硬肿物，称为绿色瘤。

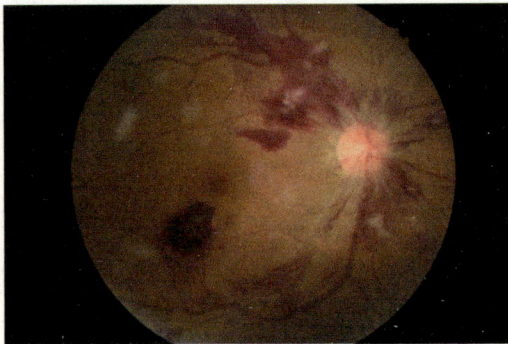

图17-3 白血病引起的眼底病变，Roth斑

八、风湿热及类风湿关节炎

风湿热是一种与链球菌感染有关的全身性结缔组织疾病，累及眼部时表现为眼睑痉

挛、眼睑轻度水肿、眼轮匝肌麻痹、虹膜睫状体炎、视网膜脉络膜炎等。

类风湿关节炎是以小关节病变为主的全身性自身免疫性疾病，累及眼部时表现为干燥综合征、干燥性角膜炎、葡萄膜炎和各种类型巩膜炎，严重者可出现穿孔性巩膜软化。

九、结核病

结核病是由结核杆菌感染引起的全身多脏器疾病。眼结核多继发于肺结核，除晶状体外，眼部各组织均可受累。

1.**眼眶结核** 少见，结核性眶骨膜炎多发生于儿童或青年，易形成瘘管或死骨。

2.**眼睑结核** 初期表现为大小不一的圆形结节，以后发展成干酪样变、溃疡、瘘管，经久不愈，愈后常形成眼睑瘢痕，引起睑外翻。

3.**泪器结核** 以结核性泪腺炎多见。

4.**结膜结核** 因患者全身免疫状态不同而有多种表现，有溃疡型、结节型、乳头增殖型、息肉型、结核瘤型及狼疮型。

5.**角膜结核** 角膜基质炎最常见，此外还可见结核性角膜溃疡、泡性角膜炎、深层中央性角膜炎。

6.**巩膜结核** 表现为表层巩膜炎或巩膜炎。

7.**结核性葡萄膜炎** 表现为肉芽肿性虹膜睫状体炎、多灶性脉络膜炎、慢性结核性全葡萄膜炎。

8.**视网膜结核** 较少见，表现为视网膜结核结节、结核性视网膜炎、结核性视网膜静脉周围炎、结核性视网膜动脉炎。

9.**视神经结核** 少见，表现为球后视神经炎或视乳头炎。

十、获得性免疫缺陷综合征

获得性免疫缺陷综合征又称艾滋病，是由HIV病毒感染引起，病变可侵犯眼内各组织。Kaposi肉瘤可侵犯眼睑结膜、泪囊及眼眶，呈软性浅蓝色皮肤结节。带状疱疹病毒感染可累及眼睑、角膜。单纯疱疹病毒感染引起角膜炎、巩膜炎、葡萄膜炎、白内障、青光眼、视网膜炎等。视网膜棉絮状白斑多出现在后极部、视盘周围血管，为白色边界不清的混浊斑块。巨细胞毒性视网膜炎是艾滋病患者最严重的眼并发症，早期出现视网膜白色颗粒状病灶，并逐渐相互融合形成边缘水肿的炎性斑块，静脉迂曲扩张并可有白鞘相随，晚期可产生大片视网膜坏死、视网膜色素瘢痕、视网膜大片萎缩。

第三节　外科疾病的眼部表现

一、颜面部疖肿与体内深部脓肿

疖肿是金黄色葡萄球菌感染毛囊及其周围组织的急性化脓性炎症。由于颜面部血液循环丰富且静脉内无静脉瓣，特别是眉毛尖及两侧口角之间的危险三角区的化脓性感染，处理不当或自行挤压时，容易发生脓毒栓子进入面静脉、内眦静脉，经眼静脉进入海绵窦，引起海绵窦静脉炎或者海绵窦血栓。

体内深部感染或脓肿可因败血症引起转移性眼内炎或球后脓肿。

二、颅脑损伤

颅脑损伤是指因外界暴力导致头部受伤，常由于外伤部位、暴力程度、受伤方式不同而出现不同的眼部表现。

（一）硬脑膜外血肿

硬脑膜外血肿多因脑膜中动脉破裂所致，血肿使大脑半球向对侧移位，颞叶沟回疝入小脑幕切迹，及时手术可挽救患者生命。在小脑幕切迹疝早期，患侧动眼神经受牵扯刺激，患侧瞳孔短时间缩小，对光反射迟钝。随着动眼神经和中脑受压，患侧瞳孔旋即表现为进行性扩大、对光反射消失，患眼上睑下垂以及对侧瞳孔亦随之散大。

（二）硬脑膜下血肿

硬脑膜下血肿多因外伤引起颅内小静脉破裂所致，发病多较缓慢，以颅内高压症状为主，眼部表现为患侧瞳孔散大、视盘水肿、视网膜水肿、静脉充盈等。

（三）颅骨骨折

颅脑外伤要警惕是否发生视神经管骨折，视神经管骨折片可压迫视神经引起失明，部分患者因受伤昏迷而忽略眼部症状，以致失去手术时机。如发现一侧瞳孔直接对光反射消失，间接对光反射存在，则表明该侧视神经受损。此外，颅底骨折可引起双侧眼睑、结膜、眶皮肤下瘀血，呈"熊猫眼"样外观。

三、胸腹部严重挤压伤

严重的胸腹部挤压伤可形成间接性眼部损伤，主要为单眼或双眼的视网膜病变，称为远达性视网膜病变，又称Purtscher病。一般发生在挤压伤后1~2天，表现为视力减退，眼底可见视网膜静脉迂曲、扩张，出现火焰状出血，视盘和黄斑之间常有类圆形棉绒斑。

第四节　妇产科疾病的眼部表现

一、干眼症和屈光改变

由于妊娠期激素水平和血液循环的改变，泪液分泌减少，泪液的成分有所改变，围生期妇女可能出现干眼症状。此外，角膜敏感度下降，角膜发生水肿，角膜折射力发生改变，引起屈光状态异常。

二、妊娠期高血压综合征

妊娠期高血压多出现在妊娠后期，其特征为血压升高、蛋白尿、水肿等。眼部可发生眼睑皮肤和结膜水肿，球结膜小动脉痉挛、毛细血管弯曲及结膜贫血等。眼底视网膜小动脉狭窄，动脉细、静脉粗，比例可变为1:2~1:4，动静脉交叉压迫征，严重者可出现视网膜水肿、出血，浆液性视网膜脱离或视盘水肿。

第五节　儿科疾病的眼部表现

一、流行性腮腺炎

妊娠期若患腮腺炎，出生的婴儿可能会有小眼球、小角膜、角膜混浊、先天性白内障、眼球震颤及视神经萎缩等先天性异常。

儿童感染流行性腮腺炎可有眼睑水肿、充血、上睑下垂或睑裂变窄、急性泪腺炎、角膜炎、巩膜炎、虹膜炎或葡萄膜炎、眼外肌麻痹、视盘炎或球后视神经炎。

二、麻疹

妊娠期前3个月若感染麻疹，可引起新生儿白内障和色素性视网膜病变。

儿童感染麻疹初期表现为急性卡他性结膜炎，可继发细菌感染产生脓性分泌物，严重者可发展为角膜溃疡甚至穿孔。眼底病变表现为双眼视神经视网膜炎，可见视盘水肿、视网膜静脉扩张、黄斑区星芒状改变。部分患儿因高热、营养不良、维生素A缺乏导致角膜软化。

三、早产儿视网膜病变

（一）概述

早产儿视网膜病变（retinopathy of prematurity，ROP）是指出生胎龄小于32周或出生体重小于2千克，出生后有吸氧史的早产儿容易发生的一种增殖性视网膜病变。早产儿视网膜血管未发育完全，高浓度氧抑制毛细血管的生长，视网膜相对缺氧状态而刺激纤维血管组织迅速增生，产生了不同程度的眼底病变。

（二）临床表现

根据病变发生部位把视网膜分为三个区：Ⅰ区是以视盘为中心，视盘至黄斑的2倍长度为半径；Ⅱ区是以视盘为中心，至鼻侧锯齿缘为半径的圆周内；Ⅲ区是其余颞侧部分。

根据病变严重程度将ROP分为5期：1期为有血管区和无血管区之间出现分界线；2期为分界线处嵴样隆起（图17-4）；3期为嵴处纤维血管膜增生伸向玻璃体；4期为纤维血管膜牵拉部分视网膜脱离；5期为全视网膜脱离。

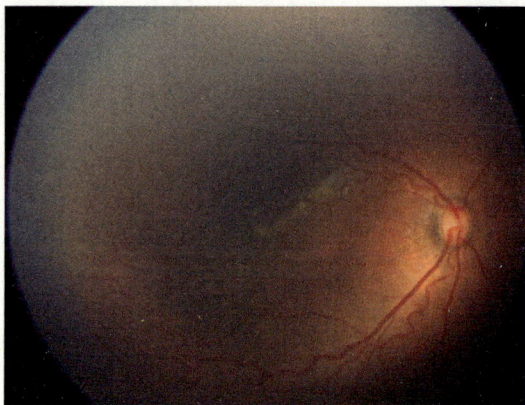

图17-4　右眼Ⅱ区血管呈毛刷样，在有血管区和无血管区之间见分界线，轻度隆起呈嵴样改变

第六节　耳鼻喉科与口腔科疾病的眼部表现

一、鼻窦炎

由于眼眶壁和鼻窦紧邻，因此鼻窦的炎症常侵犯眼眶，引起眼眶脓肿、视神经炎或球后视神经炎，严重者可导致眶蜂窝织炎。

二、扁桃体炎

扁桃体炎患者由于细菌或其产生的毒素不断进入血液循环引起菌血症，在眼部组织引起超敏反应，导致虹膜睫状体炎或全葡萄膜炎。

三、中耳炎及乳突炎

化脓性中耳炎严重者常伴发乳突炎，引起颞骨岩尖炎及颞叶脓肿，或引起局限性脑膜炎，从而导致患侧第Ⅲ、Ⅳ、Ⅵ对颅神经损害，称为Gradenigo综合征。眼部病变表现为眼球轻度突出、球结膜水肿、角膜知觉减退、眼球后痛、外直肌麻痹。

四、鼻咽癌

鼻咽部病变隐匿，部分鼻咽癌患者可能因眼部症状而到眼科首诊。肿瘤经颅底破裂孔等处侵入脑部，导致第Ⅲ对~第Ⅶ对颅神经受损，最常见累及外展神经而出现外直肌麻痹，出现斜视、复视。癌肿侵犯眼眶，可引起眼球突出。三叉神经受损可引起麻痹性角膜炎。

五、齿槽脓肿

齿槽脓肿多由龋齿引起，细菌毒素或组织蛋白分解物进入血液循环，引起眼部过敏反应，表现为角膜炎、葡萄膜炎、视神经的非化脓性炎症。

六、下颌瞬目综合征

下颌瞬目综合征又称Marcus-Gunn综合征，是先天性三叉神经与动眼神经中枢或末梢有异常联系所引起。表现为单眼上睑下垂，当张口和下颌向左右运动时，患眼上睑提起，睑裂开大甚至超过健眼。

第七节　神经与精神疾病的眼部表现

一、脑血管病

（一）短暂性脑缺血发作

短暂性脑缺血是指颈动脉系统或椎-基底动脉系统的一过性供血不足，导致肢体障碍或（和）视觉障碍。眼部多表现为一过性黑矇，还可见视野障碍、视神经萎缩等。

（二）脑血管阻塞

脑血管阻塞均可引起视力不同程度下降，因损伤部位不同而眼部症状不同。大脑中动脉阻塞引起双眼病灶对侧偏盲，无黄斑回避。基底动脉阻塞引起瞳孔缩小，第Ⅲ、Ⅳ、Ⅵ对颅神经麻痹。大脑后动脉阻塞表现为皮质或双眼对侧的同向偏盲，伴黄斑回避。

（三）颅内出血

一般指脑实质内出血，由于出血的部位不同，眼部表现各异。内囊出血表现为双侧瞳孔不等大，双眼向病灶侧偏斜。小脑出血常呈强迫性头位和眼球震颤，角膜感觉消失。丘脑出血时，瞳孔缩小、不等大，眼球垂直运动障碍。脑干出血表现为双侧瞳孔缩小、眼球固定不动或眼球震颤。

二、脑肿瘤

颅脑肿瘤可因占位部位不同而出现两大类的眼部症状。一类因肿瘤所致颅内高压而发生视盘水肿，晚期出现视神经萎缩。另一类是根据肿瘤的所在部位而引起相应的眼征，垂体瘤表现为双侧视神经萎缩及双颞侧偏盲。额叶肿瘤表现为向心性视野缩小，伴患侧视神经萎缩、对侧视盘水肿，称Foster-Kennedy综合征。颞叶肿瘤表现为同侧偏盲或上象限盲。枕叶肿瘤表现为对侧同向偏盲，常有黄斑回避。

三、眼型偏头痛

偏头痛是头痛中常见的一种，具有反复发作的特点。偏头痛典型表现为视觉障碍和头痛，呈周期性出现，一般可分为前驱期、头痛发作期和恢复期。前驱期最常见单眼或双眼眼前闪烁的暗点，暗点周边伴有移动的亮光，暗点可扩展为同侧偏盲。前驱期后开始出现头痛，多自一侧额颞部、眼后部开始，逐渐加重波及全头部，可伴面色苍白、恶心呕吐。恢复期头痛逐渐减轻，患者疲惫入睡，醒后恢复正常。

四、肝豆状核变性

肝豆状核变性又称 Wilson 综合征，为常染色体阴性遗传性疾病，是铜代谢缺陷所引起的肝脏和脑部豆状核的进行性变性。典型的眼征为周边部角膜后弹力层见环状棕绿色色素沉着，称之为 KF 环（图 17-5）。

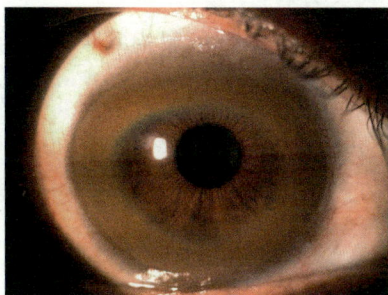

图 17-5 KF 环

五、重症肌无力

重症肌无力是神经肌肉传递功能障碍导致肌肉收缩无力的一种自身免疫性疾病。患者多因眼部症状而发现该病，典型症状为上睑下垂，呈晨轻暮重，此外还可见眼外肌麻痹、复视等症状。

六、癔症

癔症又称精神盲，常见眼部症状有眼睑痉挛、单眼或双眼突然失明、双眼复视、视野缩小、色觉异常、畏光、异物感、眼眶或眼球剧烈疼痛、眼球运动障碍、眼球震颤、调节痉挛或调节功能麻痹。癔症患者的所有症状在暗示下均可加重、缓解或消失。

第八节　皮肤病及性病的眼部表现

一、Stevens-Johnson 综合征

Stevens-Johnson 综合征为一种由药物或感染等诱发的 IV 型超敏反应，为一种严重的皮肤黏膜病。该病的特征是黏膜和皮肤的多形性红斑，多见于 10~30 岁男性。全身表现为高

热、恶寒、头痛或上呼吸道感染等前驱症状，皮肤有多形性渗出性红斑，阿弗他性口炎、龟头炎、尿道炎、阴道炎等。眼部表现眼睑红肿、糜烂，结膜充血、水肿并见大泡样损害，卡他性、黏液脓性、出血性或膜状结膜炎、浅层或深层角膜炎、角膜溃疡甚至穿孔，泪点或鼻泪管阻塞，睑球粘连、睑内翻等。

二、梅毒

梅毒是由梅毒螺旋体所引起的性传染性疾病，可分先天性和后天性两类，各期梅毒都可发生在眼的各个部位，通常双眼受累。

先天性梅毒主要表现为基质性角膜炎及脉络膜视网膜炎。后者为眼底周边部大量细小棕色或黑色尘埃样色素点，杂有黄灰色脱色素斑，形成典型的"椒盐状"眼底。后天性梅毒表现为眼睑结膜下疳、急性虹膜睫状体炎、视神经炎、视神经萎缩。因梅毒侵犯脑神经，患者双侧瞳孔缩小、不等大、不正圆，反射性瞳孔强直，对光反射减弱或消失，称为 Argyll Robertson 瞳孔。

三、淋病

淋病是由淋病奈瑟菌感染的性传播性疾病，在眼部主要累及结膜和角膜。成人患者典型表现为化脓性结膜炎，病情发展迅速，治疗不当可引起严重角膜溃疡、角膜穿孔甚至眼内炎。母亲患病，经产道直接感染新生儿，由于新生儿抵抗力低下，往往表现为急性结膜炎，大量脓性分泌物不断自睑裂流出，故有"脓漏眼"之称。

第九节　自身免疫性疾病的眼部表现

一、系统性红斑狼疮

系统性红斑狼疮是一种累及多系统、多器官并有多种自身抗体出现的自身免疫性疾病。眼部损伤表现为眼睑皮肤红斑、色素沉着或脱失、睑缘干燥有鳞屑、继发性干燥综合征、边缘性角膜溃疡、视网膜动脉或静脉阻塞、缺血性视网膜病变。发生眼部损害者可影响视力，及时治疗多数可以逆转。

二、干燥综合征

干燥综合征（Sjögren syndrome，SS）是一种累及全身多系统的疾病，该综合征包括干眼、口干、结缔组织损害（关节炎）。三个症状中两个存在即可诊断。眼部表现为睑裂区结膜充血、刺激感，有轻度结膜炎症和黏丝状分泌物，角膜上皮点状缺损，多见于下方角膜，丝状角膜炎也不少见，疼痛有朝轻暮重特点。经期妇女多发。可采用人工泪液、封闭泪点、湿房镜等措施对症治疗。

第十节　药源性眼病

一、糖皮质激素与眼病

1.糖皮质激素性青光眼　长期全身或局部使用糖皮质激素可引起继发性开角型青光眼。糖皮质激素影响了糖胺聚糖代谢，使糖胺聚糖积聚于小梁，以致房水排出阻力增加，眼压升高导致青光眼。青光眼表现为眼压缓慢升高、典型青光眼视盘凹陷、视野缺损及视神经萎缩等。

2.糖皮质激素所致的白内障　糖皮质激素所致的晶状体混浊多位于后囊下，典型者呈锅巴样改变。多见于红斑狼疮、肾病综合征、肾移植等长期服用激素的患者。

二、抗生素与眼病

1.妥布霉素　眼内穿透性良好，常用于局部点眼。0.3%溶液滴眼对眼可能有轻度刺激，产生畏光、流泪、结膜充血、水肿；1.1%溶液滴眼可明显降低角膜上皮再生。

2.庆大霉素　眼内穿透性好，局部点眼或结膜下注射都可以获得较好的房水浓度，使用时应该注意其视网膜毒性，当结膜下注射10mg以上可引起暂时性结膜水肿和胀痛。

3.头孢呋辛　在结膜下注射后可在房水中获得较高药物浓度。在玻璃体腔内注射后，玻璃体的药物浓度可保持在最低抑菌浓度之上达24小时。用于眼内注射时，要注意角膜内皮毒性、视网膜毒性。

4.两性霉素B　眼内穿透性差，治疗真菌性眼内感染需玻璃体腔内注药。该药毒性较大，眼内注射时可能引起虹膜炎、轻度晶状体混浊、视网膜坏死、视网膜脱离，因此使用时需严格控制适应证、把握剂量。

5.阿昔洛韦　具有良好的眼内穿透性，口服和点眼都可达到理想的房水浓度。阿昔洛韦局部点眼可能会引起眼睑过敏、烧灼感、结膜充血、滤泡性结膜炎、浅点状角膜病变。

6.干扰素　全身用药可能引起眼球运动麻痹、睫毛过多症、可逆性血管闭塞性视网膜病变等。

三、抗结核药物与眼病

乙胺丁醇为常用的抗结核药物，该药对眼部的主要毒性反应是视神经损害，常见中毒剂量为每日超过25mg/kg。

链霉素是另一种常用的抗结核药物，该药对眼部的主要毒性反应是突发性球后视神经炎或渐进性视网膜萎缩。

四、吩噻嗪类药物与眼病

氯丙嗪为常用的精神科药物，长期大剂量服用可引起不同的眼部损害。眼睑呈蓝灰色、结膜暴露部分呈铜棕色。下半部分角膜内皮或实质可见类似晶状体的混浊。视网膜色素紊乱和黄斑色素变化。

五、氯喹与眼病

长期大量服用氯喹可导致角膜和视网膜病变。角膜病变表现为角膜上皮或上皮下有细小的灰白色小点，呈环形沉着，仅引起轻度视物模糊，一旦停药即可逆转。然而，氯喹引起的视网膜损害为不可逆性且有蓄积作用，表现为黄斑区色素沉着，围以环形的色素脱失区，外周再围以色素环，呈"靶心"状。后期视网膜萎缩，血管变细，视神经萎缩呈蜡黄色。

六、洋地黄与眼病

少数患者服用后可出现视物模糊及视物变色。视物为黄色、少数见绿色、棕色、红色或雪白色。也可有畏光或闪光感，少数有暗点、视力减退和弱视。

七、避孕药物与眼病

长期服用避孕药可导致视网膜血液循环障碍，诱发或加速血管阻塞或视神经损伤。

八、滴眼液与眼病

清晰的视觉功能的获得和维持需要健康的眼表上皮和稳定的泪膜。滴眼液直接接触眼表，不规范的使用方法将引起眼表损伤。滥用滴眼液对眼表的损伤主要有稀释正常泪膜与破坏泪膜稳定性、防腐剂对眼表上皮的损伤作用、机械性冲刷角膜上皮。

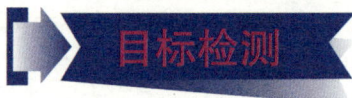

目标检测

答案解析

一、选择题

A型题（最佳选择题）

1.早产儿视网膜病变的特征性改变是（   ）

A. 牵拉性视网膜脱离　　　　　　　B. 有血管区与无血管区间出现嵴样隆起

C. 视网膜无灌注区　　　　　　　　D. 视网膜新生血管

E. 视网膜增殖膜形成

2. 高血压性视网膜病变最典型的表现是（　　）

A. 视网膜水肿　　　　　　　　　　B. 视网膜新生血管

C. 视网膜火焰状出血　　　　　　　D. 视网膜动脉变细呈铜丝或银丝样改变

E. 视网膜静脉迂曲扩张

3. 视网膜可能出现 Roth 斑的全身性疾病有（　　）

①感染性内膜炎　②白血病　③梅毒　④淋病　⑤结核病

A. ①②　　　　　　　　　　　　　B. ②③

C. ③④　　　　　　　　　　　　　D. ④⑤

E. ①③

4. 可能会出现特征性瞳孔改变的全身性疾病有（　　）

①艾滋病　②硬膜外血肿　③梅毒　④贫血　⑤结核病

A. ①②　　　　　　　　　　　　　B. ②③

C. ③④　　　　　　　　　　　　　D. ④⑤

E. ①③

二、思考题

患者，男，41岁，10年前突然出现近视加深，重新验光配镜后可提高视力。随后体检发现糖尿病，但一直不重视。最近5年来自觉双眼视力逐渐下降，戴镜无法提高。1周前突然出现左眼视物不见。眼部检查：Vod 0.3，Vos 手动/眼前；眼压右眼 16mmHg，左眼 30mmHg；左眼前房出血，余结构窥不清；右眼下方视网膜被血块遮挡，仅见上方网膜散在点片状出血及渗出。

请问：1. 根据该患者眼部情况，请进行诊断。

　　　2. 诊断依据分别有哪些？

（劳　苇）

书网融合……

小结

附篇：眼科常用检查与治疗实训指导

眼科检查是眼病诊断、病情评估的主要依据，准确、客观的眼科检查对于制订眼病的诊疗方案非常重要。本篇主要针对临床上眼科检查中比较常用的视功能检查和眼部检查进行实训操作练习。

在眼科疾病的治疗、保护、恢复过程中，应用眼局部清洁、眼局部用药、热敷和眼保护等常用的治疗和护理技术操作，对眼科疾病整体治疗效果具有重要作用。本篇主要针对眼科临床上比较常用的治疗和护理技术进行实训操作练习。

实训一　视力和主视眼检查

1.视力检查

【实训目的】　使用视力表检查远视力。

【实训准备】　室内光线明亮；视力表（5米远用视力表）1张/组、遮眼板1个/组、视标杆1支/组、卷尺1把/组；纸、笔。

【操作方法】　①检查距离：5米。②嘱患者取站位或坐位，距视力表5米前。③先测右眼：用遮眼板遮盖患者左眼，检查者用视标杆自上而下指着视力表的视标，嘱咐患者说出或用手势表示视标开口方向，4秒内说出或指出一个E的开口方向可换下一行，如不能说出或指出则测完整行再换行，逐行检查找出患者的辨认行，能全部看清最小视标的一行其旁的数字即表示该眼的视力。④视力不能辨认0.1（小数记录法，下同）者，让被检查者逐步走近视力表，直至认出0.1视标为止，根据走近后的距离，按公式V=d/D×0.1计算视力（其中V为视力，D为正常眼看清该行的距离，d为被检查看清该行的距离，例如3米处才能看清0.1，则视力为3/5×0.1=0.06）。⑤指数：走近1米不能辨认0.1者，则改用数手指；被检者背光而立，指间距离略同指粗；如能在50厘米处能说出指数，则视力指数/50cm。⑥手动：手指近到眼前5厘米分不清者，则改用手在被检查眼前左右摆动，记录能看到的距离，如手动/20cm。⑦光感：不能看到眼前手动者，在暗室内用烛光或手电筒照射眼睛；看到光亮为光感，不能看到为无光感。并要作光定位，眼向前方注视不动，灯光在1米远处，检查九个方向。同法测左眼。⑧检查完毕后应洗手、整理及记录，测视力顺序先右后左，正常远视力标准为1.0（五分记录法为5.0）。

记录检查结果，写出实训报告。

2.主视眼检查

【实训目的】 判断主视眼。

【实训准备】 室内光线明亮；远距视标、纸、笔。

【操作方法】 通常采用将双手交叉成菱形（虎口），放置于双眼前正中位置，然后交替闭上左右眼，观察各眼对于目标的位移情况，看到目标的为主视眼，看不到的为非主视眼。

记录检查结果，写出实训报告。

实训二　视野检查

1.对比法视野检查

【实训目的】 通过比较检查者的正常视野和被检者的视野来粗略估计被检者的视野是否正常。

【实训准备】 室内光线明亮；洗手、戴口罩；纸、笔。

【操作方法】 检查者与被测者对面而坐，眼位等高，相距1米。检查右眼时令被测者右眼与检查者左眼对视，分别遮盖另一眼，检查者将手指置于与二人等距离处，在各方向由外周向中央缓慢移动，以检查者所见之正常视野与患者视野作对照。这种方法简便易行、可粗略地检查明显的周边视野缩小。

记录检查结果，写出实训报告。

2.自动视野计检查

【实训目的】 应用自动视野计精确检查周边视野。

【实训准备】 暗室、自动视野计；纸，笔。

【操作方法】

1）操作准备　①调暗环境光线，开启电源和视野计开关进行预热。②核对被检者信息，获取其验光处方。如果使用试镜片，试镜片只能选择窄框或无框型，眼睛与试镜片中心对齐，且试镜支架移近被检者眼侧。③用眼罩遮盖非检查眼，确保完全遮挡该眼视野，并对检查眼无干扰。④向被检者介绍检查过程，告知光标将以短暂闪光的方式出现在视野屏背景不同位置。检查需坐位、自然瞳孔下进行。

2）操作步骤　①选择检测程序及被检眼别，输入被检者资料（如姓名、生日、眼别和编号等必选项）。②被检者端坐视野计前，调整桌椅高度，保持坐姿舒适；下颏置于颏托，前额接触额托，手持应答按钮并学会使用。③被检者注视中心固定光源，保持固视。询问被检者固视灯是否聚焦清晰，如不聚焦，则需屈光矫正。调整眼位同时查看监视屏，将瞳孔中心对准十字线目标。④执行凝视初始化，实时监测眼位。若关闭凝视跟踪，则需使用手动下颌托控件来重新校准眼位。⑤开始测试，屏幕同时显示可靠性指标和进度条。测试过程中，可以暂停或取消测试、更改固视监视和测试速度。⑥测试结束，审核测试结果，添加注释。⑦保存并打印结果，退出程序。

3）操作完毕　关机整理、仪器保养。

记录检查结果，写出实训报告。

实训三　色觉检查

【实训目的】　使用色觉检查图进行色觉检查，分辨正常色觉和异常色觉（色弱与色盲）。

【实训准备】　①室内为良好的自然光线下，避免太阳光直射，墙壁以灰色或白色为佳，避免有色墙壁及窗帘。②被检者视力应大于0.05，如有屈光不正可戴矫正眼镜，但不得戴有色眼镜。③色觉检查图、纸、笔。

【操作方法】　①用示教图示范使被检者理解检查方法。②被检者端坐位观察假同色图谱，视线与图谱垂直，检查者离0.5米，每页判读时间不超过5秒。③逐一记录辨认结果。④检查完毕，查对照表判断被检者色觉异常情况。

【注意事项】　①图谱应避光保存，不得以手指或他物触及图片，以免污描图谱。②尽量双眼分别检查，以期发现单眼色觉异常或双眼程度不等。③对于辨认正确但时间延长者，应增加辨认图片数量和提高图片难度进行判断。④没有任何色觉检查图，色觉正常者读完全正确，色觉异常者读完全错误。

记录检查结果，写出实训报告。

实训四　立体视觉检查

【实训目的】　使用同视机进行立体视觉检查。

【实训准备】　室内光线正常照明；同视机；纸、笔。

【操作方法】

1）同视机检查前准备　①首先调整好被检者的瞳距、下颌托和额托。令被检者注视目镜中的画片。②调整设备把所有刻度盘的指针都调到0°，特别要注意垂直和旋转的刻度盘。③被检者的头位应该保持正直，特别是那些平时有代偿头位的被检者，下颌既不内收也不上举，要便于检查者观察被检者的眼球运动及角膜映光点。

2）主观斜视角的测定　①使用两张同时视画片，如狮子和笼子，分别置于被检者双眼前。②将注视眼镜筒固定于0处。令被检者手持另一侧镜筒手柄，将狮子装入笼子中，此时镜筒臂所指的度数为主观斜视角。③镜筒向集合方向转即是内斜，反之为外斜，如果两个画片不能重合时，说明无同时视功能。其表现有两种情况：一种是只看到一侧画片，可能为单眼抑制；另一种是看到两个画片不能重合，可记录为同侧复视或记录交叉点（当双眼注视到某一点后，两个画片突然交换位置，即狮子刚要进入笼子就消失，或者跳过笼子出现在另外一侧，此点即交叉点）。

记录检查结果，写出实训报告。

实训五　眼位与眼球运动检查

1.眼位检查

【实训目的】　在进行外眼检查时使用小手电筒检查眼位，判断双眼眼位是否正常，粗略估计眼球偏斜方向及斜视度。

【实训准备】　室内光线正常照明；小手电筒；洗手、戴口罩；纸、笔。

【操作方法】　嘱被检者头正位，正视前方，观察其双眼是否对称，角膜位置有无偏斜，有无眼球震颤，有无突出或凹陷。眼位检查可使用角膜映光法，粗略估计眼球偏斜方向及斜视度，采用点光源检查观察角膜反光点偏离瞳孔中心的位置。

记录检查结果，写出实训报告。

2.眼球运动检查

【实训目的】　在进行外眼检查时使用小手电筒检查眼球运动，判断眼球运动是否正常，观察双眼各条眼外肌的作用方向。

【实训准备】　室内光线正常照明；小手电筒；洗手、戴口罩；纸、笔。

【操作方法】　检查者与被检者正对相距1米站立，检查者手持小手电照向被检者，嘱被检者跟随小手电筒的亮光向左、右、上、下，及右上、右下、左上、左下各方向注视，了解眼位和眼球运动情况。该法常与角膜映光法联合应用。

记录检查结果，写出实训报告。

实训六　裂隙灯显微镜六种照明法检查

1.裂隙灯显微镜常规操作

【实训目的】　使用裂隙灯显微镜六种照明法进行眼前段检查。

【实训准备】　暗室环境；裂隙灯显微镜及附件，调焦棒；常规洗手，消毒，戴口罩；了解被检者病史，可先进行外眼检查；纸、笔。

【操作方法】　①调低室内光线，打开裂隙灯显微镜电源开关，把调焦棒插入裂隙灯显微镜调焦棒插孔中。②根据检查者的屈光状态调节目镜焦距，左、右眼分别注视调焦棒使焦面清晰。③调整显微镜目镜间距，使目镜间距和检查者的瞳距一致，使双眼能同时注视观察目标。④开大裂隙，转动光栅盘，观察光圈形状和滤色片是否良好，光栅转动是否灵活。⑤调整裂隙长度、宽度及倾斜度，观察裂隙像开合是否均匀、两边是否平行。⑥检查裂隙灯显微镜系统的共焦及共轴是否良好，然后取下调焦棒。⑦操作调焦台上的手柄，上、下、前、后、左、右移动，以调整显微镜和裂隙灯的高度，使裂隙像位置适中，保证观察像清晰。⑧嘱被检查者坐得舒适，以避免因长时间检查而造成被检查者疲劳。⑨让被检查者头部舒适地固定在托架上，额头顶住额托，下颌顶住颏托，调节螺管使被测眼外眦部与颏托纵杆眦部标记线等高。⑩调节台面高度使被检眼和显微镜光轴大致对准，继续进行下面的操作。

裂隙灯显微镜六种照明法如下。

1）弥散光照明法检查　①调整裂隙长度至最大，调整宽度至最大，此为弥散光，调整投射光与显微镜视线成约45°，调整放大倍率至低或中倍，调整投照光至中等亮度。②操作调焦台上的手柄，上、下、前、后、左、右移动，保证观察像位置适中、清晰可见。③检查者用右手调整仪器，左手可以轻轻撑开被检眼的眼睑，依次观察外眼各部，包括眼睑、睑缘、睫毛、球结膜、睑结膜、泪小点、泪液、角膜、角巩膜缘部、前房、虹膜、瞳孔和部分晶状体等。

2）直接焦点照明法检查　①宽光照明：用宽裂隙照射，光带约为2mm，与显微镜观察视线约呈45°。当光线斜向通过角膜时，可见角膜光学平行六面体。其前后两壁相当于角膜上皮层与角膜内皮层，两侧壁的间距表示角膜的厚度。角膜与晶状体之间的黑色空隙是前房。当光线照射晶状体时，可见晶状体的光学平行六面体。逐渐向深处移动焦点，可看清晶状体后部及玻璃体前1/3。②窄光照明：将裂隙变窄，一般0.5mm以下，与显微镜观察视线约45°，在角膜及晶状体等组织上形成一个很薄的光学切面。③圆锥光束：拨动光栅盘将光线调成细短圆锥光束射入前房，正常房水是透明的，若房水混浊，可见角膜与晶状体之间有一乳白色的光带，可呈现房水闪辉，又称Tyndall现象。

3）后部反光照明法检查　调整裂隙光与显微镜视线成45°角，调整放大倍率中至高倍，调整光亮度中至高度。将光线投射到虹膜表面，形成一个模糊的光斑，该光斑反射回来的光线照射到角膜的后表面，显微镜从正面观察角膜，检查者不去看边界清楚的被照处，就可以看到在光亮背景上出现的角膜病变。调整裂隙光与显微镜视线成约10°窄角，调整裂隙光焦点至晶状体后，照亮晶状体后方获得眼底红反光，可以在一片红光中观察晶状体浑浊度，尤其是前后囊下混浊及后发性白内障。

4）镜面反光照明法检查　调整裂隙灯光与显微镜视线成50°~60°，裂隙灯光束中至窄裂隙，放大倍率中至高倍，光亮度中至高度。嘱被检者注视正前方，检查者将光线从颞侧照向眼睛。裂隙灯焦点调到要观察的目标上，如角膜上，使其在角膜上形成一个长立方体，在这个长立方体的右侧可见一个很小而且很亮的反光，这就是角膜面的镜面反光点，观察镜面反光点就可以了解角膜表面或内皮面的形态学特点。

5）间接照明法检查　调整裂隙灯光与显微镜视线成50°~60°，裂隙灯光束调至中等裂隙（2~4mm），放大倍率中至高倍，光亮度中至高度。嘱被检查者注视正前方，检查者调整光线照亮被检查区域的一侧，显微镜聚焦在要检查的区域进行观察。

6）角膜缘散射照明法检查　调整裂隙灯光与显微镜视线接近90°，让宽束裂隙光从极侧方入射，放大倍率低至中倍，光亮度中至高度，照亮整个角膜。嘱被检查者注视正前方，检查者调整显微镜聚焦在要检查的区域进行观察。

【操作完毕】　①关闭裂隙灯开关。②及时记录检查结果，耐心解答被检者的疑惑。③整理及清洁用物，物归原处。④写出实训报告。

【注意事项】　①向被检者详细解释检查目的和方法，以取得被检者的高度配合。②被检者坐得舒适，以避免因长时间检查而造成疲劳。③嘱被检者双眼注视正前方，不要注视原灯光，可减少眼部刺激症状。

实训七　眼前段检查

【实训目的】　使用裂隙灯显微镜进行眼球前段检查。

【实训准备】　暗室环境；裂隙灯显微镜及附件；无菌棉签、手消毒剂；洗手、戴口罩；纸、笔。

【操作方法】　首先向被检者讲清楚检查方法和目的，取得其配合，然后进入暗室内在裂隙灯显微镜下做进一步检查。

眼前段检查：①用弥散光照明法检查结膜，观察结膜有无充血赘生物等。然后透过结膜观察巩膜色泽有无改变，如黄染、充血等。②依次用弥散光照明法和焦点照明法检查角膜，包括大小、形态、透明度、弯曲度、表面光滑度、有无异物、新生血管及混浊（瘢痕或炎症）；用后部反光照明法观察角膜后有无沉淀物（KP）和内皮情况。③观察周边前房深度（Van Herick照明法），调整裂隙灯与显微镜夹角成60°，裂隙灯光带调节为窄光束。以窄裂隙光聚焦在颞侧缘部角膜做一个细窄的角膜光学切面，同时照亮周边虹膜，角膜和虹膜之间的暗区就是周边前房深度，比对前房深度和角膜厚度的比例。④然后检查房水的透明度，如怀疑房水混浊，将显微镜倍率调高同时将裂隙灯光线调成细短圆锥光束射入前房，可以提高房水混浊物的辨析度，如果前房内出现乳白色光带，并见光带内有微粒运动，即属Tyndall现象阳性。⑤用直接焦点照明法观察虹膜纹理（有无结节和新生血管等）以及有无瞳孔粘连等情况。⑥用直接焦点照明法观察晶状体，正常晶状体透明，前囊膜弯曲度较小，后囊膜弯曲度较大。由于晶状体大部分位于虹膜后方，要全面了解晶状体的情况，可用快速散瞳剂散瞳之后进一步检查（周边前房深度小于1/4者不能散瞳）。如有混浊，主要观察其浑浊的部位、色泽以及形态等。

【操作完毕】①关闭裂隙灯开关。②及时记录检查结果，耐心解答被检者的疑惑。③整理及清洁用物，物归原处。④写出实训报告。

【注意事项】①检查过程中注意调节裂隙光的亮度和宽度，检查时间不宜过长，避免过强光线过长时间引起被检者明显不适。②戴角膜接触镜者检查前应将眼镜取下。③角膜检查后要注意记录，可按角膜中央部、近中央部和周边部，再按钟表时针所指方向记录病变的位置和大小，并画出简图，病变的深度可按角膜上皮层、前弹力层、基质浅层、后弹力层以及内皮细胞层描述。④前房深度要注意记录，周边前房可按1/2、1/3、1/4CT进行区间描述，比如1/2~1/3CT、小于1/4CT等，中央前房可按深度正常、加深或偏浅来描述。⑤晶状体位置及透明度要注意记录。⑥检查完毕，检查者应进行双手消毒，避免交叉感染。

实训八　直接检眼镜检查

【实训目的】使用直接检眼镜进行眼底检查。

【实训准备】暗室环境、诊床；直接检眼镜；洗手、戴口罩；纸、笔。

【操作方法】

1）操作准备　①直接检眼镜置于暗室或调暗房间光线，核对被检者信息。②被检者取端坐位，向正前方注视；或仰卧位，向正上方注视。

2）操作步骤　①开启电源，打开检眼镜开关。②单手握持检眼镜，示指放在补偿透镜转盘的边缘以便调整，其余四指握持手柄。③根据被检眼瞳孔大小，转动光阑手轮调整光阑大小。④检查者位于被检者一侧，按照同左同右的原则，与被检者相同。⑤持检眼镜距被检眼20~30cm处，转动补偿透镜手轮将补偿透镜拨至+8D~+12D，观察屈光介质有无异常。⑥将检眼镜逐渐向被检眼推进，尽量靠近被检眼，同时用食指转动补偿透镜转盘，至眼底清晰，观察眼底有无异常。⑦眼底检查从视盘为中心的眼底后极部开始，然后依次检查颞上、颞下、鼻上、鼻下四个象限周边部视网膜，同时嘱被检眼配合向相应方向转动。⑧检查结束，关闭检眼镜开关。分别绘制右眼及左眼眼底图。

【操作完毕】　关机整理、仪器保养。

记录检查结果，写出实训报告。

实训九　双目间接检眼镜检查

【实训目的】　使用双目间接检眼镜进行眼底检查。

【实训准备】　暗室环境、诊床；双目间接检眼镜及附件；洗手、戴口罩；纸、笔。

【操作方法】

1）操作准备　①双目间接检眼镜置于暗室或调暗房间光线，核对被检者信息。②被检者取仰卧位，向正上方注视。

2）操作步骤　①开启开关。②暗室检查，被检者取仰卧位向正上方注视。③调节头带松紧和目镜，选择光阑和物镜。握持物镜的方法一般为左手拇指和食指持物镜，中指和环指协助分开眼睑。④以弱光照射被检眼1~2分钟使之适应。⑤检查者手持物镜置于被检眼前5cm处。嘱被检眼注视光器，看到视盘及黄斑像后，将物镜略向检查者方向移动，使眼底像清晰。然后依次检查颞上、颞下、鼻上、鼻下四个象限周边部视网膜，并嘱被检眼配合向相应方向转动。

【注意事项】　①必要时予被检眼滴散瞳和（或）表面麻醉剂，散瞳检查及注意事项同直接检眼镜。②照明强度及光阑的选择同直接检眼镜。根据眼底病变情况选择不同屈光度的物镜。③三点一线的原则，即被检眼瞳孔、物镜光心、检测眼瞳孔三者应在一条直线上。④对于病变位于锯齿缘和睫状体平坦部等远周边部时，需在表麻下用巩膜压迫器辅助检查，压迫器头置于相应位置的眼睑外面。

记录检查结果，写出实训报告。

实训十　眼压指测法

【实训目的】　通过指测法来粗略估计被检眼的眼压高低。

【实训准备】　室内光线正常照明；洗手、戴口罩；纸、笔。

【操作方法】　①嘱被检者闭眼，眼球向下注视，先测右眼后测左眼。②检查者两手中指和无名指轻放于被检者前额和颞部作为支撑。③双手食指放于上睑皮肤面，两指尖交替轻压眼球。当一手轻压眼球时，另一手指感触眼球波动感。根据指尖感觉到的波动感，估计眼压的高低。④眼压正常时记录为 T_n；T_{+1}、T_{+2} 和 T_{+3} 表示不同程度的眼压升高，以 T_{+3} 为最高；T_{-1}、T_{-2}、T_{-3} 表示不同程度的眼压降低，以 T_{-3} 为最低。⑤操作后及时记录检查结果，耐心解答被检者的疑惑。

写出实训报告。

实训十一　眼压计测量法

【实训目的】　使用非接触眼压计准确检测眼压。

【实训准备】　室内光线明亮；非接触眼压计及附件；75%乙醇溶液、棉球、棉签；洗手、消毒、戴口罩；纸、笔。

【操作方法】

1）操作准备　①眼压计置于安静整洁环境，核对被检者信息，评估病情。②告知被检者测量时有气流喷出无须害怕，自然睁大双眼，切勿频繁眨眼。③检查需坐位进行，裸眼检测。被检者坐姿舒适，状态放松，以保证测量值的正确性。

2）操作步骤　①开启电源开关及仪器开关。②被检者端坐眼压计前，调整桌椅高度，保持坐姿舒适；下颏置于颏托，前额接触额托，调整颏托高度，使眼睛对齐高度标记线。③检查者转动控制手柄，把测量喷气口的高度调整到被检眼角膜中心的高度，嘱被检者固视测量窗中黄绿色的亮标，自然睁大双眼。④一手压住安全制动钮，一手操纵控制手柄，使眼压计缓慢接近被检眼。当喷气口距离角膜约10mm，松开安全制动钮，进入测量状态。⑤初始测量方式为AUTO（自动测试），选择控制面板上的MANU键可以改为手动测试。一般测量范围为30mmHg（0~30mmHg），眼压超过此范围时选择控制面板上的60键（0~60mmHg）。当眼压超过60mmHg则不能测出。⑥根据监视屏提示信息，移动控制手柄调整测量头，调至对准参考位置。空气自动喷射，屏幕立即显示眼压值。连续测量三次，显示眼压的平均值。测量误差尽量在3mmHg以内。⑦测量完毕，打印结果，标注被检者信息，关闭仪器开关。

记录检查结果，写出实训报告。

实训十二　结膜囊冲洗与泪道冲洗

1.结膜囊冲洗

【实训目的】　①清除结膜囊内异物、脓性分泌物及酸碱化学物质。②术前清洁结膜囊。

【实训准备】　①物品：消毒棉球、冲洗液（生理盐水、3%硼酸溶液、2%碳酸氢钠溶液等）。②器械：玻璃洗眼壶或冲洗用吊瓶、受水器。③环境：充分照明。④洗手、消毒、戴口罩；纸、笔。

【操作方法】　①患者取坐位或仰卧位，自持受水器紧贴于冲洗眼面颊部一侧或颞侧。②操作者一手分开上下睑，另一手持洗眼壶或吊瓶冲洗头，距眼2~3cm，先用少量冲洗液冲洗颊部皮肤，再冲洗结膜囊，并嘱患者转动眼球，以便充分冲洗结膜囊各部。③冲洗完毕，用消毒棉球擦拭干净眼睑及颊部水滴。④取下受水器，倒出污水，消毒备用。

【注意事项】　①洗眼壶或吊瓶冲洗头距眼2~3cm，不可触及眼睑及眼球。②冲洗液温度以32~37℃为宜，可将冲洗液倒在手背皮肤上，以能耐受为度。③冲洗液不可直接冲向角膜，也不能流入健眼。④传染性眼病患者使用过的冲洗用具应严格消毒。⑤眼球穿通伤、深层角膜溃疡属禁忌。

【操作完毕】　做好善后工作，写出实训报告。

2.泪道冲洗　泪道冲洗法是用冲洗液冲洗泪道以清洁泪道、诊治泪道疾病的一种方法。

【实训目的】　①诊治泪道疾病。②泪道及内眼手术前的泪道清洁。

【实训准备】　①物品：0.5%丁卡因溶液、生理盐水、抗生素药液、抗生素眼药水、消毒棉球及棉签。②器械：注射器、泪道冲洗针头、泪点扩张器。③环境：充分照明。④洗手、消毒、戴口罩；纸、笔。

【操作方法】　①患者取坐位或仰卧位。②将浸有0.5%~1%丁卡因溶液的小棉签置于患眼内眦上下泪点之间，闭眼表面麻醉2~3分钟。③操作者以左手拇指拉开下睑，嘱患者向上注视，充分暴露下泪点，如泪点狭小，可先用泪点扩张器扩大泪点，右手持装有生理盐水或抗生素药液的注射器，先将冲洗针头垂直插入下泪点深1~2mm，再转为水平沿泪小管走行方向进针5~6mm，缓缓注入冲洗液。④若冲洗液顺利进入鼻腔或咽部，则表示泪道通畅，否则为泪道狭窄或阻塞，若有脓性分泌物自泪小点溢出，则为慢性泪囊炎。⑤冲洗完毕，取出冲洗针头后，滴抗生素眼药水，预防感染。

【注意事项】 ①冲洗动作应准确、轻巧、进针遇阻力时，不可强行推进，以免损伤泪道。②冲洗时如出现下睑肿胀，说明针头误入皮下形成假道，应立即停止冲洗，并酌情给予抗感染药物处理。③冲洗完毕后记录冲洗情况，包括从何处进针、有无阻力、冲洗液通畅情况及有无分泌物等。④急性泪囊炎和泪道分泌物多时不宜进行冲洗。

【操作完毕】 做好善后工作，写出实训报告。

实训十三　剪睫毛与眼局部换药

1.剪睫毛

【实训目的】 内眼手术前的准备，以便充分暴露手术野，防止术中睫毛落入眼内。

【实训准备】 ①治疗弯盘内备有小钝头眼科剪、眼膏或凡士林、棉签或纱布。②洗手、消毒、戴口罩；纸、笔。

【操作方法】 ①先在眼科剪的两叶上涂上一层眼膏或凡士林，以便粘住剪下的睫毛。②轻压上睑或下睑使睑缘稍外翻，持小剪子与皮肤基本平行，轻轻剪去睫毛。③将剪下的睫毛不断用棉签擦拭干净，以免落入结膜囊内或遗留在皮肤上。

【注意事项】 ①应特别注意不要伤及皮肤、角膜和结膜组织。②若有睫毛落入结膜囊内，应立即用湿棉签拭出或冲洗干净。

【操作完毕】 做好善后工作，写出实训报告。

2.眼局部换药

【实训目的】 ①及时清洁眼部分泌物，定时更换眼部敷料，预防感染，保护伤口。②详细观察眼部分泌物的性质，检查伤口恢复情况、术后反应和术后效果，并做好记录，发现问题及时处理和报告上级医生。③向患者交代再次换药或拆线的时间及其注意事项。

【实训准备】 ①治疗盘内备有消毒棉签、敷料、眼膏、眼垫、胶布、眼科剪、镊子、生理盐水、消毒液。②洗手、消毒、戴口罩；纸、笔。

【操作方法】 ①操作者戴好帽子和口罩，洗净双手。②患者取坐位或仰卧位。③轻轻揭下敷料，注意若敷料太干，宜先用生理盐水浸湿后再轻轻取下。④用生理盐水湿棉签轻轻擦去眼部的分泌物以及残留在眼睑皮肤上的眼膏等。⑤用蘸有消毒液的棉签消毒皮肤创口，检查皮肤和结膜、角膜伤口对合情况，有无感染等。若有缝线根据情况拆除，一般眼睑缝线术后5~7天，结膜缝线术后5~6天，角膜缝线术后9~14天拆除。⑥拆线和换药后，结膜囊内涂抗生素眼膏，覆盖无菌眼垫包扎。

【注意事项】 ①操作要轻巧，拆线时不要过分提拉组织以免造成损伤。②观察敷料有无松动、伤口有无渗血等，发现问题及时处理。③切勿使消毒液流入眼内。

【操作完毕】 做好善后工作，写出实训报告。

实训十四　滴眼药水与涂眼药膏

1.滴眼药水 滴眼药水是将眼药水滴入结膜囊内以防治眼病的一种方法。

【实训目的】 ①预防、治疗眼部疾病。②散瞳、缩瞳、眼部表面麻醉。

【实训准备】 ①物品：眼药水、消毒棉球或棉签。②器械：滴瓶或滴管。③环境：充分照明。④洗手、消毒、戴口罩；纸、笔。

【操作方法】 ①操作者洗手，核对患者姓名、眼别和滴眼液的名称、浓度等相关事项。②患者取坐位或仰卧位，头稍后仰，眼向上注视。③操作者用左手拇指向下拉开下睑，右手持眼药瓶或滴管先挤掉1~2滴，再于距眼2~3mm处将药液滴入下穹窿部结膜囊内1~2滴，轻提上睑覆盖眼球，并嘱患者轻闭眼至少1~2分钟，使药液在结膜囊内均匀分布。④若药液溢出可用消毒棉签拭去。

【注意事项】 ①滴药前操作者先洗手。认真核对眼别及眼药水名称、浓度、有效期，检查有无絮状沉淀等变质现象。②药液不可直接滴在角膜上，动作要轻巧，药瓶口或滴管口切勿触及眼球、眼睑或睫毛，以免划伤或污染。③不要对眼球施加压力。④滴用阿托品、毛果芸香碱等毒性药物后，应立即按压泪囊区2~3分钟，以免药液经泪道流入鼻腔吸收引起毒性反应。⑤易沉淀眼药水（如可的松）应充分摇匀后再滴用。⑥滴用多种眼药水时，用药间隔时间不应少于5分钟。

【操作完毕】 做好善后工作，写出实训报告。

2.涂眼药膏 涂眼药膏是将眼药膏放入结膜囊内，以防治眼部疾病和保护眼球的一种方法。

【实训目的】 ①治疗结膜炎等眼球前段疾病。②手术后预防眼部感染。③睑裂闭合不全及眼部绷带包扎前保护角膜。

【实训准备】 ①物品：眼药膏、消毒棉球。②器械：消毒圆头玻璃棒。③环境：充分照明。④洗手、消毒、戴口罩；纸、笔。

【操作方法】 有玻璃棒法和软管法。①患者取坐位或仰卧位，头稍后仰。②操作者用左手拇指与示指分开上下眼睑，嘱患者眼球向上转。③右手持眼药膏软管，将药膏直接挤入下穹窿部结膜囊内；或右手持蘸有绿豆大小眼药膏的玻璃棒，自颞侧轻轻水平放入下穹窿部结膜囊内；左手放开眼睑，嘱患者轻闭眼，然后转动玻璃棒依水平方向抽出。④涂眼药膏后轻轻按摩眼球，使药膏在结膜囊内均匀分布，用消毒棉球擦去溢出眼外的药膏。

⑤玻璃棒用后应及时消毒备用。

【注意事项】 ①涂药膏前，应先检查玻璃棒圆头是否光滑完整，以免损伤角膜和结膜，有破损者禁用。②涂药膏时，不要将睫毛连同玻璃棒一起卷入结膜囊内。③用软管涂药时，先挤去管口一段药膏，管口不可触及睫毛、睑缘及眼球。

【操作完毕】 做好善后工作，写出实训报告。

实训十五　球结膜下注射

球结膜下注射是将药物注射入球结膜下的疏松间隙内，以提高药物在眼内的浓度，增强并延长药物作用时间。

【实训目的】 治疗眼球前段疾病。

【实训准备】 ①物品：0.5%丁卡因溶液、注射药物、抗生素眼药水、消毒棉球及棉签、纱布眼垫及胶布。②器械：1ml注射器、4号~6号注射针头、消毒盘。③环境：充分照明。④洗手、消毒、戴口罩；纸、笔。

【操作方法】 ①核对患者的姓名、眼别、药物名称及剂量。②患者取坐位或仰卧位。③患眼滴入0.5%~1%丁卡因溶液2次，每次间隔3~5分钟。④操作者以左手拇指和示指分开上下眼睑，右手持注射器，注射部位宜选在靠近穹窿部的球结膜，颞上方注射时嘱患者向下注视，下方注射时嘱患者向上方注视。⑤针头与眼球表面呈10°~15°，避开结膜血管，挑起并快速刺入结膜下，缓缓注入药液，注射量一般为每次0.1~0.5ml。⑥注射完毕后，滴抗生素眼药水；闭目休息片刻，观察无反应后以纱布眼垫包扎患眼。

【注意事项】 ①注射前应仔细核对眼别、药物，并询问有无药物过敏史。②注射针头斜面应朝向巩膜，刺入方向与角膜缘平行，并嘱患者切勿转动眼球，以免损伤眼球。③对于眼球震颤和不合作患者，可用开睑器开睑和固定镊固定眼球后再注射。④多次注射时，应更换进针位置，以免形成瘢痕。⑤禁用刺激性强且易造成局部坏死的药物进行结膜下注射。⑥熟悉结膜下注射的禁忌：一是结膜有严重感染或出血倾向者；二是眼球穿通伤伤口未缝合者。

【操作完毕】 做好善后工作，写出实训报告。

实训十六　眼部热敷法与眼保护法

1.眼部热敷法

【实训目的】 促进局部血液循环，消炎、散瘀消肿。

【实训准备】 ①治疗方盘内备有凡士林、热水（中药液、治疗液）、镊子（敷料钳）、换药碗、保温杯、纱布垫、敷布（或无菌纱布数块）、毛巾、棉签、温度计、热水袋。②洗手、消毒、戴口罩；纸、笔。

【操作方法】

1）温热敷法　①在眼睑和周围皮肤上涂一层凡士林油膏；②嘱患者闭眼并盖以无菌纱布；③将敷布（或包布）4~6层重叠后浸入45~50℃的热水（或药液）中，取出拧至不出水为度，敷于患眼上，为保持有效温度，可外覆棉垫保温；④注意温度降低时及时更换；⑤每次热敷的时间为15~20分钟，以每日2~3次为宜。

2）热气熏蒸法　①用杯子（或小保温瓶），内盛热水（或药液），水不宜太满；②杯口或瓶口盖一层无菌纱布；③嘱患者将眼睛靠近杯（瓶）口，其距离以患者能忍受的热度为限；④水温降低时应及时更换；⑤每次15~20分钟，以每日2~3次为宜。

3）干热法　①用热水袋或玻璃瓶装入60~70℃的热水，外包盖2~3层纱布或小毛巾，置于患眼的皮肤上；②每次20分钟，以每日2~3次为宜。

【注意事项】　①严格选择适应证，凡挫伤和出血在48小时内的暂不用此法。②注意温度和湿度，随时观察局部皮肤颜色，防止发生烫伤。③热敷后暂时不要外出，防止感冒。

【操作完毕】　做好善后工作，写出实训报告。

2.眼保护法

【实训目的】　遮盖、保护眼睛。

【实训准备】　①眼垫、胶布、眼罩、窄绷带、眼盾、小孔镜、有色眼镜等。②洗手、消毒、戴口罩；纸、笔。

【操作方法】

1）眼垫及眼罩法　①患者取仰卧位或坐位，患眼清洁和处置后，覆盖眼垫，两条胶布平行地由鼻上斜向颞下固定于眼垫外缘皮肤上、或再用眼罩固定。②注意急性结膜炎不宜封盖；检查睫毛，防止内倒刺激角膜；用于遮盖治疗弱视时应特别慎重，以免形成形觉剥夺性弱视。

2）眼罩及湿房法　①眼罩法，为熟铝压制的多孔铝罩，常用于眼垫外加封，起到固定和保护眼球的作用。②湿房法，为半球形表面玻璃，扣压在眼表面后，用胶布黏附于眼眶皮肤上，形成与外界隔绝的小空间以增加湿度，用于使角膜湿润或隔离健眼。

3）眼镜法　①视网膜脱离时为减少眼球运动应戴用小孔镜；②避免强光刺激应戴用灰或茶色镜；③视网膜炎时应戴用蓝绿色滤光镜；④防尘和防异物应戴用无色平光眼镜。

4）单眼绷带包扎法　①患眼盖眼垫后用胶布固定；②取一卷窄绷带，先在眉心处留长约20cm的短绷带头，随后由健侧耳上开始，经前额绕后头枕部固定2~3周，然后经枕部绕至患侧耳下斜向上遮盖患眼，经前额向后绕后头枕部，再经枕部绕至患侧耳下；③如此反复数周，最后一周绕头后，末端绷带用胶布固定，结扎眉心处的绷带。

5）双眼绷带包扎法　按单眼绷带法8字形缠绕。

6）加压绷带包扎法　包封后多加几层眼垫，使其略高于眶缘，缠绕时稍加用力。

【注意事项】　不宜过松和过紧，切勿压迫耳廓或阻塞鼻孔。

【操作完毕】　做好善后工作，写出实训报告。

（陈玉萍　甘洁文）

参考文献

［1］郝少峰.眼科学［M］.2版.北京：中国医药科技出版社，2023.

［2］郑燕林.中西医临床眼科学［M］.2版.北京：中国医药科技出版社，2019.

［3］杨增培，范先群.眼科学［M］.9版.北京：人民卫生出版社，2020.

［4］贾松，赵云娥.眼科学基础［M］.2版.北京：人民卫生出版社，2020.

［5］葛坚，王宁利.眼科学［M］.3版.北京：人民卫生出版社，2018.

［6］刘家琦，李凤鸣.实用眼科学［M］.3版.北京：人民卫生出版社，2020.